现代临床专科护理新进展

主编 杨 杰 王柏善 尹瑞华 等

河南大学出版社
HENAN UNIVERSITY PRESS
·郑州·

图书在版编目（CIP）数据

现代临床专科护理新进展 / 杨杰等主编 . -- 郑州：
河南大学出版社 , 2020.5
　ISBN 978-7-5649-4243-4

　Ⅰ . ①现… Ⅱ . ①杨… Ⅲ . ①护理学 Ⅳ . ① R47

中国版本图书馆 CIP 数据核字（2020）第 063056 号

责任编辑：张雪彩
责任校对：林方丽
封面设计：陈盛杰

出版发行：河南大学出版社
　　　　　地址：郑州市郑东新区商务外环中华大厦 2401 号
　　　　　邮编：450046
　　　　　电话：0371-86059750（高等教育与职业教育出版分社）
　　　　　　　　0371-86059701（营销部）
　　　　　网址：hupress.henu.edu.cn

印　　刷：广东虎彩云印刷有限公司
版　　次：2020 年 5 月第 1 版
印　　次：2020 年 5 月第 1 次印刷
开　　本：880 mm × 1230 mm　1/16
印　　张：13.75
字　　数：446 千字
定　　价：82.00 元

编 委 会

前　言

　　近年来，现代医疗水平的提高，诊疗技术不断更新，带动护理技术的提高，对护理人员的要求也越来越高。全面、合格的护理人员，不仅需要有专业的医学与护理学基础知识，更需要有丰富的临床实践经验。随着社会经济和医疗专业的迅速发展，护理队伍的整体素质有了较大的提升，护理理念也随之不断创新和发展。为此，我们组织一批临床经验丰富的护理人员，在繁忙的工作之余，认真总结临床工作经验，结合相关书籍，编写了此书。

　　本书首先讲述了生命体征的观察与护理、中心静脉导管的应用及维护、急危重症患者护理技术等基础内容，然后详细地叙述了急危重症疾病护理、神经内科疾病护理、消化内科疾病护理、心胸外科疾病护理、泌尿科疾病护理、妇科疾病护理、新生儿疾病护理、骨科疾病护理、中医疾病护理。本书从临床疾病护理的角度出发，给临床护理人员提供了清晰明了的护理指导，使其能更好地掌握各科疾病的护理知识，提高专业技能，在理论知识与临床实践之间架设了一座桥梁。本书内容紧扣临床实际工作，论述系统全面，文字简洁明了，适合临床护理人员阅读参考。

　　由于本书编委会人数较多，文笔不尽一致，加上篇幅有限，书中难免有不足之处，诚挚希望广大读者予以批评指正，我们将不断改进，努力提高质量！

编　者

2020 年 5 月

目　　录

第一章　生命体征的观察与护理

第一节　体温

体温由三大营养物质糖、脂肪、蛋白质，氧化分解而产生。50% 以上迅速转化为热能，50% 贮存于三磷酸腺苷（ATP）内，供机体利用，最终仍转化为热能散发到体外。正常人体的温度是由大脑皮质和丘脑下部体温调节中枢所调节（下丘脑前区为散热中枢，下丘脑后区为产热中枢），并通过神经、体液因素调节产热和散热过程，保持产热与散热的动态平衡，所以正常人有相对恒定的体温。

一、正常体温及生理性变化

（一）正常体温

通常说的体温是指机体内部的温度，即胸腔、腹腔、中枢神经的温度，又称体核温度，较高且稳定。皮肤温度称体表温度。临床上通常用测量口温、肛温、腋温来衡量体温。在这三个部位测得的温度接近身体内部的温度，且测量较为方便。三个部位测得的温度略有不同，口腔温度居中，直肠温度较高，腋下温度较低。同时在三个部位进行测量，其温度差一般不超过1℃。这是由于血液在不断地流动，将热量很快地由温度较高处带往温度较低处，因而机体各部的温度一般差异不大。

体温的正常值不是一个具体的点，而是一个范围。机体各部位由于代谢率的不同，温度略有差异，常以口腔、直肠、腋窝的温度为标准，个体体温可以较正常的平均温度增减 0.3 ~ 0.6℃，健康成人的平均温度波动范围见表 1-1。

表 1-1　健康成人不同部位温度的波动范围

部位	波动范围
口腔	36.2 ~ 37.2 ℃
直肠	36.5 ~ 37.5 ℃
腋窝	36.0 ~ 37.0 ℃

（二）生理性变化

人的体温在一些因素的影响下，会出现生理性的变化，但这种体温的变化，往往是在正常范围内或是一闪而过的。

1. 时间

人的体温 24 h 内的变动在 0.5 ~ 1.5℃，呈周期性变化，一般清晨 2 ~ 6 点体温最低，下午 2 ~ 6 点体温最高。这种昼夜的节律波动，与机体活动代谢的相应周期性变化有关。如长期从事夜间工作的人员，可出现夜间体温上升、日间体温下降的现象。

2. 年龄

新生儿因体温调节中枢尚未发育完全，调节体温的能力差，体温易受环境温度影响而变化；婴幼儿由于代谢率高，体温可略高于成人；老年人代谢率较低，血液循环变慢，加上活动量减少，因此体温略低于成年人。

3．性别

一般来说，女性比男性有较厚的皮下脂肪层，维持体热能力强，故女性体温较男性高约0.3℃。并且女性的基础体温随月经周期出现规律变化，即月经来潮后逐渐下降，至排卵后，体温又逐渐上升。这种体温的规律性变化与血中孕激素及其代谢产物的变化有关。

4．环境温度

在寒冷或炎热的环境下，机体的散热受到明显的抑制或加强，体温可暂时性地降低或升高。另外，气流、个体暴露的范围大小亦影响个体的体温。

5．活动

任何需要耗力的劳动或运动活动，都使肌肉代谢增强，产热增加，体温升高。

6．饮食

进食的冷热可以暂时性地影响口腔温度，进食后，由于食物的特殊动力作用，体温可暂时性地升高0.3℃左右。

另外，强烈的情绪反应、冷热的应用以及个体的体温调节机制都对体温有影响，在测量体温的过程中要加以注意并能够做出解释。

（三）产热与散热

1．产热过程

机体产热过程是细胞新陈代谢的过程。人体通过化学方式产热，即食物氧化、骨骼肌运动、交感神经兴奋、甲状腺素分泌增多以及体温升高，均可提高新陈代谢率而增加产热量。

2．散热过程

机体通过物理方式进行散热。机体大部分的热量通过皮肤的辐射、传导、对流、蒸发来散发；一小部分的热量通过呼吸、尿、粪便而散发于体外。当外界温度等于或高于皮肤温度时，蒸发就是人体唯一的散热形式。

辐射：是热由一个物体表面通过电磁波的形式传至另一个与它不接触物体表面的一种形式。在低温环境中，它是主要的散热方式，安静时的辐射散热所占的百分比较大，可达总热量的60%。其散热量的多少与所接触物质的导热性能、接触面积和温差大小有关。

传导：是机体的热量直接传给同它接触的温度较低的物体的一种散热方法，如冰袋、冰猫的使用。

对流：是传导散热的特殊形式，是指通过气体或液体的流动来交换热量的一种散热方法。

蒸发：由液态转变为气态，同时带走大量热量的一种散热方法，分为不显性出汗和发汗两种形式。

二、异常体温的观察

人体最高的耐受热为40.6～41.4℃，低于34℃或高于43℃，则极少存活。升高超过41℃，可引起永久性的脑损伤；高热持续在42℃以上24 h常导致休克及严重并发症。所以对于体温过高或过低者应密切观察病情变化，不能有丝毫的松懈。

（一）体温过高

体温过高又称发热，是由于各种原因使下丘脑体温调节中枢的功能障碍，产热增加而散热减少，导致体温升高超过正常范围。

1．原因

（1）感染性：如病毒、细菌、真菌、螺旋体、立克次体、支原体、寄生虫等感染引起的发热最多见。

（2）非感染性：无菌性坏死物质的吸收引起的吸收热、变态反应性发热等。

2．发热分类

以口腔温度为例，按照发热的高低将发热分为以下几类。

低热：37.5～38℃。

中等热：38.1～39℃。

高热：39.1～41℃。

超高热：41℃及以上。

3．发热过程

发热的过程常依疾病在体内的发展情况而定，一般分为三个阶段。

（1）体温上升期：特点是产热大于散热。主要表现：皮肤苍白、干燥无汗，患者畏寒、疲乏，体温升高，有时伴寒战。方式：骤升和渐升。骤升指体温在数小时内升至高峰，如肺炎球菌导致的肺炎；渐升指体温在数小时内逐渐上升，数日内达高峰，如伤寒。

（2）高热持续期：特点是产热和散热在较高水平上趋于平衡。主要表现：体温居高不下，皮肤潮红，呼吸加深加快，脉搏增快并有头痛、食欲不振、恶心、呕吐、口干、尿量减少等症状，甚至惊厥、谵妄、昏迷。

（3）体温下降期：特点是散热增加，产热趋于正常，体温逐渐恢复至正常水平。方式：骤降和渐降。主要表现：大量出汗、皮肤潮湿、温度降低为体温骤降。老年人易出现血压下降、脉搏细速、四肢厥冷等循环衰竭的休克症状。骤降指体温一般在数小时内降至正常，如大叶性肺炎、疟疾；渐降指体温在数天内降至正常，如伤寒、风湿热等。

4．热型

将不同的时间测得的体温绘制在体温单上，互相连接就构成体温曲线。各种体温曲线形状称为热型。有些发热性疾病有特殊的热型，通过观察体温曲线可协助诊断。但需注意，药物的应用可使热型变得不典型。常见的热型有：

（1）稽留热：体温持续在 39 ~ 40℃，达数日或数周，24 h 波动范围不超过 1℃。常见于大叶性肺炎、伤寒等急性感染性疾病的极期。

（2）弛张热：体温多在 39℃以上，24 h 体温波动幅度可超过 2℃，但最低温度仍高于正常水平。常见于化脓性感染、败血症、浸润性肺结核、风湿热等疾病。

（3）间歇热：体温骤然升高达高峰后，持续数小时又迅速降至正常，经过一天或数天间歇后，体温又突然升高，如此有规律地反复发作，常见于疟疾。

（4）不规则热：发热不规律，持续时间不定。常见于流行性感冒、肿瘤等疾病引起的发热。

（二）体温过低

体温过低是指由于各种原因引起的产热减少或散热增加，导致体温低于正常范围。当体温低于 35℃时，称为体温不升。体温过低的原因如下。

（1）体温调节中枢发育未成熟：如早产儿、新生儿。

（2）疾病或创伤：见于失血性休克、极度衰竭等患者。

（3）药物中毒。

三、体温异常的护理

（一）体温过高

降温措施有物理降温、药物降温及针刺降温。

1．观察病情

加强对生命体征的观察，定时测量体温，一般每日测温 4 次，高热患者应每 4 h 测温一次，待体温恢复正常 3 d 后，改为每日 1 ~ 2 次，同时观察脉搏、呼吸、血压、意识状态的变化；及时了解有关各种检查结果及治疗护理后病情好转还是恶化。

2．饮食护理

（1）补充高蛋白、高热量、高维生素、易消化的流质或半流质饮食，如：粥、鸡蛋羹、面片汤、青菜、新鲜果汁等。

（2）多饮水，每日补充液量 2 500 ~ 3 000 mL，必要时给予静脉点滴，以保证入量。

由于高热时，热量消耗增加，全身代谢率加快，蛋白质、维生素的消耗量增加，水分丢失增多，同时消化液分泌减少，胃肠蠕动减弱，所以宜及时补充水分和营养。

3. 使患者舒适

（1）安置舒适的体位让患者卧床休息，同时调整室温和避免噪声。

（2）口腔护理：每日早、晚刷牙，饭前、饭后漱口，不能自理者，可行特殊口腔护理。由于发热患者唾液分泌减少，口腔黏膜干燥，机体抵抗力下降，极易引起口腔炎、口腔溃疡，因此口腔护理可预防口腔及咽部细菌繁殖。

（3）皮肤护理：发热患者退热期出汗较多，此时应及时擦干汗液并更换衣裤和大单等，以保持皮肤的清洁和干燥，防止皮肤继发性感染。

4. 心理调护

注意患者的心理状态，对体温的变化给予合理的解释，以缓解患者紧张和焦虑的情绪。

（二）体温过低

1. 保暖

（1）给患者加盖衣被、毛毯、电热毯等或放置热水袋，注意小儿、老人、昏迷者，热水袋温度不宜过高，以防烫伤。

（2）暖箱：适用于体重小于 2 500 g，胎龄不足 35 周的早产儿、低体重儿。

2. 给予热饮

热水。

3. 监测生命体征

监测生命体征的变化，至少每小时测体温 1 次，直至恢复正常且保持稳定，同时观察脉搏、呼吸、血压、意识的变化。

4. 设法提高室温

维持室温在 22 ~ 24℃为宜。

5. 积极宣教

教会患者避免导致体温过低的因素。

四、测量体温的技术

（一）体温计的种类及构造

1. 水银体温计

水银体温计又称玻璃体温计，是最常用的最普通的体温计。它是一种外标刻度的真空玻璃毛细管。其刻度范围为 35 ~ 42℃，每小格 0.1℃，在 37℃刻度处以红线标记，以示醒目。体温计一端贮存水银，当水银遇热膨胀后沿毛细管上升；因毛细管下端和水银槽之间有一凹陷，所以水银柱遇冷不致下降，以便检视温度。

根据测量部位的不同可将体温计分为口表、肛表、腋表。口表的水银端呈圆柱形，较细长；肛表的水银端呈梨形，较粗短，适合插入肛门；腋表的水银端呈扁平鸭嘴形。临床上口表可代替腋表使用。

2. 其他

如电子体温计、感温胶片、可弃式化学体温计等。

（二）测体温的方法

1. 目的

通过测量体温，判断体温有无异常，了解患者的一般情况及疾病的发生、发展规律，为诊断、预防、治疗提供依据。

2. 用物准备

（1）测温盘内备体温计（水银柱甩至 35℃以下）、秒表、纱布、笔、记录本。

（2）若测肛温，另备润滑油、棉签、手套、卫生纸、屏风。

3. 操作步骤

（1）洗手、戴口罩，备齐用物，携至床旁。

（2）核对患者并解释目的。

（3）协助患者取舒适卧位。

（4）测体温。根据病情选择合适的测温方法：

①测腋温：擦干汗液，将体温计放在患者腋窝，紧贴皮肤屈肘，臂过胸，夹紧体温计，测量 10 min 后，取出体温计用纱布擦拭，读数。

②测口温法：嘱患者张口，将口表汞柱端放于舌下热窝处，嘱患者闭嘴用鼻呼吸，勿用牙咬体温计，测量时间 3 ~ 5 min，嘱患者张口，取出口表，用纱布擦拭并读数。

③测肛温法：协助患者取合适卧位，露出臀部，润滑肛表前端，戴手套用手垫卫生纸分开臀部，轻轻插入肛表水银端 3 ~ 4 cm，测量时间 3 ~ 5 min，读数，用卫生纸擦拭肛表。

（5）记录。先记录在记录本上，再绘制在体温单上。

（6）整理床单位。

（8）消毒用过的体温计。

4. 注意事项

（1）测温前应注意有无影响体温波动的因素存在，如 30 min 内有无进食、剧烈活动、冷热敷、坐浴等。

（2）体温值如与病情不符，应重复测量，必要时做肛温和口温对照复查。

（3）腋下有创伤、手术或消瘦夹不紧体温计者不宜测腋温；腹泻、肛门手术、心肌梗死的患者禁测肛温；精神异常、昏迷、婴幼儿等不能合作者及口鼻疾患或张口呼吸者禁测口温；进热食或面颊部热敷者，应间隔 30 min 后再测口温。

（4）对小儿、重症患者测温时，护士应守护在旁。

（5）测口温时，如不慎咬破体温计，应：立即清除玻璃碎屑，以免损伤口腔黏膜；口服蛋清或牛奶，以保护消化道黏膜并延缓汞的吸收；病情允许者，进粗纤维食物，以加快汞的排出。

（三）体温计的消毒与检查

1. 体温计的消毒

为防止测体温引起的交叉感染，保证体温计清洁，用过的体温计应消毒。

先将体温计分类浸泡于含氯消毒液内 30 min 后取出，再用冷开水冲洗擦干，放入清洁容器中备用。（集体测温后的体温计，用后全部浸泡于消毒液中）

（1）5 min 后取出用清水冲净，擦干后放入另一消毒液容器中进行第二次浸泡，半小时后取出用清水冲净，擦干后放入清洁容器中备用。

（2）消毒液的容器及清洁体温计的容器每周进行 2 次高压蒸汽灭菌消毒，消毒液每天更换一次，若有污染随时消毒。

（3）传染病患者应设专人体温计，单独消毒。

2. 体温计的检查

在使用新的体温计前，或定期消毒体温计后，应对体温计进行校对，以检查其准确性。将全部体温计的水银柱甩至 35℃以下，同一时间放入已测好的 40℃水内，3 min 后取出检视。若体温计之间相差 0.2℃以上或体温计上有裂痕，取出不用。

第二节　脉搏

一、正常脉搏及生理性变化

（一）正常脉搏

随着心脏节律性收缩和舒张，动脉内的压力也发生周期性的波动，这种周期性的压力变化可引起动脉血管发生扩张与回缩的搏动，该搏动在浅表的动脉可触摸到，临床简称为脉搏。正常人的脉搏节律均匀、规则，间隔时间相等，每搏强弱相同且有一定的弹性，每分钟搏动的次数为 60～100 次（即脉率）。脉搏通常与心率一致，是心率的指标。

（二）生理性变化

脉率受许多生理性因素影响而发生一定范围的波动，随年龄的增长而逐渐减慢，到高龄时逐渐增加。

1. 年龄

一般新生儿、幼儿的脉率较成人快，通常平均脉率相差 5 次 /min。

2. 性别

同龄女性比男性快。

3. 情绪

兴奋、恐惧、发怒时脉率增快，忧郁、睡眠时则慢。

4. 活动

一般人运动、进食后脉率会加快；休息、禁食则相反。

5. 药物

兴奋剂可使脉搏增快，镇静剂、洋地黄类药物可使脉搏减慢。

二、异常脉搏的观察

（一）脉率异常

1. 速脉

速脉指成人脉率在安静状态下大于 100 次 /min，又称为心动过速。见于高热、甲状腺功能亢进（甲亢，由于代谢率增加而使脉率增快）、贫血或失血等患者。正常人可有窦性心动过速，为一过性的生理现象。

2. 缓脉

缓脉指成人脉率在安静状态下低于 60 次 /min，又称心动过缓。见于颅内压增高、病窦综合征、Ⅱ度以上房室传导阻滞，或服用某些药物如地高辛、普尼拉明、利舍平、普萘洛尔等可出现缓脉。正常人可有生理性窦性心动过缓，多见于运动员。

（二）脉律异常

脉搏的搏动不规则，间隔时间不等，时长时短，称为脉律异常。

1. 间歇脉

间歇脉指在一系列正常均匀的脉搏中出现一次提前而较弱的脉搏，其后有一较正常延长的间歇（即代偿性间歇），亦称过早搏动。见于各种器质性心脏病或洋地黄中毒的患者；正常人在过度疲劳、精神兴奋、体位改变时也偶尔出现间歇脉。

2. 脉搏短绌

脉搏短绌指同一单位时间内脉率少于心率。绌脉是由于心肌收缩力强弱不等，有些心输出量少的搏动可发出心音，但不能引起周围血管搏动，导致脉率少于心率。特点为脉律完全不规则，心率快慢不一、心音强弱不等。多见于心房纤颤者。

（三）强弱异常

1. 洪脉

当心输出量增加、血管充盈度和脉压较大时，脉搏强大有力，称洪脉。多见于高热、甲状腺功能亢进、主动脉瓣关闭不全等患者；运动后、情绪激动时也常触到洪脉。

2. 细脉

当心输出量减少、外周动脉阻力较大、动脉充盈度降低时，脉搏细弱无力，扪之如细丝，称细脉或丝脉。多见于心功能不全，大出血、主动脉瓣狭窄和休克、全身衰竭的患者，是一种危险的脉象。

3. 交替脉

节律正常而强弱交替时出现的脉搏，称为交替脉。交替脉是提示左心室衰竭的重要体征。常见于高血压性心脏病、急性心肌梗死、主动脉瓣关闭不全等患者。

4. 水冲脉

脉搏骤起骤落、急促而有力犹如洪水冲涌，故名水冲脉。主要见于主动脉瓣关闭不全、动脉导管未闭、甲亢、严重贫血患者，检查方法是将患者前臂抬高过头，检查者用手紧握患者手腕掌面，可明显感知。

5. 奇脉

在吸气时脉搏明显减弱或消失为奇脉。其产生主要与吸气时左心室的搏出量减少有关。常见于心包腔积液、缩窄性心包炎等患者，是心包填塞的重要的体征之一。

（四）动脉壁异常

动脉壁弹性减弱，动脉变得迂曲不光滑、有条索感，如按在琴弦上，为动脉壁异常，多见于动脉硬化的患者。

三、测量脉搏的技术

（一）部位

临床上常在靠近骨骼的大动脉测量脉搏，最常用最方便的是桡动脉，患者也乐于接受。其次为颞动脉、颈动脉、肱动脉、腘动脉、足背动脉和股动脉等。如怀疑患者心搏骤停或休克时，应选择大动脉为诊脉点，如颈动脉、股动脉。

（二）测脉搏的方法

1. 目的

通过测量脉搏，判断脉搏有无异常，也可间接了解心脏的情况，观察相关疾病发生、发展规律，为诊断、治疗提供依据。

2. 准备

治疗盘内备带秒钟的表、笔、记录本及听必要时带诊器。

3. 操作步骤

（1）洗手、戴口罩，备齐用物，携至床旁。

（2）核对患者，解释目的。

（3）协助患者取坐位或半坐卧位，手臂放在舒适位置，腕部伸展。

（4）以示指、中指、无名指的指端按在桡动脉表面，压力大小以能清楚地触及脉搏为宜，注意脉律，强弱，动脉壁的弹性。

（5）一般情况下以 30 s 所测得的数值乘以 2，心脏病患者脉率异常者、危重患者则应以 1 min 记录。

（6）协助患者取舒适体位。

（7）记录，将脉搏绘制在体温单上。

4. 注意事项

（1）诊脉前患者应保持安静，剧烈运动后应休息 20 ～ 30 min 后再测。

（2）偏瘫患者应选择健侧肢体测量。

（3）脉搏细、弱难以测量时，用听诊器测心率。

（4）脉搏短细的患者，应由两名护士同时测量，一人听心率，另一人测脉率，一人发出"开始""停止"的口令，记数 1 min，以分数式记录即心率 / 脉率，若心率每分钟 120 次，脉率 90 次，即应写成 120/90 次 /min。

第三节 呼吸

一、正常呼吸及生理性变化

（一）正常呼吸

机体不断地从外界环境摄取氧气并将二氧化碳排出体外的气体交换过程称为呼吸。它是维持机体新陈代谢和功能活动所必需的生理过程之一。一旦呼吸停止，生命也将终止。

正常成人在安静状态下呼吸是自发的，节律规则，均匀无声且不费力，每分钟 16 ~ 20 次。

（二）生理性变化

呼吸受许多因素的影响，在不同生理状态下，正常人的呼吸也会在一定范围内波动，见表1-2。

表1-2 各年龄段呼吸频率见表

年龄	呼吸频率（次/min）
新生儿	35 ~ 45
婴儿	20 ~ 45
幼儿	20 ~ 35
学龄前儿童	20 ~ 30
学龄儿童	15 ~ 25
青少年	15 ~ 20
成人	12 ~ 20
老年人	12 ~ 18

1. 年龄

年龄越小，呼吸频率越快，如新生儿的呼吸约为 44 次/min。

2. 性别

同年龄的女性呼吸频率比男性稍快。

3. 运动

肌肉的活动可使呼吸系统加快，呼吸也因说话、唱歌、哭、笑以及吞咽、排泄等动作有所改变。

4. 情绪

强烈的情绪变化，如害怕、恐惧、愤怒、紧张等会刺激呼吸中枢，导致屏气或呼吸加快。

5. 其他

如环境温度升高或海拔增加，均会使呼吸加快加深。

二、异常呼吸的观察

（一）频率异常

1. 呼吸过速

呼吸过速指呼吸频率超过 24 次/min，但仍有规则，又称气促。多见于高热、疼痛、甲状腺功能亢进的患者。一般体温每升高 1℃，呼吸频率增加 3 ~ 4 次/min。

2. 呼吸过慢

呼吸过慢指呼吸频率缓慢，低于 12 次/min。多见于麻醉药或镇静剂过量、颅脑疾病等呼吸中枢受抵制者。

（二）节律异常

1. 潮式呼吸（陈-施呼吸）

潮式呼吸表现为呼吸由浅慢到深快，达高潮后又逐渐变浅变慢，经过 5 ~ 30 s 的暂停，又重复出现上述状态的呼吸，呈潮水般涨落。发生机制：由于呼吸中枢兴奋性减弱，血中正常浓度的二氧化碳不能引起呼吸中枢兴奋，只有当缺氧严重、动脉血二氧化碳分压增高到一定程度，才能刺激呼吸中枢，使呼吸加强；当积聚的二氧化碳呼出后，呼吸中枢失去有效刺激，呼吸逐渐减弱甚至停止。多见于脑炎、尿毒症等患者，常表现呼吸衰竭。一些老年人在深睡时也可出现潮式呼吸，是脑动脉硬化的表现。

2. 间断呼吸（比奥呼吸）

有规律地呼吸几次后，突然停止呼吸，间隔一个短时期后又开始呼吸，如此反复交替。其产生机制与潮式呼吸一样，但预后更严重，常在临终前发生。见于颅内病变或呼吸系统中枢衰竭的患者。

3. 点头呼吸

在呼吸时，头随呼吸上下移动，患者已处于昏迷状态，是呼吸中枢衰竭的表现。

4. 叹气式呼吸

间断一段时间后作一次大呼吸，伴叹气声，偶然的一次叹气是正常的，可以扩张小肺泡，多见于精神紧张、神经官能征患者。如反复发作叹气式呼吸，是临终前的表现。

（三）深浅度异常

1. 深度呼吸

深度呼吸又称库斯莫（Kussmaul）呼吸，是一种深长而规则的大呼吸。常见于尿毒症、糖尿病等引起的代谢性酸中毒的患者。由增加的氢离子浓度刺激呼吸感受器引起，有利于排出较多的二氧化碳调节血液中酸碱平衡。

2. 浅快呼吸

呼吸浅表而不规则，有时呈叹息样。见于呼吸肌麻痹、胸肺疾患、休克患者，也可见于濒死的患者。

（四）声音异常

1. 鼾声呼吸

由于气管或大支气管内有分泌物积聚，呼吸深大带鼾声。多见于昏迷或神经系统疾病的患者。

2. 蝉鸣样呼吸

由于细支气管、小支气管堵塞，吸气时出现高调的蝉鸣音，多因声带附近有异物阻塞，使空气进入发生困难所致。多见于支气管哮喘、喉头水肿等患者。

（五）呼吸困难

呼吸困难是指因呼吸频率、节律或深浅度的异常，导致气体交换不足，机体缺氧。患者自感空气不足、胸闷、呼吸费力，表现为焦虑、烦躁、鼻翼扇动、口唇发紫等，严重者不能平卧。

三、呼吸的测量

1. 目的

通过测量呼吸，观察、评估患者的呼吸状况，以协助诊断，为预防、诊断、康复、护理提供依据。

2. 准备

治疗盘内备秒表、笔、记录本、棉签（必要时）。

3. 操作步骤

（1）测量脉搏后，护士仍保持诊脉手势，观察患者的胸、腹起伏情况及呼吸的节律、性质、声音、深浅，呼出气体有无特殊气味，呼吸运动是否对称等。

（2）以胸（腹）部一起一伏为一次呼吸，计数 1 min。正常情况下测 30 s。

（3）将呼吸次数绘制于体温单上。

4. 注意事项

（1）尽量去除影响呼吸的各种生理性因素，在患者精神松弛的状态下测量。

（2）由于呼吸受意识控制，所以测呼吸时，不应使患者察觉。

（3）呼吸微弱或危重患者，可用少许棉花置其鼻孔前，观察棉花纤维被吹动的次数，计数 1 min。

（4）小儿、呼吸异常者应测 1 min。

第四节　血压

血压是指血液在血管内流动时对血管壁的侧压力。一般是指动脉血压，如无特别注明均指肱动脉的血压。当心脏收缩时，主动脉压急剧升高，至收缩中期达最高值，此时的动脉血压称收缩压。当心室舒张时，主动脉压下降，至心舒末期达动脉血压的最低值，此时的动脉血压称舒张压。

一、正常血压及生理性变化

（一）正常血压

在安静状态下，正常成人的血压范围为（12.0 ~ 18.5）/（8.0 ~ 11.9）kPa，脉压为 4.0 ~ 5.3 kPa。

血压的计量单位，过去多用 mmHg（毫米汞柱），后改用国际统一单位 kPa（千帕斯卡），目前仍用 mmHg（毫米汞柱）。两者换算公式：1 kPa = 7.5 mmHg，1 mmHg = 0.133 kPa。

（二）生理性变化

在各种生理情况下，动脉血压可发生各种变化，影响血压的生理因素有以下几点。

1. 年龄

随着年龄的增长血压逐渐增高，以收缩压增高较显著。儿童血压的计算公式如下：

收缩压 = 80 + 年龄 × 2

舒张压 = 收缩压 × 2/3

2. 性别

青春期前的男女血压差别不显著。成年男子的血压比女性高 5 mmHg；绝经期后的女性血压又逐渐升高，与男性差不多。

3. 昼夜和睡眠

血压在上午 8 ~ 10 h 达全天最高峰，之后逐渐降低；午饭后又逐渐升高，下午 4 ~ 6 h 出现全天次高值，然后又逐渐降低；至入睡后 2 h，血压降至全天最低值；早晨醒来又迅速升高。睡眠欠佳时，血压稍增高。

4. 环境

寒冷时血管收缩，血压升高；气温高时血管扩张，血压下降。

5. 部位

一般右上肢血压常高于左上肢，下肢血压高于上肢。

6. 情绪

紧张、恐惧、兴奋及疼痛均可引起血压增高。

7. 体重

血压正常的人发生高血压的危险性与体重增加呈正比。

8. 其他

吸烟、劳累、饮酒、药物等都对血压有一定的影响。

二、异常血压的观察

1. 高血压

目前基本上采用 1999 年世界卫生组织（WHO）和国际抗高血压联盟（ISH）高血压治疗指南的高血压定义，即在未服抗高血压药的情况下，成人收缩压 ≥ 140 mmHg 和 / 或舒张压 ≥ 90 mmHg 者。95% 的患者为病因不明的原发性高血压，多见于动脉硬化、肾炎、颅内压增高等，最易受损的部位是心、脑、肾、视网膜。

2. 低血压

一般认为血压低于 90/60 mmHg 正常范围且有明显的血容量不足表现如脉搏细速、心悸、头晕等，即可诊断为低血压。常见于休克、大出血等。

3. 脉压异常

脉压增大多见于主动脉瓣关闭不全、主动脉硬化等；脉压减小多见于心包积液、缩窄性心包炎等。

三、血压的测量

（一）血压计的种类和构造

1. 水银血压计

水银血压计分立式和台式两种，其基本结构都包括输气球、调节空气的阀门、袖带、能充水银的玻璃管、水银槽几部分。袖带的长度和宽度应符合标准：宽度比被测肢体的直径宽20%，长度应能包绕整个肢体。充水银的玻璃管上标有刻度，范围为 0 ～ 300 mmHg，每小格表示 2 mmHg；玻璃管上端和大气相通，下端和水银槽相通。当输气球送入空气后，水银由玻璃管底部上升，水银柱顶端的中央凸起可指出压力的刻度。水银血压计测得的数值相当准确。

2. 弹簧表式血压计

弹簧表式血压计由一袖带与有刻度（20 ～ 30 mmHg）的圆盘表相连而成，表上的指针指示压力。此种血压计携带方便，但欠准确。

3. 电子血压计

电子血压计袖带内有一换能器，可将信号经数字处理，在显示屏上直接显示收缩压、舒张压和脉搏的数值。此种血压计操作方便，清晰直观，不需听诊器，使用方便、简单，但欠准确。

（二）测血压的方法

1. 目的

通过测量血压有无异常，了解循环系统的功能状况，为诊断、治疗提供依据。

2. 准备

听诊器、血压计、记录纸、笔。

3. 操作步骤

（1）测量前，让患者休息片刻，以消除活动或紧张因素对血压的影响；检查血压计，如袖带的宽窄是否适合患者、玻璃管有无裂缝、橡胶管和输气球是否漏气等。

（2）向患者解释，以取得合作。患者取坐位或仰卧位，被侧肢体的肘臂伸直、掌心向上，肱动脉与心脏在同一水平。坐位时，肱动脉平第4肋软骨；卧位时，肱动脉平腋中线。如手臂低于心脏水平，血压会偏高；手臂高于心脏水平，血压会偏低。

（3）放平血压计于上臂旁，打开水银槽开关，将袖带平整地缠于上臂中部，袖带的松紧以能放人一指为宜，袖带下缘距肘窝 2 ～ 3 cm。如测下肢血压，袖带下缘距腘窝 3 ～ 5 cm。将听诊器胸件置于腘动脉搏动处，记录时注明下肢血压。

（4）戴上听诊器，关闭输气球气门，触及肱动脉搏动。将听诊器胸件放在肱动脉搏动最明显的地方，但勿塞入袖带内，以一手稍加固定。

（5）挤压输气球囊打气至肱动脉搏动音消失，水银柱又升高 20 ～ 30 mmHg 后，以每秒 4 mmHg左右的速度放气，使水银柱缓慢下降，视线与水银柱所指刻度平行。

（6）在听诊器中听到第一声动脉音时，水银柱所指刻度即为收缩压；当搏动音突然变弱或消失时，水银柱所指的刻度即为舒张压。当变音与消失音之间有差异时，或危重者应记录两个读数。

（7）测量后，驱尽袖带内的空气，解开袖带。安置患者于舒适卧位。

（8）将血压计右倾45°，关闭气门，气球放在固定的位置，以免压碎玻璃管；关闭血压计盒盖。

（9）用分数式即收缩压 / 舒张压 mmHg 记录测得的血压值，如 110/70 mmHg。

4. 注意事项

（1）测血压前，要求安静休息 20 ～ 30 min，如运动、情绪激动、吸烟、进食等可导致血压偏高。

（2）血压计要定期检查和校正，以保证其准确性，切勿倒置或震动。

（3）打气不可过猛、过高，如水银柱里出现气泡，应调节或检修，不可带着气泡测量。

（4）如所测血压异常或血压搏动听不清时，需重复测量。先将袖带内气体排尽，使水银柱降至"0"，稍等片刻再行第二次测量。

（5）对偏瘫、一侧肢体外伤或手术后患者，应在健侧手臂上测量。

（6）排除影响血压值的外界因素，如袖带太窄、袖带过松、放气速度太慢测得的血压值偏高，反之则血压值偏低。

（7）长期测血压应做到四定：定部位、定体位、定血压计、定时间。

第五节　瞳孔

正常瞳孔双侧等大等圆，直径 2 ~ 5 mm；瞳孔的改变在临床上有重要意义，尤其是对神经内、外科患者。瞳孔的变化是人体生理病理状态的重要体征，有时根据瞳孔变化，可对临床某些危重疑难病症做出判断和神经系统的定位分析。

一、异常性瞳孔扩大

1. 双侧瞳孔扩大

两侧瞳孔直径持续在 6 mm 以上，为病理状态。如昏迷患者双侧瞳孔散大，对光反应消失并伴有生命体征明显变化，常为临终前瞳孔表现；枕骨大孔疝患者双侧瞳孔先缩小后散大，直径超过 6 mm，对光反应迟钝或消失；应用阿托品类药物时双侧瞳孔可扩大超过 6 mm，伴有阿托品化的一些表现；另外还见于双侧动眼神经、视神经损害，脑炎、脑膜炎、青光眼等疾病。

2. 一侧瞳孔扩大

一侧瞳孔直径大于 6 mm。常见于小脑幕切迹疝，病侧瞳孔直径先缩小后散大；单侧动眼神经、视神经受损害。艾迪综合征中表现为一侧瞳孔散大，只有在暗处强光持续照射瞳孔才出现缓慢收缩，光照停止后瞳孔缓慢散大（艾迪瞳孔或强直瞳孔）。还见于海绵窦综合征，结核性脑膜炎，眶尖综合征等多种疾病。

二、异常性瞳孔缩小

1. 双侧瞳孔缩小

双侧瞳孔直径小于 2 mm。见于有机磷、镇静安眠药物的中毒；脑桥、小脑、脑室出血的患者。

2. 一侧瞳孔缩小

单侧瞳孔直径小于 2 mm。见于小脑幕切迹疝的早期；由脑血管病，延髓、脑桥、颈髓病变引起的霍纳征（Horner sign），表现为一侧瞳孔缩小、眼裂变小、眼球内陷，伴有同侧面部少汗；另外由神经梅毒、多发性硬化眼部带状疱疹等引起的阿罗瞳孔，表现为一侧瞳孔缩小，对光反应消失，调节反射存在。

3. 两侧瞳孔大小不等

两侧瞳孔大小不等是颅内病变指征，如脑肿瘤、脑出血、脑疝等。

4. 瞳孔对光反应改变

瞳孔对光反射的迟钝或消失。常见于镇静安眠药物中毒、颅脑外伤、脑出血、脑疝等疾病，是病情加重的表现。

第二章 中心静脉导管的应用及维护

第一节 经外周静脉置入中心静脉导管（PICC）

一、概述

经外周静脉置入中心静脉导管（简称 PICC）是指出上肢的贵要静脉、肘正中静脉、头静脉、肱静脉和下肢的隐静脉（新生儿）等外周静脉穿刺置管，导管尖端位于上腔静脉下 1/3 处或上腔静脉和右心房连接处的中心静脉导管。

1. PICC 的优点

（1）保留时间长，可留置 1 年。

（2）避免颈部和胸部穿刺引起的严重并发症，如血气胸。

（3）感染的发生率较 CVC 低，< 3%。

（4）可在床旁插管。

（5）保护外周静脉，减少频繁穿刺的痛苦。

（6）可由护士操作，穿刺危险性小。

2. 适用范围

有缺乏血管通道倾向的患者；需长期、连续或间歇静脉输液给药如抗肿瘤药物、持续性腐蚀性药物、胃肠外营养、各种抗生素以及各种 pH 值 < 5 或 > 9 的液体或药物以及渗透压 > 600 mOsm/L 的液体或药物。

3. 禁用范围

（1）上腔静脉压迫综合征。

（2）患者预插管部位不能完成穿刺或固定。预插管位置有放射治疗史、血栓形成史、血管外科手术史及乳腺肿瘤根治术后患侧。

（3）确诊或疑似导管相关性感染、菌血症、败血症，确诊或疑似对器材的材质过敏者。

（4）穿刺肢体经常接触水的患者，如渔民、游泳运动员等。

（5）置管后导管维护不便者要慎重置管。

4. PICC 置管血管的选择

成人患者宜选择柔软、粗直、有弹性、充盈、易触及、无或少静脉瓣、穿刺局部皮肤完整、非关节部位及容易固定的静脉。

首选右侧贵要静脉，一般肘下部位穿刺点在肘横纹下两横指处，肘上穿刺置管可避免肘关节活动导致的导管活动及不适，因此，可能时尽量选在肘上部位 4 ~ 8 cm 处穿刺置管。

次选肘正中静脉、头静脉和肱静脉。新生儿和儿童患者可选择的部位还包括：颞浅静脉、头部的耳后静脉、下肢大隐静脉。

5. 导管尖端的位置

经上腔静脉途径置管，导管尖端应位于上腔静脉中，靠近与右心房的结合部位；如果经股静脉置管，导管尖端应位于下腔静脉中高于横膈膜的水平。在初次输液前需要通过 X 线照相技术或其他被认可的技术，确定中央血管通路装置的尖端位置。

二、PICC 一般置管技术操作流程

1. 素质要求

仪表端庄，服装整洁。

2. 核对

确认医嘱及治疗卡，双人核对。

3. 评估

（1）查看病历了解患者病情、年龄、意识状态、心肺功能、凝血机制及目前治疗情况。

（2）患者局部皮肤组织及血管的情况，必要时在彩色多普勒超声诊断仪下评估血管。

（3）患者的合作程度，如患者不合作置管前可予以镇静。

（4）患者有无特殊需要（排尿、便）及心理反应。

4. 术前准备

（1）根据治疗需要，获得 PICC 置管医嘱及 X 线检查单。

（2）告知 PICC 置管的目的、意义，可能出现的情况及产生的费用。

（3）解释置管过程，示范配合动作，以取得患者的同意与合作。

（4）告知 PICC 置管期间的护理及注意事项。

（5）签署 PICC 置管同意书。

（6）患者清洗双侧上肢，按需方便，取舒适体位。

5. 环境准备

环境清洁、区域宽敞，操作前置管区域予以紫外线消毒 30 min。

6. 用物准备

PICC 穿刺包一个、无针接头或肝素帽、无菌手套 2 副、生理盐水、肝素盐水、无菌隔离衣、皮肤消毒剂、孔巾 1 块、方巾 2 块、大无菌单 1 个、10 mL 注射器 1 个、20 mL 注射器 2 个、透明敷贴、纱布数块、胶带、纸尺、剪刀、镊子。

7. 操作步骤

（1）双人核对物品及药品。

（2）向患者或家属解释，患者戴口罩、帽子，防止讲话飞沫污染操作术野。

（3）选择合适的血管，首选右侧贵要静脉。

（4）体位：协助患者摆好穿刺体位，患者平卧位，穿刺侧手臂外展与身体呈 90°；根据病情也可采用半卧位或坐位。在拟穿刺侧手臂下铺防水治疗单，避免消毒液弄脏床单位。

（5）确定穿刺点：一般肘下部位穿刺点在肘横纹下两横指处，肘上穿刺置管可避免肘关节活动导致的导管活动及不适，因此，可能时尽量选在肘上部位 4 ~ 8 cm 处穿刺置管。

（6）准确测量置管长度和上臂围：

①置管长度的测量：从穿刺点量起，沿静脉走向至右胸锁关节内缘（在左侧置管同样量至右胸锁关节内缘），向下反折至第 3 肋间的长度（常规身材的患者在实际测量长度的基础上减去 2 cm；新生儿按实际测量长度，或从穿刺点量起，沿静脉走向至右胸锁关节再到对侧胸锁关节）。

②上臂围的测量：测量上臂围要在固定的位置，肘上部位穿刺可在穿刺点与肩峰连线的中点处测量；肘下部位穿刺可在肘横纹上 10 cm 处测量，但每次测量必须在同一位置，以保证测量数据的可比性。

（7）建立无菌区：戴第一副手套，用无菌纱布垫在手上，拉起手臂消毒，以穿刺点为中心摩擦反复消毒，顺时针一遍，逆时针一遍，再顺时针一遍（先用 75% 乙醇三遍脱脂，待干后，用 2% 氯己定三遍消毒），注意皮肤不漏缝。消毒范围：以穿刺点为中心直径 20 cm，两侧到臂缘。消毒完毕铺无菌巾于手臂下。

（8）更换第二幅手套，穿无菌隔离衣，冲洗干净手套上的粉，避免手套上的粉沾染导管引发化学性静脉炎。铺孔巾及治疗巾遮盖患者穿刺臂、身体及头部。20 mL 注射器抽生理盐水、10 mL 注射器抽肝素盐水。

（9）生理盐水预先冲洗导管，撤导管支撑导丝至所需置管长度再多撤导丝 1 cm，按置管长度剪去多余导管。注意：穿刺针或任何利器始终不要放在导管盒内，以免误伤导管，扎止血带。

（10）取出穿刺针，去除针帽，转动针芯，如为安全性穿刺针不宜转动针芯，注意避免按压针芯的安全按钮。

（11）穿刺：宜 15° ~ 30° 进行直刺血管，见回血后，即减低角度再进针 0.5 cm 固定针芯，送外套管，松止血带。

（12）右手撤针芯，左手食指和中指固定套管针，中指轻按套管头端，减少出血，送导管（注意：送套管时，均匀缓慢，镊子不能夹套管）。

（13）当导管送入血管 10 ~ 15 cm 时嘱咐患者头偏向穿刺侧锁骨（先扭头后低头，下颌尽量紧抵锁骨，避免导管异位进入颈内静脉），继续送管至所需长度（0 点位置），嘱患者头恢复正常体位。

（14）当导管送至 0 点位置后，抽回血，用生理盐水冲管。

（15）撤导管支撑导丝（一次缓慢拉出，导丝不绕圈），安装无针接头或肝素帽，正确冲封管。

（16）固定导管将体外导管放置成"S"状弯曲，在穿刺点上方放置纱布吸收渗血，注意不要盖住穿刺点。覆盖透明贴膜在导管及穿刺部位，加压粘贴并注明穿刺日期、时间，操作者姓名。

（17）双人清点物品，整理物品，洗手。

（18）行 X 线胸片定位检查，确定导管尖端位于上腔静脉后进行输液。

（19）向患者交代注意事项。

（20）穿刺后记录：包括穿刺导管的名称及批号、导管型号及长度、上臂围（儿童患者要量双上臂围，以作对比）、所穿刺的静脉、穿刺过程描述、抽回血的情况、固定方法、穿刺日期及穿刺者姓名、X 线胸片结果及患者的主诉。

8. 穿刺注意事项

（1）穿刺前应了解静脉走向及静脉情况，避免在瘢痕及静脉瓣处穿刺。

（2）做好解释工作，使患者放松，穿刺臂热敷或给予热饮料，可缓解血管平滑肌收缩使静脉充盈。

（3）穿刺进针角度为 15° ~ 30°，直刺血管，不可在皮下滑行再入血管，防止导管鞘外翻进入血管时造成血管内膜损伤，发生机械性静脉炎、静脉血栓或渗漏。

（4）不能用力撤导丝，插管均匀缓慢。

（5）不能用镊子钳夹导管。

（6）注意避免穿刺过深损伤神经。

（7）注意避免穿刺入动脉。

（8）退出针芯之前，务必先松开止血带。

（9）有出血倾向的患者可使用吸收性明胶海绵。

三、PICC 导管的维护流程

（一）置管后第一天常规维护

轻压导管尖端后再撤出针芯，以减少弹力绷带局部加压，进行止血。

（1）置管后，穿刺点用弹力绷带或普通绷带加压包扎；凝血机制差的患者，可轻压穿刺点 30 min，防止穿刺点出现渗血及血肿。

（2）嘱患者 24 h 内留置导管肢体限制活动，肘下部位置管者，置管侧肢体勿弯曲、用力、受压，可平移、外展，防止穿刺点再出血。

（3）留置导管肢体下垫小枕抬高肢体高于心脏；置管 2 ～ 3 h 后，嘱患者每日做握拳动作数次（握拳动作必须用力到位，否则无效，以患者不觉疲惫及穿刺点不出血为宜），可以预防置管肢体远端水肿、发胀。

（4）在穿刺点上方沿血管走向涂抹喜辽妥药膏（用棉签蘸药膏反复涂抹 3 次）；湿热敷上臂，以防早期静脉炎的发生。

（5）置管 24 h 后常规更换敷料。渗血较多的患者，随时更换敷料。

（二）使用 PICC 期间的维护

（1）每日观察导管外露长度、臂围。如导管外露长度增加，首先检查导管固定是否牢固，询问患者有无肢体上举、活动过度，导致导管外移位；每日测量臂围，若臂围增加 > 0.5 cm，询问患者肢体有无胀痛，警惕静脉炎发生。

（2）注意观察导管内有无回血，若出现回血，立即给予生理盐水冲管，然后给予生理盐水或肝素盐水正压封管。

（3）注意观察贴膜是否松动卷边，贴膜下是否有汗渍，若出现以上情况，立即更换贴膜。

（4）输血及血制品、输注脂肪乳等高黏滞性药物后，或输注两种药液之间，应用生理盐水 10 ～ 20 mL 脉冲式冲管。

（5）治疗期间，穿刺点使用纱布加贴膜或纱布敷料，常规每 48 h 更换一次；若使用透明敷料，常规每 7 d 更换一次。

（6）治疗结束、输液治疗间歇期，正常情况下每 7 d 维护导管一次。

（7）PICC 导管可以加压给药或输液泵给药，但不能用于高压注射泵推注造影剂（现已有紫色耐高压双腔 PICC 导管，一腔输液，另一腔给予推注造影剂），以防压强太大使导管爆裂。

（8）置管后 7 ～ 10 d 易发生静脉炎，最好涂抹喜辽妥药膏或湿热敷上臂一周。

（9）输液导管输液前及更换敷料时，必须严格遵守无菌操作规程，以防导管相关性血流感染，导致患者出现菌血症及败血症而危及生命。

（三）新生儿 PICC 维护

（1）冲封管应遵循 SAS 原则，即 S– 生理盐水、A– 药物注射、S– 生理盐水。禁止使用小于 10 mL 的注射器，勿暴力冲管。

（2）输液前抽回血，见回血后用生理盐水脉冲式正压冲管，连接输液器。

（3）输液结束给予生理盐水脉冲式冲管，再给予 10 U/mL 肝素盐水正压封管。封管液量 =（导管容积 + 外接器具容积）×2。

（4）间断给药，每次给药后用 2 mL 生理盐水冲管。

（5）输血及血制品、抽血、输注脂肪乳等高黏性药物后立即用生理盐水脉冲式冲管后再接其他药液；新生儿输注脂肪乳期间，每 6 ～ 8 h 用生理盐水 1 ～ 2 mL 正压冲管一次。

（6）穿刺部位护理推荐使用洗必泰（氯已定）作为皮肤消毒剂，也可使用 1% ～ 2% 的碘酊、聚维酮碘和 75% 乙醇。对于年龄小于 2 个月的婴儿不建议用洗必泰。

（7）根据敷料的类型来决定更换频次，透明敷料应每 5 ～ 7 d 更换一次，纱布敷料每 2 d 更换一次。如果患儿容易出汗、穿刺部位有渗出或渗血，使用纱布敷料要优于透明敷料。如果穿刺部位出现渗液、触痛或感染的其他症状以及敷料失去完整性，应尽快更换敷料以便更仔细地进行评估、清洗和灭菌。

（四）PICC 维护步骤

1. 物品准备

PICC 换药包（透明敷料、无菌输液贴、含洗必泰的无菌棉签、含 75% 酒精的无菌棉签、无菌手套、无菌酒精纱布）、10 mL 注射器 2 个（或封管注射液）、消毒液、无菌棉签、输液接头、冲管和封管液（生理盐水、肝素盐水 10 U/mL）、治疗巾、锐器盒、皮尺、手消液、污物桶。

2. 操作步骤

（1）洗手，戴口罩。

（2）按照无菌操作方法抽取生理盐水和肝素盐水待用，并两人核对。

（3）查对床号、姓名，向患者解释操作目的，以取得合作。

（4）在置管肢体下铺治疗巾，用皮尺测量肘正中上方 10 cm 处臂围。

（5）揭开固定输液接头的胶布，用酒精消毒接头及皮肤。

3. PICC 维护顺序

（1）更换接头：

①手消毒。

②检查接头的有效期，用 10 mL 生理盐水注射器预冲新接头待用。

③卸下旧接头。

④用酒精棉纱消毒导管接口外壁，并消毒导管接头下皮肤。

⑤连接新接头。

（2）冲洗导管：

①用 10 mL 生理盐水注射器脉冲式冲洗导管。

②实行正压封管（注意：夹分隔膜小夹子时，手不要捏近心端导管，避免血液反流）。

③在输液接头上标注日期。

（3）更换透明敷料：

①一拇指轻压穿刺点，另一手沿四周 0° 或 180° 平拉透明敷料，自下而上除去原有敷料。

②评估穿刺点有无异常。

③手消毒，打开换药包，戴无菌手套。

④左手拿纱布盖在接头上，提起导管，右手持无菌镊夹取无菌消毒棉球，以穿刺点为中心正反方向反复消毒皮肤，消毒面积大于 10 cm × 10 cm 或敷料面积。消毒穿刺点时，消毒剂不宜进入导管隧道，以免引起化学性静脉炎。

⑤调整导管位置，先导管塑形，后用第一条无菌胶布固定接头，无张力放置透明敷料，先固定导管再用手按压透明敷料四周，使其紧贴皮肤。

⑥将纸胶布打两折，蝶形交叉固定接头及透明敷料。

⑦标注更换日期、时间及维护者姓名于透明敷料上。

⑧整理用物及床单位，向患者交代注意事项。

⑨手消毒，填写 PICC 维护记录单。

（4）PICC 导管维护注意事项：

①更换接头注意事项：a. 每周更换 1 ～ 2 次，最多不超过 7 d。b. 如输注血液或胃肠外营养液，需 24 h 更换一次。c. 如果接头内有血液残留，从导管内抽取血培养标本之前，存在污染、完整性受损或由于任何原因被移除，均应立即更换新的接头。

②冲封管注意事项：a. 禁止使用小于 10 mL 的注射器冲封管，小于 10 mL 的注射器可产生较大的压力，如遇导管阻塞可致导管破裂。b. 用脉冲式方法进行冲管。冲封管应遵循 SASH 原则，即 S-生理盐水、A- 药物注射、S- 生理盐水、H- 肝素盐水。封管液浓度：2011 年 INS 指南推荐，每一次治疗后建议使用 10 U/mL 肝素生理盐水封管。配制方法：10 U/mL 肝素盐水液（一支 12 500 单位肝素加入 1 250 mL 生理盐水中）。c. 采用正压式封管法封管，以防止血液返流入导管，导致导管阻塞。d. 封管液量应两倍于导管 + 辅助延长管容积。e. 末端开口 PICC 导管推荐使用 10 U/mL 肝素盐水封管。三向瓣膜式 PICC 使用生理盐水封管，使用肝素盐水封管的患者建议每 2 ～ 3 d 监测血小板数量，以防肝素相关性血小板减少症。

③更换贴膜注意事项：a. 自下而上揭除敷料，切忌将导管带出体外。如导管部分脱出，不影响置管使用及治疗需要，则将导管局部固定，切勿再送入导管；如导管脱出较长，则应重新置管。b. 勿用酒精消毒穿刺点，以免酒精进入隧道引起化学性静脉炎。c. 将体外导管放置呈 U 形或 S 形弯曲，以降低导管张力，避免导管在体内外移动；注意避免导管打折，以免影响导管的使用寿命。d. 必须严

格遵循无菌操作规程，体外导管须完全覆盖在透明敷料下，以免引起导管相关性血流感染。

（五）携带导管患者的出院宣教

（1）告知患者每7d维护导管一次，严格遵守维护导管时间，不可随意拖延。

（2）教会患者怎样观察导管返血，若出现返血及时到医院冲管。

（3）告知患者如果有穿刺点出血、周围皮肤发红、肿胀、疼痛、出现脓性分泌物等异常情况，及时就医。

（4）告知患者做握拳动作每日3次，每次10下，以促进肢体血液循环。

（5）告知患者保持穿刺处皮肤的清洁干燥。如发现敷料卷边、脱落或敷料因汗液而松动，应及时更换敷料。

（6）PICC导管末端固定方法：将清洁长筒丝袜袜筒部分保留10~15cm，用袜筒从手指末端套向敷料固定处，整理平整即可。穿衣时应先穿带管侧肢体，脱衣时后脱带管侧肢体。

（7）出院后可以淋浴，应避免盆浴、泡浴，最好在预计更换贴膜的当日淋浴。淋浴前先用小毛巾缠绕在贴膜上再用保鲜膜缠绕两至三圈，上下边缘用胶布贴紧。

（8）避免在穿刺侧肢体扎止血带、测血压。

（9）在日常活动时，穿刺侧肢体勿用力活动，勿过度弯曲、伸展，避免提过重物品。

（10）告知患者普通PICC导管不能用于CT、核共振检查时高压注射泵推注造影剂。

（11）记录导管的详细资料交给患者，如置管时间、置入长度、外露长度、臂围、导管的型号及产品名称，方便患者院外维护。

（六）拔管注意事项

（1）严格无菌操作。

（2）拔管过程中切勿按压穿刺部位，防止人为造成导管外壁附着物脱落入血或导管损伤。

（3）拔管过程用力均匀；拔管困难者，不可暴力蛮拔，可指导患者放松或热敷该侧肢体，促进血管扩张，如仍有阻力，需查找原因。

（4）拔出导管瞬间需立即按压穿刺点，避免空气进入血管，造成空气栓塞；拔管后，注意检查导管是否完整。

（5）止血后穿刺部位应该使用凡士林软膏和无菌敷料覆盖，以密封皮肤–静脉通道并使穿刺点位置位于或低于心脏的水平以降低空气栓塞的危险。

（6）告知患者及家属48~72h后方可去除无菌敷料，检查穿刺点是否有渗出及其他异常，如有异常情况，及时就诊。

四、PICC置管后并发症预防及处理

（一）静脉炎

静脉炎包括机械性静脉炎、化学性静脉炎、细菌性静脉炎、血栓性静脉炎。

1. 机械性静脉炎

通常发生在置管72h内。

（1）临床表现：沿静脉走行的发红、肿胀、疼痛，有时可表现为局限症状，出现局部的硬结。

（2）原因：选择导管过粗、送管速度过快、穿刺侧肢体过度活动、导管材料过硬、关节部位置管、原有血管损伤。

（3）预防：及早选择并使用合适的血管通路器材，选择合适的导管，选择合适的血管，穿刺部位以上肢体湿热敷：30min/次，3次/d，共3~5d。避免大幅度活动。

（4）处理：抬高患肢，减少活动，避肘关节活动；湿热敷涂厚层喜辽妥膏或如意黄金散。

2. 化学性静脉炎

（1）原因：导管尖端不在上腔静脉内，输注刺激性药损伤血管内膜所致，滑石粉黏附或未干的消毒液带入血管内刺激所致。

（2）预防：保证导管尖端在上腔静脉中下段；冲洗干净手套滑石粉，使用无粉手套；更换敷料使用乙醇消毒时应避开穿刺点 1 cm 以上。

3. 血栓性静脉炎（导管相关的静脉血栓）

（1）临床表现：置管肢体的肿胀、穿刺点渗液、不能抽血或冲管、输液速度慢、头颈部不适、患肢麻或刺痛感。

（2）原因：血液高凝状态、已知存在凝血异常基因、怀孕或口服避孕药、手术及卧床患者、低龄儿童和老年人、导管材质过硬或管径过粗、留置时间长或穿刺处在肘窝处。

（3）处理：不要急于拔管，以免产生活动栓子；卧床休息，抬高患肢超过心脏水平，局部热敷；遵医嘱使用抗凝药或溶栓剂。

4. 细菌性静脉炎和导管相关性感染

（1）原因：穿刺点污染，导管接头污染，静脉滴注的药物被污染，血行扩散，导管的纤维包裹鞘或形成的血栓是良好的细菌生长培养基。

（2）诊断：导管相关性血流感染（CRBSI）诊断：导管定量或半定量细菌培养和其他静脉抽取的血液培养分离到相同病原体，并且患者有血流感染的临床表现如发热、寒战和／或低血压，而无明显的其他感染来源。患者导管培养不能取得实验室数据，但如果拔除导管全身感染征象好转，可认为是 CRBSI 的间接证。

CRBSI 病原学诊断：用导管管尖培养接种方法（半定量培养），取导管尖端 5 cm，在血平板表面往返滚动 1 次，培养 24 h，细菌菌数 ≥ 15 CFU/mL 即为阳性。从穿刺部位抽血定量培养，细菌菌数 ≥ 100 CFU/mL，或细菌菌数相当于对侧同时取血培养的 4 ~ 10 倍，或对侧同时取血培养出同种细菌，即为阳性。

（3）预防：实施预防导管感染措施群集较单独实施各个措施更有效。因此，在实施导管感染管理中，要落实实施所有的预防措施，以保证措施的有效性。

2011 年美国 CDC 血管内导管相关感染预防指南推出了预防 CRBSI 的最新集束化管理：

①对进行插管和维护操作的相关人员进行培训和教育。

②在进行中心静脉置管时，采取最大无菌屏障措施。

③用含氯己定（洗必泰）浓度超过 0.5％的酒精溶液进行皮肤消毒。

④避免常规更换中心静脉置管作为预防感染的手段。

⑤当严格执行上述方法仍不能降低感染率时，使用消毒剂或抗菌药物涂层的短期中心静脉导管和浸有氯己定的海绵敷料。

（4）拔除感染导管的管理：不建议单凭体温升高为依据来拔除起作用的中心血管通路装置。临床发现，出现伴有或不伴有寒战的体温升高或者炎症以及穿刺中心有脓性分泌物并非是诊断血液感染的可靠指征。

拔除导管指征：

①外周静脉取血和经由导管取血定量或半定量细菌培养阳性者。

②血培养呈阳性，且找不到其他感染源，而患者感染症状持续的。

③虽无全身症状但穿刺点发红、变硬、疼痛、有渗出物，经局部处理无效者。

④有发生蜂窝织炎或菌血症的趋势，应拔除导管。

（二）导管阻塞

1. 非血凝性导管阻塞的预防和处理

（1）严禁接连输注有配伍禁忌的药物。

（2）输注血制品或脂肪乳等黏滞性药物后，必须立即进行脉冲式冲管，再继续输注其他药物。

（3）置管后应行胸部 X 线片检查，以确认导管有无打折、盘绕，导管尖端是否到达上腔静脉。

2. 血凝性导管阻塞的预防和处理

（1）保持导管固定良好。

（2）执行正确的脉冲式正压封管规程。

（3）给予正确的冲封管液、冲管量以及冲管频率。

（4）尽量减少可能导致胸腔内压力增加的活动，如咳嗽等。

（5）可使用肝素盐水封管预防堵管的发生。

（6）导管阻塞后溶栓治疗时，应采用负压注射技术，所用尿激酶的浓度为 5000 u/mL。

方法：

①将一个三通管直接接到 PICC 导管上。

②把一个 10 mL 空注射器接到三通上，使注射器与导管成一直线。

③把一个抽有 5 mL 肝素稀释液的 10 mL 注射器接到三通的侧孔上，肝素注射器与 PICC 导管成直角。

④将三通开关旋到空注射器与导管开放的位置。

⑤把空注射器的活塞向后拉产生负压，接着把三通开关旋到肝素注射器与导管开放的位置。

⑥通过负压，导管把肝素吸入管内，达到溶解血凝块的作用，必要时反复操作，以达到通管的作用。

⑦当负压回抽注射器时，从导管内抽出新鲜血时，导管溶栓成功。这时需继续回抽血 2 ~ 3 mL（确保管内无残留尿激酶）后，去掉三通及其所连接的注射器，取装有生理盐水 10 ~ 20 mL 的注射器与 PICC 导管连接，脉冲式冲管，更换接头正压封管。

各种方法处理无效时应拔管。

（三）导管断裂和导管栓塞

1. 表现

（1）无法从导管内回抽到血液或液体，同时伴有疼痛和皮下肿胀，这可能是导管栓塞的先兆；或者在插入部位有渗漏说明导管出现了破裂，护士应进一步评估导管的完整性。

（2）当患者表现出与原发病或者并发症没有关联的下述症状时，如心悸、心律失常、呼吸困难、咳嗽或胸部疼痛，护士应怀疑发生了导管栓塞。

2. 预防

（1）不要暴力冲管。

（2）应使用 10 mL 以上注射器冲、封管。

（3）正确固定。

（4）导管上不可用缝合或胶带缠绕。

（5）避免使用锐器。

（6）在导管拔除过程中，应检查导管的完整性，发现导管损害，应进行胸部 X 线片检查或者做进一步评估。

3. 处理

（1）如为体外部分断裂，可修复导管或拔管。

（2）如为体内部分断裂，应快速处理，立即用止血带扎于上臂；如导管尖端已漂移至心室，应制动患者，在 X 线透视下确定导管位置，以介入手术取出导管。

（四）导管脱出移位

（1）正确固定导管，可使用固定翼加强导管固定。

（2）穿刺时尽量避开肘窝，首选贵要静脉穿刺。

（3）更换敷料时，自下而上去除敷料，避免将导管带出体外。

（4）应以透明敷料固定导管，体外导管必须完全覆盖在透明敷料下以保证导管固定牢固。

（五）穿刺处渗液

（1）穿刺处渗液多为纤维蛋白鞘形成所致，可遵医嘱使用尿激酶溶解纤维蛋白鞘。

（2）出现穿刺处渗液时用紫外线照射治疗。

（六）穿刺处渗血

（1）穿刺部位选择肘下 2 横指或上臂。

（2）置管后一周内尽量减少屈肘活动。

（3）置管后立即用纱球压迫穿刺点，并用弹力绷带加压包扎 24 h，但不要太紧，以防影响血液回流。

（4）一旦出现渗血，应按压穿刺点 10 ~ 15 min，更换无菌透明敷料后再用弹力绷带加压包扎。

（5）牢固固定导管，防止导管随意出入。

（七）接触性皮炎

（1）过敏体质，尤其皮肤容易过敏的人。

（2）患者用药后增加了皮肤的敏感性。

（3）可以使用透气性强的透气性贴膜或无纺敷料固定导管。在透明膜使用之前涂抹无菌的皮肤无痛保护膜。

（八）导管内自发返血

（1）执行正确的脉冲式正压封管操作规程。

（2）连接正压接头，使用肝素盐水封管。

（3）保持导管固定良好，防止导管易位造成的自发返血。

（4）发现返血后，立即用 20 mL 生理盐水脉冲式冲洗导管。

（5）因导管易位造成自发返血时，应拔出部分导管或更换导管。

第二节　中心静脉导管（CVC）

中心静脉导管（CVC）置管术是经过皮肤直接自颈内静脉、锁骨下静脉和股静脉等进行穿刺，沿血管走向直至腔静脉的静脉插管。导管尖端位于上腔静脉或下腔静脉。中心静脉置管应由经专门培训的医生完成，置管后的护理应由具有资质的医务人员进行。

一、适用范围

（1）急性复苏患者，由于外伤意外和疾病造成呼吸、心跳停止的抢救。

（2）严重休克需快速补液的患者，由于失血、过敏等造成血容量低的情况。

（3）危重及大手术患者。

（4）位置静脉穿刺困难，但需长期使用对血管有刺激性药物的患者。

（5）需要进行中心静脉压监测的患者。

（6）实施完全胃肠外营养治疗的患者。

（7）进行血液透析、血液过滤和血浆置换的患者。

（8）需要插入漂浮导管进行血流动力学监测的患者。

（9）经静脉放置心脏起搏器者。

（10）需持续或间歇输入已知或可疑配伍禁忌药物的患者。

二、禁用范围

（1）预穿刺局部皮肤有破损或感染。

（2）有出血倾向者。

三、常用穿刺部位

锁骨下静脉、颈内静脉和股静脉。为了尽量降低非隧道式中心血管通路装置相关导管、相关感染和血栓形成的风险，推荐在成年患者中使用锁骨下静脉，而不是颈静脉或股静脉。而对于患有慢性肾脏疾病的患者，为了保护该静脉，不推荐锁骨下静脉。因右锁骨下静脉与上腔静脉间行径短且直，不易发生导管异位，故中心静脉导管一般选择在患者的右侧进行。

四、置管后护理

（1）要妥善、牢固固定导管，防止导管扭曲、打折、滑脱等，严禁患者自行移动导管。

（2）穿刺点以无菌透明敷料或纱布敷料覆盖。

（3）嘱患者穿开襟宽松衣服，避免着紧身或高领衣服。

（4）每次输液完毕用 10 U/mL 的肝素封管液来封管，可有效地防止导管阻塞。

（5）在输入化疗药物、氨基酸、脂肪乳等高渗、高刺激性药物及输血前后，都应及时用生理盐水冲管。

（6）如出现液体流速不畅，可用 10 mL 注射器抽吸回血，但不可用力推注液体。如确定导管已脱出血管外，则应拔除导管，严禁重新插入。

（7）无菌透明敷料每周更换 1～2 次，纱布敷料每 2 d 更换 1 次。

（8）更换敷料注意事项：

①严格无菌操作。

②更换敷料前应先对穿刺点进行评估，有无触痛及感染征象。

③撕除敷料时，注意应顺着穿刺方向，切勿沿导管反向撕除，以免将导管带出。

④消毒范围应达到 20 cm×20 cm，以穿刺点为中心，由内向外螺旋式擦拭消毒 3 次。

⑤无张力粘贴敷料，注意穿刺点应正对透明敷料中央，轻捏透明敷料下导管接头突出部位，使透明敷料与接头和皮肤充分黏合。

⑥如敷料有潮湿、污染或敷料一旦被揭开，应立即更换。

第三节　静脉输液港

植入式静脉输液港（implantable venous access port）又称植入式中心静脉导管系统（central port access system，CVPAS），是一种可以完全植入人体内的闭合静脉输液系统：输液港经手术安置于皮下，只需使用无损伤针穿刺输液港底座，即可建起输液通道，减少反复静脉穿刺的痛苦和难度，同时，输液港可将各种药物通过导管直接输送到中心静脉，依靠局部大流量、高流速的血液迅速稀释和输送药物，防止刺激性药物对静脉的损伤。因此，输液港可长期留置，术后不影响病人日常生活，且并发病较 PICC 少。

一、适用范围

（1）需要长期或反复静脉输注药物进行治疗的患者。

（2）可进行输血、采集血标本、输注胃肠外营养液、化疗药物等。

二、禁用范围

（1）植入部位近期有感染。

（2）已知或怀疑有菌血症或败血症。

（3）对输液港材料过敏。

（4）病人体形不适宜任意规格植入式输液港的尺寸。

（5）预定的植入部位曾经放射治疗或行外科手术。

（6）患有严重肺部阻塞疾病。

（7）有严重出血倾向。

（8）预插管部位有血栓形成迹象。

三、护理要点

（一）血管的选择

选择锁骨下静脉、颈内静脉，目前由于临床导管夹闭综合征，术者常选用颈内静脉或锁骨下静脉进行上路穿刺，实际植入的位置要根据患者的个体差异决定。植入位置的解剖结构应该能保证注射座稳定，不会受患者的活动影响，不会产生局部压力升高或受穿衣服的影响，注射座隔膜上方的皮下组织厚度在 0.5 ~ 2 cm 为宜。

（二）输液港附件——无损伤针的选择

（1）碟翼针输液套件适用于连续静脉输注。

（2）直形或弯形无损伤针适用于一次性静脉输注。

（三）操作注意事项

（1）向患者说明操作过程并做好解释工作。

（2）观察穿刺点和局部皮肤有无红、肿、热、痛等炎性反应，如有应随时更换敷料或暂停使用。

（3）消毒范围以输液港为圆心，向外螺旋方式涂擦，其半径 10 ~ 12 cm，消毒液首选洗必泰，也可用 1% ~ 2% 的碘酊、75% 乙醇（年龄小于 2 个月的婴儿不建议使用洗必泰）。

（4）连接输液港时，应使用无菌技术（包括戴无菌手套和口罩），应该使用最小规格的无芯针来连接输液港以协助治疗。

（5）穿刺输液港触诊定位穿刺隔，一手找到输液港注射座的位置，拇指与示指、中指呈三角形，将输液港拱起；另一手持无损伤针自三指中心处垂直刺入穿刺隔（不要过度绷紧皮肤），直达储液槽基座底部。

（6）穿刺时动作应轻柔，有阻力时不可强行进针，以免针尖与注射座底部推磨，形成倒钩。

（7）穿刺成功后，应妥善固定穿刺针，不可随意摆动，防止脱出。

（8）固定要点用无菌纱布垫在无损伤针针尾下方，可根据实际情况确定纱布垫的厚度，用透明贴膜固定无损伤针。

（9）用输液港输液之前，应该抽回血确认其通畅。输液观察中如发现药物外渗，应立即停止输液，并即刻给予相应的医疗处理。

（10）静脉连续输注时，每输注完一组药，应用生理盐水以脉冲方式冲洗输液港。

（11）撤针应轻柔，当注射液剩下 0.5 mL 时，为维持系统内正压，应以两指固定泵体，边推注边撤出无损伤针，做到正压封管。采集血标本时，用 10 mL 以上注射器以无菌生理盐水冲管，初始抽出至少 5 mL 血液弃置，儿童减半，再更换注射器抽出所需血液量，注入备好的血标本采集试管中。

（12）不能用于高压注射泵推注造影剂。

（13）以低于插水平的位置置换肝素帽。

（14）应警惕导管破裂的潜在危险性，最常见的危险因素包括夹闭综合征以及未经证实可使用于压力注射而实施此行为。

（四）维护内容及时间

1. 冲洗导管

（1）连续性输液，每 8 h 冲洗一次。

（2）治疗间歇期，正常情况下每 4 周维护一次。

（3）动脉植入、腹腔植入时，每周维护一次。

（4）冲、封导管和静脉注射给药时必须使用 10 mL 以上注射器，防止小注射器压强过大，损伤导管、瓣膜或导管与注射座连接处。

（5）给药后必须以脉冲方式冲管防止药液残留注射座；必须正压封管，防止血液反流进入注射座。

2. 更换无芯针

2011 年美国 INS 输液治疗护理实践标准提出：植入式输液港用于连续输液时，没有足够的证据来支持无芯针更换的最佳时间。一般来说，最常见的是每 7 d 更换一次。

3. 敷料使用及更换

当连接一个植入式输液港时，应该使用透明的半透膜敷料（TSM）或者纱布敷料覆盖在无芯针和穿刺部位上。如果纱布被用来垫在植入式输液港的无芯针的两翼，且在透明的半透膜敷料之下，它并没有妨碍穿刺部位的观察，可以把它认作是 TSM 敷料，每隔 7 d 更换一次。

四、并发症的预防与处理

1. 阻塞

（1）至少每月冲洗静脉输液港一次。

（2）静脉给药，给药前后冲洗模式：生理盐水→给药→生理盐水→肝素液。

（3）抽血前后冲洗模式：弃血→血标本→生理盐水→肝素液。

（4）两个药物之间必须用生理盐水 10 mL 冲洗。

（5）血栓性阻塞的处理：

①确认输液港位置无误后，遵医嘱以 10 mL 注射器抽取 5 000 ~ 10 000 U/mL 尿激酶或其他溶栓药物，使用温和的推入及抽取方式缓慢地将药物推入，推入后使药物留在管道内 1 h，随后以 5 mL 注射器将尿激酶抽出；如管道仍然不通，可使用第二剂尿激酶。

②不能解决者外科手术取出静脉输液港。

2. 泵体及导管损伤

（1）使用静脉输液港专用针。

（2）不使用 5 mL 以下注射器。

（3）勿用力推入液体，以免输液港导管破裂或血凝块脱落。

（4）静脉用药或插针前后，密切观察患者局部是否有红、肿、热、痛等药物外渗现象，并观察是否有胸闷、胸痛及呼吸急促等症状。

（5）注射前检查回血，如回血不畅或输液速度随体位变化而改变，要警惕有夹闭综合征的存在。

3. 导管夹闭综合征处理（参见表 2-1）

临床表现：抽血困难；输液时有阻力；输液时或采集血标本时需要患者改变体位。

表 2-1　导管夹闭综合征分级及处理

分级	导管受压状况	处理方法
0 级	无压迫	无须处理
1 级	受压表现不伴有管腔狭窄	每隔一个月到 3 个月应复查胸部 X 线片以监测有无发展到夹闭综合征，应注意 X 线片检查时肩部的位置，肩部的位置可能影响导管夹闭综合征的表现程度
2 级	受压表现同时伴有管腔狭窄	应考虑拔管
3 级	导管横断或破裂	立即撤出导管

五、患者健康教育

（1）向患者及家属解释放置导管的部位可能会出现发绀，1 ~ 2 周会自行消失。

（2）待伤口痊愈，患者可以洗澡，静脉输液港不受影响，日常生活亦可如常。

（3）安置静脉输液港的患者出院后，应每月到医院接受肝素稀释液冲洗导管一次，避免导管阻塞。

（4）静脉输液港处的皮肤出现红、肿、热、痛，则表明皮下有感染或渗漏，必须返回医院就诊。

（5）冲洗时，若遇到阻力，应立即停止操作。切不可用强力来冲洗导管，以免产生高压破坏导管。

（6）告知患者输液港注射座应避免压迫、碰撞，不要过度使用置有输液港侧的上肢。

第三章 急危重症患者护理技术

第一节 经鼻/口腔吸痰法

一、告知内容

（1）护士告知病人吸痰的目的，以取得配合。

（2）告知病人吸痰时的配合要点。

二、操作程序

（1）准备：护士核对医嘱，准备用物，洗手，戴口罩。

（2）评估：评估患者病情、意识、生命体征、合作程度、双肺呼吸音等；评估呼吸机参数设置、负压吸引装置、操作环境及用物准备情况。

（3）解释：护士面带微笑，与患者沟通："×××（采用合适的称呼），您好！您现在气管内有痰，如果不吸出来，您会感到憋气，而且时间长了，还容易引起肺内感染，我马上要给您吸痰了，请您配合一下。"

（4）核对：护士核对病人及操作物。

（5）吸痰："×××（采用合适的称呼），您别紧张，我轻轻给您吸，您深呼吸，如果有什么不适可举手示意我。"

（6）整理：整理用物和床单位。

（7）巡视：按分级护理巡视病房，观察病情，观察病人是否有吸痰指征。

护理服务时用语可参考图 3-1。

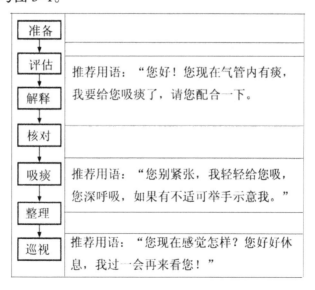

图 3-1 吸痰护理服务推荐用语

三、操作规程

1. 目的
清除患者呼吸道分泌物，保持呼吸道通畅。

2. 评估和观察要点
（1）评估患者病情、意识、生命体征、合作程度、双肺呼吸音、口腔及鼻腔有无损伤及吸氧流量。

（2）评估痰液的性质、量及颜色、部位。

（3）评估负压吸引装置、操作环境及用物准备情况。

（4）对清醒患者应当进行解释："×××（采用合适的称呼），您好！您现在气管内有痰，如果不吸出来，您会感到憋气，而且时间长了，还容易引起肺内感染，我马上要给您吸痰了，请您配合一下。"

3. 操作步骤
（1）核对医嘱做好准备，携物品至患者旁，核对患者，帮助患者取合适体位。听患者双肺呼吸音。

（2）连接导管，接通电源，打开开关，检查吸引器性能，调节负压吸引压力 0.02 ~ 0.04 MPa。

（3）检查患者口腔，取下活动义齿。

（4）连接吸痰管，滑润冲洗吸痰管。

（5）插管深度适宜，吸痰时轻轻左右旋转吸痰管上提吸痰。

（6）如果经口腔吸痰，告诉患者张口。对昏迷患者可以使用压舌板或者口咽气道帮助其张口，吸痰方法同清醒患者，吸痰毕，取出压舌板或者口咽气道。吸痰管到达适宜深度前避免负压，逐渐退出的过程中提供负压。

（7）观察患者生命体征和血氧饱和度变化，听诊呼吸音，记录痰液的性状、量及颜色。

（8）清洁患者的口鼻，帮助患者恢复舒适体位，整理用物，洗手，记录。

4. 注意事项
（1）按照无菌操作原则，插管动作轻柔，敏捷。

（2）吸痰前后应当给予高流量吸氧，吸痰时间不宜超过 15 s，如痰液较多，需要再次吸引，应间隔 3 ~ 5 min，患者耐受后再进行。一根吸痰管只能使用一次。

（3）如患者痰稠，可以配合翻身扣背、雾化吸入；患者发生缺氧的症状如发绀、心率下降等时，应当立即停止吸痰，休息后再吸。

（4）注意吸痰管插入是否顺利，遇有阻力时，应分析原因，不得粗暴操作。

5. 健康教育
（1）告知患者气道内吸引的目的，取得配合。如果患者清醒，安抚患者不要紧张，指导其自主咳嗽。

（2）告知患者适当饮水，以利痰液排除。

（3）吸痰过程中，鼓励并指导患者深呼吸，进行有效咳嗽和咳痰。

经鼻、口腔吸痰法标准见表 3-1。

表 3-1　吸痰法（经鼻、口腔）操作标准

项目	操作要领	评分	评分方法与扣分标准	扣分	得分
用物准备10分	1.衣帽整洁，洗手，戴口罩（口罩遮住口鼻）。	5	一项不符合要求扣1分		
	2.用物：中心吸引装置或电动吸痰器。治疗盘内放治疗碗两个（盛生理盐水）、一次性吸痰管、手套、碗盘、压舌板、纱布1块、消毒瓶（内盛1：500 mg/L含氯消毒液）必要时开口器、舌钳、口咽通气道、止血钳。	5	缺一件扣1分，一件不符合要求扣0.5分		

项目	操作要领	评分	评分方法与扣分标准	扣分	得分
操作步骤80分	1.备齐用物，携至床旁，查对患者。将消毒瓶挂于床头。将吸引器接头插入消毒液中，并用止血钳将导管固定在床单上。	5	未查对扣3分，漏一项扣1分		
	2.评估患者意识，对清醒患者解释操作目的及注意事项，取得患者配合。	5	未评估扣3分，未解释扣2分，一项不符合要求扣1分		
	3.听诊双肺呼吸音，并做好翻身、叩背、体位引流等工作，同时对患者呼吸道分泌物的量黏稠度、重点部位进行评估，可以有针对性地有效清除痰液.然后给予2分钟高浓度吸氧，准备吸痰。	10	未听诊扣5分，未评估扣3分，一项不符合要求扣2分		
	4.准备吸引器（电动吸引器接好电源线、打开开关；中心吸引打开负压调节开关），检查吸引器连接是否正确及压力是否正常。	5	一项不符合要求扣2分		
	5.协助患者摆好体位，头转向操作者一侧，检查患者口腔，取下活动义齿。	5	未取下义齿扣2分，体位摆放不合适扣2分，未检查口腔扣1分		
	6.检查吸痰管包装完整后，将吸痰管外包装打开，右手戴手套，取出导管（边取出边将导管缠绕在手中）并将导管与吸引器接头连接，关闭吸痰管根部的负压调解阀门，右手持吸痰管在生理盐水中检查吸痰管是否通畅以及吸引压力是否合适。	10	一项不符合要求扣2分，操作手法不正确扣2分，污染导管未更换扣5分		
	7.嘱病人张口（昏迷病人用压舌板帮助张口），关闭负压（用左手反折吸痰管根部），将吸痰管轻轻插入口腔及咽喉部，打开负压，吸净口咽部的痰液，立即用生理盐水冲洗导管。	10	一项不符合要求扣2分，反复提插扣3分.动作粗暴扣5分，吸痰时间过长扣2分，未冲洗导管扣1分		
	8.更换手套及吸痰管，检查是否通畅。	10	一项不符合要求扣2分		
	9.关闭负压轻轻插入气道，轻轻左右旋转上提时开放负压吸痰，每次吸痰时间不超过15 s，吸痰毕冲洗导管，将吸痰导管及手套扔入医疗垃圾桶，洗手，听诊双肺呼吸音，并记录（痰液的量、性状、颜色、黏稠度以及呼吸道通畅情况）。	5	医疗垃圾放置不规范扣3分，未记录扣3分		
	10.吸痰过程中注意观察患者病情变化，如血氧饱和度降至90%以下或生命体征异常，立即停止吸痰，给予高浓度吸氧。	5	未观察患者病情变化扣5分		
	11.擦净口角分泌物，观察口腔黏膜有无损伤，观察患者呼吸是否正常。	5	未观察生命体征扣5分，一项不符合要求扣2分		
	12.协助患者取舒适卧位，交代注意事项，整理床单元，爱护体贴患者。	5	一项不符合要求扣2分		
终末质量10分	1.严格无菌操作。	10	无菌观念差扣5分		
	2.健康教育。		未健康教育扣3分		
	3.操作熟练程度、受伤观念。		操作不熟练扣5分		
	4.工作现场整洁。		工作现场不洁扣5分		

第二节　经气管插管／气管切开吸痰法

一、告知内容

（1）护士告知病人吸痰的目的，以取得配合。

（2）告知病人吸痰时的配合要点。

二、操作程序

（1）准备：护士核对医嘱，准备用物，洗手，戴口罩。

（2）评估：评估患者病情、意识、生命体征、合作程度、双肺呼吸音等；评估呼吸机参数设置、负压吸引装置、操作环境及用物准备情况。

（3）解释：护士面带微笑，与患者沟通："×××（采用合适的称呼），您好！您现在气管内有痰，如果不吸出来，您会感到憋气，而且时间长了，还容易引起肺内感染，我马上要给您吸痰了，请您配合一下。"

（4）核对：护士核对病人及操作物。

（5）吸痰："×××（采用合适的称呼），您别紧张，我轻轻给您吸，您深呼吸，如果有什么不适可举手示意我。"

（6）整理：整理用物和床单位。

（7）巡视：按分级护理巡视病房，观察病情，观察病人是否有吸痰指征。

护理服务时用语可参考图3-1。

三、操作规程

1. 目的

保持患者呼吸道通畅，保证有效地通气。

2. 评估要点

（1）评估患者病情、意识状态。

（2）了解呼吸机参数设置情况。

（3）对清醒患者应当进行解释："×××（采用合适的称呼），您好！您现在气管内有痰，如果不吸出来，您会感到憋气，而且时间长了，还容易引起肺内感染，我马上要给您吸痰了，请您配合一下。"

3. 操作步骤

（1）做好准备，携物品至患者旁，核对患者。

（2）将呼吸机的氧浓度调至100%，给予患者纯氧2 min，观察血氧饱和度变化。

（3）接负压吸引器电源或者中心负压吸引装置，调节负压吸引压力0.02～0.04 MPa。

（4）打开冲洗水瓶。

（5）撕开吸痰管外包装前端，一只手戴无菌手套，将吸痰管抽出并盘绕在手中，根部与负压管相连。

（6）非无菌手断开呼吸机与气管导管，将呼吸机接头放在无菌纸巾上。先在无菌生理盐水中试吸一下，检查吸痰管是否通畅以及吸引压力是否合适。用戴无菌手套的一只手迅速并轻轻地沿气管导管送入吸痰管，吸痰管遇阻力略上提后加负压，边上提边旋转边吸引，避免在气管内上下提插。

（7）吸痰结束后立即接呼吸机通气，给予患者100%的纯氧2 min，待血氧饱和度升至正常水平后再将氧浓度调至原来水平。

（8）冲洗吸痰管和负压吸引管，如需再次吸痰应重新更换吸痰管。

（9）吸痰过程中应当观察患者痰液情况、血氧饱和度、生命体征变化情况。

（10）协助患者取安全、舒适体位，整理用物，洗手，记录。

4. 注意事项

（1）操作动作应轻柔、准确、快速，每次吸痰时间不超过 15 s，连续吸痰不得超过 3 次，吸痰间隔予以纯氧吸入。

（2）注意吸痰管插入是否顺利，遇到阻力时应分析原因，不可粗暴盲插。

（3）吸痰管最大外径不能超过气管导管内径的 1/2，负压不可过大，进吸痰管时不可给予负压，以免损伤患者气道。

（4）注意保持呼吸机接头不被污染，戴无菌手套持吸痰管的手不被污染。

（5）冲洗水瓶应分别注明吸引气管插管、口鼻腔之用，不能混用。

（6）吸痰过程中应当密切观察患者的病情变化，如有心率、血压、呼吸、血氧饱和度的明显改变，应当立即停止吸痰，立即接呼吸机通气并给予纯氧吸入。

5. 健康教育

告知患者或家属气管插管的目的、过程和潜在并发症，取得其合作。

经气管插管吸痰法操作标准见表 3-2。

表 3-2　吸痰法（呼吸机患者）操作标准

项目	操作要领	评分	评分方法与扣分标准	扣分	得分
用物准备10分	1. 衣帽整洁，洗手，戴口罩。	2	一项不符合要求扣0.5分		
	2. 用物：中心吸引装置或电动吸引器1套、吸痰盘（内铺治疗巾放置换药碗3个，分别盛生理盐水，注明气道和口鼻，以及配置好的湿化液、一次性手套1包、20 mL注射器1个）、无菌治疗巾1块、生理盐水1瓶、一次性吸痰管、听诊器、棉棒、液状石蜡。	8	缺一件扣1分，一件不符合要求扣0.5分		
操作步骤70分	1. 备齐用物，携至床旁，查对患者。将消毒瓶挂于床头，将吸引器接头插入消毒液中，并用止血钳将导管固定在床单上。	5	未查对扣3分，漏一项扣1分		
	2. 评估患者意识，了解患者参数设定以及气管插管的刻度情况，对清醒患者解释操作目的及注意事项，取得患者配合。	5	未评估扣3分，未解释扣2分，一项不符合要求扣1分		
	3. 听诊双肺呼吸音，并做好翻身、叩背、体位引流等工作，同时对患者呼吸道分泌物的量黏稠度、重点部位进行评估，可以有针对性地有效清除痰液，然后给予2分钟高浓度吸氧，准备吸痰。	5	未听诊扣5分，未评估扣3分，一项不符合要求扣2分		
	4. 准备吸引器（电动吸引器接好电源线、打开开关；中心吸引打开负压调节开关），调节负压（成人150～200 mmHg），检查吸引器连接是否正确及压力是否正常。	5	一项不符合要求扣2分		
	5. 协助患者摆好体位，头转向操作者一侧，在患者胸前铺无菌治疗巾。	5	体位不合格扣2分，未铺治疗巾扣3分		
	6. 选择合适的吸痰管型号（气管插管型号 *2-2= 吸痰管所需型号），检查吸痰管包装完整后，将吸痰管外包装打开，右手戴手套，取出导管（边取出边将导管缠绕在手中）并将导管与吸引器接头连接，关闭吸痰管根部的负压调解阀门，右手持吸痰管在生理盐水中检查吸痰管是否通畅以及吸引压力是否合适。	10	未选择吸痰管扣3分，操作手法不正确扣2分，污染导管未更换扣5分，一项不符合要求扣2分		

项目	操作要领	评分	评分方法与扣分标准	扣分	得分
操作步骤70分	7.关闭负压（用左手反折吸痰管根部），将吸痰管轻轻插入口腔及咽喉部，打开负压，吸净口咽部的痰液，立即用生理盐水冲洗导管（在口腔的碗内冲洗）。	5	未冲洗导管扣5分		
	8.更换手套及吸痰管，左手打开气管插管与呼吸机接头处，将呼吸机接头放在无菌治疗巾上（或由助手协助完成，原则是避免污染），检查吸痰管通畅后，关闭负压轻轻插入气管插管内，感碰到硬物后上提半公分，轻轻左右旋转上提时开放负压吸痰，每次吸痰时间不超过15 s，痰液黏稠时给予滴入适量的湿化液，吸痰毕冲洗导管（在气道的碗内冲洗），将吸痰导管及手套扔入医疗垃圾桶，洗手，听诊双肺呼吸音，并记录（痰液的量、性状、颜色、黏稠度以及呼吸道通畅情况），再次给予2 min高浓度吸氧。	10	未更换导管扣5分，反复提插扣3分，动作粗暴扣5分，吸痰时间过长扣2分，未冲洗导管扣1分，医疗垃圾放置不规范扣3分，未记录扣3分，其余一项不符合要求扣2分		
	9.再次评估患者是否需要再次吸痰以及是否能够承受重复吸痰的过程，根据具体情况具体处理。	5	未再次评估全扣		
	10.吸痰过程中注意观察患者病情变化，如血氧饱和度降至90%以下或生命体征异常，立即停止吸痰，做好相应的处理。	5	未观察病情变化全扣		
	11.擦净口角分泌物，观察口腔黏膜有无损伤，口唇处涂液状石蜡，观察患者呼吸是否正常。	5	一项不符合要求扣2分		
	12.协助患者取舒适卧位，交代注意事项，整理床单元，爱护体贴患者。	5	一项不符合要求扣2分		
终末质量20分	1.严格无菌操作，操作熟练程度、受伤观念。	10	无菌观念差、操作不熟练各扣5分		
	2.健康教育。	3	未健康教育扣3分		
	3.工作现场整洁。	2	工作现场不洁扣2分		
	4.呼吸机操作熟练。	5	仪器操作不熟练扣5分		

第三节　心电监测技术

一、告知内容

（1）告知患者心电监测的作用和意义，如：24 h连续监护患者的生理参数，根据其变化趋势提供医生应急处理和进行治疗的依据，使并发症减到最少达到缓解并消除病情的目的。

（2）告知患者在心电监测期间避免使用手机，其他电器与心电监护保持一定距离。

（3）告知患者或家属简单的按键作用，避免患者或家属自行调节。

（4）告知患者有不适及时通知护士，切不可自行处理。

二、心电监测护理服务推荐用语

护理服务时用语可参考图3-2。

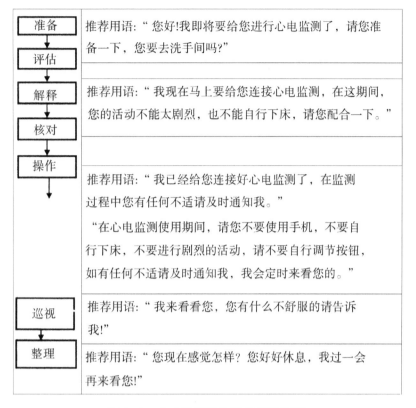

图3-2 心电监测护理服务推荐用语

三、操作规程

1. 目的

监测患者心率、心律变化。

2. 评估要点

（1）评估患者病情、意识状态、合作程度及胸部皮肤情况。

（2）评估患者周围环境、光照情况及有无电磁波干扰。

3. 操作步骤

（1）核对患者，向患者解释监护目的及注意事项，取得患者配合。

（2）连接好监护仪器地线、导联线、电源，检查有无漏电，如为遥控监护，更换检查发射盒内电池，保证信号良好。

（3）用95％乙醇纱布清洁局部皮肤，去除油脂，填充导电胶。

（4）将电极片连接至监测仪导联线上，按照监测仪标识要求贴于患者胸部正确部位。

右上（RA）：胸骨右缘锁骨中线第一肋间

左上（LA）：胸骨左缘锁骨中线第一肋间

右下（RL）：右锁骨中线剑突水平处

左下（LL）：左锁骨中线剑突水平处

中间（V/C）：胸骨左缘第四肋间

（5）导联线一端与固定在受检者身上的电极相连，另一端与记录器连接，固定牢固，整理好监护仪器。遥控监护发射盒置于患者口袋内。

（6）整理用物，记录监护时间及生命体征变化。

4. 注意事项

（1）放置电极片时，应避开伤口、瘢痕、中心静脉插管、起搏器及电除颤时电极板的放置部位。

（2）密切观察心电图波形，及时处理干扰和电极脱落。如有异常及时通知医生处理；带有起搏器的患者要区别正常心律与起搏心律。

（3）正确设定报警界限，不能关闭报警声音。

（4）定期观察患者粘贴电极片处的皮肤，定时更换电极片和电极片位置。

（5）对躁动患者，应当固定好电极和导线，避免电极脱位以及导线打折缠绕。

（6）停机时，先向患者说明，取得合作后关机，断开电源。

（7）心电监护不具有诊断意义，如需更详细了解心电图变化，需做常规导联心电图。

5. 健康教育

（1）嘱患者不要自行移动或者摘除电极片。

（2）患者和家属避免在监测仪附近使用手机，以免干扰监测波形。

（3）指导患者学会观察电极片周围皮肤情况，如有痒痛感及时告诉医护人员。

（4）监护仪的报警声音调节至合适分贝，避免过高或过低，过高影响患者休息，过低会让护士疏忽。

表 3-3 心电监测技术操作考核评分标准

项目	操作要领	评分	评分方法与扣分标准	扣分	得分
用物准备20分	1. 仪表端庄，着装整洁。	2	一处不符合要求扣1分		
	2. 核对医嘱、执行单。	5	未核对扣5分；一处不符合要求扣1分		
	3. 评估：（1）患者病情、意识状态、心前区皮肤情况。（2）患者周围环境、光照情况及有无电磁波干扰，心电监护仪器的性能是否良好。（3）解释操作目的，取得患者合作。	6	未评估扣4分；评估不全一项扣2分；未解释扣2分		
	4. 洗手，戴口罩。	2	一处不符合要求扣1分		
	5. 准备用物：心电监护仪、一次性粘贴电极、棉签、75%乙醇、纱布，必要时备电源插板。	5	少一件或一件不符合要求扣1分		
操作步骤60分	1. 携用物至床旁，核对床号、姓名。	3	不核对扣2分；核对不全一处扣1分		
	2. 向患者告知操作配合要点，协助患者取适宜体位。	3	体位不舒适扣2分；一处不符合要求扣1分		
	3. 连接各种导线，连接电源，打开电源开关检查心电监护仪是否正常。	5	一处不符合要求扣1分		
	4. 用棉签蘸酒精清洁粘贴电极部位皮肤，再用纱布擦净。	5	未清洁皮肤扣5分		
	5. 将电极片连接至监测仪导联线上，按照监测仪标识要求贴于患者胸部正确位置，避开伤口，必要时避开除颤部位（各导联放置位置：RA-右锁骨下靠近肩部；LA-左锁骨下靠近肩部；RL-右下腹；LL-左下腹；V-心脏下方或胸骨左、右第四肋间或第五肋间）。	8	电极片粘贴部位不正确扣5分；一处不符合要求扣2分		
	6. 开机，根据情况选择导联；调节振幅、报警上下限。保证监测波清晰、无干扰。	7	导联选择不当、心电示波不清各扣5分；未打开报警开关、报警上下限设置不当各扣5分；未观察示波情况扣2分		
	7. 注意观察各项数值，观察心电示波性质，有无心律失常。	5	未观察各项数值和示波情况扣5分		
	8. 整理各导线，放置整齐，帮助取舒适体位，整理病床单元，告知患者注意事项，指导患者观察电极周围皮肤情况，记录开始时间。	5	一处不符合要求酌情扣1~2分，未记录扣2分		
	9. 停止心电监护时，向患者告知，取得合作。	8	未向患者告知扣5分		

续　表

项目	操作要领	评分	评分方法与扣分标准	扣分	得分
操作步骤60分	10.关机，断开电源。	3	关机顺序错误扣3分		
	11.取下电极片，清洁局部皮肤。	3	未取下电极片及清洁皮肤扣3分		
	12.告知患者注意事项，记录停止时间。	2	一处不符合要求扣1分，未记录扣2分		
	13.协助患者取舒适体位，整理床单元。	2	一处不符合要求扣1分		
	14.洗手。	1	未洗手扣1分		
终末质量20分	1.按消毒技术规范要求分类整理使用后物品。	5	一处不符合要求扣1分		
	2.正确指导患者。 （1）告诉患者不要自行移动或者摘除电极片。 （2）告诉患者和家属避免在监测仪附近使用手机，以免干扰监测波形。 （3）指导患者学会观察电极片周围皮肤情况，如有痒痛及时告诉医务人员。	5	未指导扣5分；指导不全一处扣2分		
	3.态度和蔼，应用本院护士语言规范。	5	态度、语言不符要求各扣1分		
	4.全过程熟练、规范、敏捷，符合操作原则。	5	一处不符要求酌情扣1～2分		

第四节　血氧饱和度监测技术

1. 目的

监测患者机体组织缺氧状况。

2. 评估要点

（1）评估患者目前身体情况、意识状态、吸氧浓度、自理能力以及合作程度。

（2）评估患者指（趾）端血运、皮肤完整性以及肢体活动情况。

（3）向患者解释："您好，一床王红，今天感觉怎么样？遵医嘱给您进行血氧饱和度检测，请不要紧张，配合一下，好吗？"

（4）评估周围环境光照条件，是否有电磁干扰。

3. 操作步骤

（1）核对医嘱与患者，准备好脉搏血氧饱和度监测仪，或者将监测模块及导线与多功能监护仪连接，检测仪器功能是否完好。

（2）协助患者取舒适体位，清洁患者局部皮肤及指（趾）甲。

（3）将传感器正确安放于患者手指、足趾或者耳郭处，使其光源透过局部组织，保证接触良好松紧度适宜。

（4）根据患者病情调整波幅及报警界限。

4. 注意事项

（1）观察监测结果，SPO_2监测报警低限设置为90%，发现异常及时通知医生。

（2）注意休克、体温过低、低血压或使用血管收缩药物、贫血、偏瘫、指甲过长、同侧手臂测量血压、周围环境光照太强、电磁干扰及涂抹指甲油等对监测结果的影响。

（3）注意为患者保暖，患者体温过低时，采取保暖措施。

（4）观察患者局部皮肤及指（趾）甲情况，定时更换传感器位置。

（5）怀疑CO中毒的患者不宜选用脉搏血氧监测仪。

5. 健康教育

（1）告知患者监测目的、方法及注意事项。

（2）告知患者及家属影响监测效果的因素，不可随意摘取传感器，避免在监测仪附近使用手机，以免干扰监测波形。

表 3-4　血氧饱和度监测技术操作考核评分标准

项目	操作要领	评分	评分方法与扣分标准	扣分	得分
用物准备 20 分	1.仪表端庄，着装整洁。	2	一处不符合要求扣 1 分		
	2.核对医嘱、治疗单（卡）。	5	未核对扣 5 分；一处不符合要求扣 1 分		
	3.操作前评估： （1）患者病情，意识状态，给氧情况。 （2）局部皮肤及指（趾）甲情况。 （3）周围光照条件，是否有电磁干扰，监护仪器的性能是否良好。 （4）解释操作目的，取得患者配合。	6	未评估扣 4 分；评估不全一处扣 2 分；未解释扣 2 分		
	4.洗手，戴口罩。	2	一处不符合要求扣 1 分		
	5.准备用物：血氧饱和度监护仪、棉签、5% 乙醇。	5	少一件或一件不符合要求扣 1 分		
操作步骤 60 分	1.携用物至患者床旁，核对床号、姓名。	3	未核对扣 3 分；核对少一项扣 2 分		
	2.告知患者配合方法，协助患者取适宜体位。	3	体位不舒适扣 2 分；一处不符合要求扣 1 分		
	3.连接电源，打开电源开关，检查监护仪是否正常。	10	一处不符合要求扣 2 分		
	4.清洁患者局部皮肤及指（趾）甲。	5	未清洁皮肤扣 5 分		
	5.将传感器正确安放于患者手指、足趾或耳郭处，使其光源透过局部组织，保证接触良好。	20	一处不符合要求扣 5 分		
	6.根据患者病情调整波幅及报警界限。	8	未打开报警开关，报警上下限设置不当各扣 5 分		
	7.询问患者对操作的感受。	5	一处不符合要求扣 1 分		
	8.协助患者取舒适体位，整理床单元及用物。	3	一处不符合要求扣 1 分		
	9.洗手。	1	未洗手扣 1 分		
	10.记录。	2	未记录扣 2 分；记录不全一处扣 1 分		
终末质量 20 分	1.按消毒技术规范要求分类处理使用后物品。	5	一处不符合要求扣 1 分		
	2.指导患者： （1）告知患者不可随意摘取传感器。 （2）告知患者和家属避免在监护仪附近使用手机，以免干扰监测结果。	5	未指导扣 5 分；指导不全一项扣 1 分		
	3.态度和蔼，应用本院护士语言规范。	5	态度、语言不符合要求各扣 1 分		
	4.全过程操作熟练、规范，符合操作原则。	5	不符合规范酌情扣 1～2 分		

第五节　除颤技术（成人）

1. 目的

纠正患者心律失常。

2. 评估要点

（1）评估是否突然发生意识丧失、抽搐、发绀、大动脉搏动消失。

（2）了解心电图示波为室颤、室速图形。

3. 操作步骤

（1）呼叫寻求帮助，记录时间。

（2）患者取仰卧位。

（3）开启除颤仪调至监护位置（开机默认监护导联为 PADDLES 导联，即心电导联Ⅱ），手柄电极涂导电膏或将生理盐水纱布放于除颤部位：负极（STERNUM）手柄电极放于右锁骨中线第二肋间；正极（APEX）手柄电极应放于左腋中线平第五肋间。两电极板之间相距 10 cm 以上。

（4）选择除颤能量，使用制造商为其对应波形建议的能量剂量，一般单相波除颤用 200～360 焦耳，直线双相波用 120～200 焦耳，双相指数截断（BTE）波用 150～200 焦耳。确认电复律状态为非同步方式。

（5）术者双臂伸直，使电极板紧贴胸壁，垂直下压，充电，确认周围无人员直接或间接与患者接触，同时术者身体离开患者床单位。

（6）双手同时按压放电按钮除颤。

（7）观察心电示波，了解除颤效果和并发症。

4. 注意事项

（1）除颤时远离水及导电材料。

（2）清洁并擦干皮肤，不能使用乙醇、含有苯基的酊剂或止汗剂。

（3）手持电极板时，两极不能相对，不能面向自己。

（4）放置电极板部位应避开瘢痕、伤口。

（5）如电极板部位安放有医疗器械，除颤时电极板应远离医疗器械至少 2.5 cm 以上。

表 3-5　非同步心脏电除颤操作标准

项目	操作要领	评分	评分方法与扣分标准	扣分	得分
用物准备 10 分	1. 衣帽整洁、洗手。	2	一项不符合要求扣 0.5 分		
	2. 用物：治疗车、监护除颤仪（包括心电导连线、地线、电源线）、导电糊纱布 2 块、笔、橡胶手套。	8	缺一件扣 2 分		
操作步骤 80 分	1. 评估病人，除颤仪处于充电、备用状态（口述），病人心电监护出现室颤，通知医生。	5	未口述扣 1 分，未通知医生扣 1 分，未评估病人扣 2 分		
	2. 立即备齐用物推至床旁查对病人（清醒病人，呼叫病人查对并说明目的，做好解释工作；意识丧失病人，医生与护士进行查对）。	5	不查对扣 2 分，解释不详扣 1 分		
	3. 检查监护除颤仪，接好电源线及地线，打开开关，调节除颤方式-非同步。	5	未检查仪器、未接地线各扣 1 分，方式调节错误扣 3 分		
	4. 给病人取合适体位（去枕平卧位），检查去除周边金属及导电物质看，松开上衣，充分暴露胸部，查看电极贴的位置是否合适（避开除颤电极板的安放位置）。	10	卧位不合适扣 2 分，未检查周边环境扣 2 分，未将电极贴避开扣 5 分		
	5. 再次观察心电监护，如仍为室颤则立即配合医生行非同步直流电除颤。	5	未再观察心电监护扣 3 分		
	6. 戴橡胶手套，除颤电极板涂导电糊，相对对搓使导电糊均匀分布在电极板上，接 ENER-CY, SE-LECT 键选择除颤功率，成人一般为首次（单向波 360 瓦、双向波 200 瓦秒）。	10	未戴手套扣 2 分，未涂导电糊扣 3 分，导电糊涂抹不均扣 2 分，功率选择不正确扣 3 分		
	7. 选择正确除颤部位：将标有 STERNUM 的电极板置于右锁骨中线第 2、3 开肋间（心底部），将标有 APEX 的电极置于左锁骨中线平剑突水平（心尖部），均匀摩擦除颤部皮肤。（避开起搏器部位至少 10 cm）	10	除颤部位错误全扣		

续 表

项目	操作要领	评分	评分方法与扣分标准	扣分	得分
操作步骤80分	8.按 CHARGE 键充电，嘱参与抢救者暂时退离床缘，调整电极板压力与位置，使之与病人皮肤最佳接触，双手同时按放电键放电。注意：此时操作者身体及参加抢救者避免接触病人。	10	一步不符合扣2分		
	9.放电后，监护仪会自动走纸，记录除颤过程，适时按 RECORD 键，停止走纸并在打印纸上注明病人姓名、时间。密切观察荧屏显示，必要时遵医嘱重复进行。若病人出现房颤需除颤时，按 SYNG 键进行同步电除颤。	10	一步不符合扣2分，对房颤病人电除颤时未按 SYNC 行同步电除颤者全扣，未在记录纸上注明扣2分		
	10.抢救毕，遵医嘱关闭除颤仪，撤导联线，擦净病人皮肤，观察皮肤有无灼伤，必要时给予相应处理。	10	一步不符合扣2分		
终末质量10分	1.操纵熟练，动作敏捷。 2.除颤部位准确，皮肤无损伤。 3.爱护体贴病人。	10	操作不熟练扣5分，动作不轻柔扣5分，皮肤损伤扣5分，未爱护体贴病人全扣		

第六节　轴线翻身法

一、告知内容

（1）告知患者轴线翻身的目的和方法，如：使病人舒适，防止压疮等并发症的发生，以取得患者的配合。

（2）告知患者轴线翻身过程中注意配合，如有不适，马上告知。

二、轴线翻身护理服务推荐用语

护理时服务推荐用语见图 3-3。

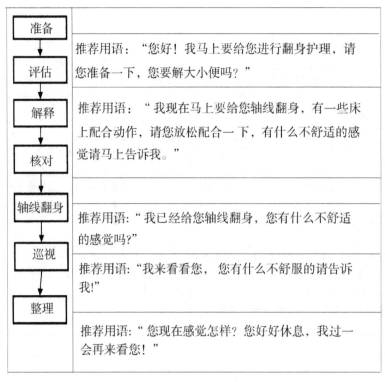

图 3-3　轴线翻身护理服务推荐用语

三、操作规程

1. 目的

（1）协助颅骨牵引、脊椎损伤、脊椎手术、髋关节术后的患者在床上翻身。

（2）预防脊椎再损伤及关节脱位。

（3）预防压疮，增加患者舒适感。

2. 评估要点

（1）评估患者病情、意识状态及配合能力。向患者解释："我是您的责任护士××，看起来您的精神好多了。您已经平卧两小时了，我们将帮您更换一下卧位，这样可以减少局部组织受压，预防压疮的形成，您也会感觉舒服一些，因为您的颈椎有损伤，待会我们会有专人固定您的头部，您别紧张，不要用力，只需要放松就可以了。您现在刚好没有输液，身上也没有管路和约束，伤口敷料干燥无渗出，不用换药。在翻身的时候如果您有什么不舒服请您及时告诉我。"

（2）观察患者损伤部位、伤口情况和管路情况。

3. 操作步骤

（1）核对患者，取仰卧位，帮助患者移去枕头，松开被尾。

（2）翻身。三位操作者站于患者同侧，将患者平移至操作者同侧床旁。患者有颈椎损伤时，一操作者固定患者头部，沿纵轴向上略加牵引，使头、颈随躯干一起缓慢移动，第二操作者将双手分别置于肩部、腰部，第三操作者将双手分别置于腰部、臀部，使头、颈、肩、腰、髋保持在同一水平线上，翻转至侧卧位，翻转角度不超过60°；患者无颈椎损伤时，可由两位操作者完成轴线翻身。

（3）将一软枕放于患者背部支持身体，另一软枕放于两膝之间并使双膝呈自然弯曲状。

（4）检查患者肢体各关节保持功能位，各种管道保持通畅。

（5）观察背部皮肤并进行护理，记录翻身时间及皮肤状况，做好交接班。

4. 注意事项

（1）翻转患者时，应注意保持脊椎平直，以维持脊柱的正确生理弯度，避免由于躯干扭曲，加重脊柱骨折、脊髓损伤和关节脱位。翻身角度不可超过60°，避免由于脊柱负重增大而引起关节突骨折。

（2）患者有颈椎损伤时，勿扭曲或者旋转患者的头部，以免加重神经损伤引起呼吸机麻痹而死亡。

（3）翻身时注意为患者保暖并防止坠床。

（4）准确记录翻身时间。

5. 健康教育

（1）说明轴线翻身的目的和必要性，使病人理解，配合。

（2）向病人宣教轴线翻身的意义，轴线翻身法操作标准见表3-6。

（3）根据病人病情，指导病人进行必要的功能锻炼。

表 3-6　轴线翻身法操作标准

项目	操作要领	评分	评分方法与扣分标准	扣分	得分
用物准备 5分	着装整洁，洗手，戴口罩。	5	一项不符合要求扣1分		
操作步骤 90分	1.查对患者床号、姓名，说明翻身的目的和方法，取得患者配合。	5	缺一项扣1分		
	2.评估患者的病情、意识状态及配合能力。	5	一项未评估扣2分		
	3.观察患者损伤部位、伤口情况和管路情况。	5	一项未查看扣2分		
	4.帮助患者移去枕头，松开被尾。	10	一步不符合要求扣1分		
	5.三位操作者站于患者同侧，将患者平移至操作者同侧床旁。	10	动作不协调扣2分，未达到节力原则扣1分		

项目	操作要领	评分	评分方法与扣分标准	扣分	得分
操作步骤90分	6.再次核对病人床号、姓名，协助病人取正确姿势，选择注射部位。	10	未再次核对病人扣2分，卧位不适扣2分，部位选择不正确扣3分		
	7.患者有颈椎损伤时，一操作者固定患者头部，沿纵轴向上牵引，使头、颈随躯干一起缓慢移动，第二位操作者将双手分别放置在肩部、腰部，第三位操作者将双手分别放置在腰部、臀部，使头、颈、肩、腰、髋保持在同一水平线上，翻转至侧卧位。患者无颈椎损伤时，可由两位操作者完成轴线翻身。	30	固定位置错误扣5分，动作错误扣2分，手放置位置错误一处扣1分，动作不协调扣2分，一项不符合要求扣1分		
	8.将一枕头放于患者背部支持身体，另一软枕头放于两膝之间并使双膝呈自然弯曲状。	5	一项不符合要求扣1分		
	9.帮助患者枕好枕头，盖好盖被，整理床单位，爱护体贴病人，健康教育。	10	未做到爱护体贴病人扣2分，未健康教育扣2分，健康教育不全扣1分		
终末质量5分	床单位整洁；患者卧位舒适；记录翻身时间。	5	床单位不整洁扣2分，卧位不舒适扣5分，未记录翻身时间扣3分		

第七节　患者约束法

一、告知内容

（1）告知患者家属约束的目的，如：防止自伤，保证诊疗顺利进行。

（2）告知患者家属使用约束的方法。

（3）告知患者家属使用约束带的数目及观察约束部位皮肤状态。

（4）护士会定时巡视，定时活动约束肢体，协助患者翻身，发现异常及时处理。

（5）告知患者家属护士随时评估使用约束带的必要性，及时解除约束。

二、患者肢体约束护理服务推荐用语

护理操作推荐用语见图3-4。

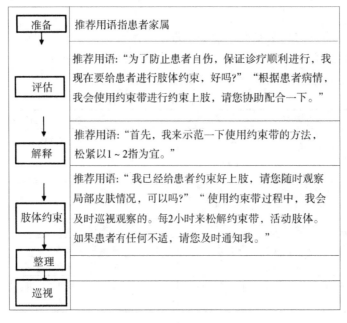

图3-4　患者肢体约束护理服务推荐用语

三、操作规程

1. 目的

（1）对自伤、可能伤及他人的患者限制其身体或者肢体活动，确保患者安全，保证治疗、护理顺利进行。

（2）防止患儿过度活动，以利于诊疗操作顺利进行或者防止损伤肢体。

2. 评估要点

（1）评估患者病情，意识状态，肢体活动度，约束部位皮肤色泽、温度及完整性等。

（2）评估需要使用保护具的种类和时间。

（3）向患者和家属解释约束的必要性，保护具作用及使用方法："您好王师傅，我是护士小张，为使您的输液顺利地进行完，我们考虑用约束带对您经行保护，您给予配合好吗？"

3. 操作步骤

（1）肢体约束法：暴露患者腕部或者踝部，用棉垫包裹腕部或者踝部；将保护带打成双套结套在棉垫外，稍拉紧，使之不松脱；将保护带系于两侧床缘；为患者盖好被，整理床单位及用物。

（2）肩部约束法：暴露患者双肩；将患者双侧腋下垫棉垫；将保护带置于患者双肩下，双侧分别穿过患者腋下，在背部交叉后分别固定于床头；为患者盖好被，整理床单位及用物。

（3）全身约束法：多用于患儿的约束。具体方法是：将大单折成自患儿肩部至踝部的长度，将患儿放于中间；用靠近护士一侧的大单紧紧包裹同侧患儿的手足至对侧，自患儿腋窝下掖于身下，再将大单的另一侧包裹手臂及身体后，紧掖于靠护士一侧身下；如患儿过分活动，可用绷带系好。

4. 注意事项

（1）实施约束时，将患者肢体处于功能位，约束带松紧适宜，以能伸进一、二手指为原则。

（2）密切观察约束部位的皮肤状况。

（3）保护性约束属制动措施，使用时间不宜过长，病情稳定或者治疗结束后，应及时解除约束。需较长时间约束者，每 2 h 松解约束带 1 次并活动肢体，并协助患者翻身。

（4）准确记录并交接班，包括约束的原因、时间，约束带的数目，约束部位，约束部位皮肤状况，解除约束时间等。

表 3-7　患者约束法操作标准

项目	操作要领	评分	评分方法与扣分标准	扣分	得分
用物准备 5 分	1.仪表端庄、服装整洁。	5	一项不符合要求扣 1 分		
	2.用物：棉垫、保护带、大单。		缺一件扣 1 分		
操作步骤 65 分	1.评估患者病情、意识状态、肢体活动度。 2.评估约束部位皮肤色泽、温度及完整性。 3.评估需要使用的保护具种类、时间。 4.向患者和家属解释约束的必要性、保护具作用及使用方法，取得配合。	15	未评估者情况各扣 1 分；未评估需要使用保护具的种类、时间各扣 1 分；未向患者和家属解释扣 2 分		

续　表

项目	操作要领	评分	评分方法与扣分标准	扣分	得分
操作步骤 65分	1.第一种： （1）暴露患者腕部或踝部，并用棉垫包裹。 （2）保护带打成双套结套在棉垫外，松紧适宜。 （3）保护带系于两侧床缘。 （4）爱护体贴患者，整理床单位及用物肩部约束法。 2.第二种： （1）暴露患者双肩，棉垫垫于双侧腋下。 （2）保护带置双肩下，双侧分别穿过患者腋下。 （3）在背部交叉后分别固定于床头。 （4）爱护体贴患者，整理床单位及用物全身约。 3.第三种： （1）将大单折成自患儿肩部至踝部的长度将患者放于中间。 （2）用靠近护士一侧的大单紧紧包裹同侧患儿的手足至对侧自患儿腋窝下掖于身下。 （3）再将大单的另一侧包裹手臂及身后，紧掖于靠护士一侧身下。 （4）如患儿过分活动可用绷带系好。	50	病人卧位不适、未垫棉垫各扣1分；保护带过松、过紧各扣1分；操作者动作粗暴扣1分；未整理床单位及用物各扣1分；保护带未交叉固定于床头扣1分；大单长度过短、过长，未将大单掖于身下各扣1分		
健康教育 10分	1.告知患者及家属实施约束的目的、方法、持续时间，使患者和家属理解使用保护具的重要性、安全，征得同意方可使用。 2.告知患者和家属实施约束中，护士将随时观察约束局部皮肤有无损伤，皮肤颜色、温度，约束肢体末梢循环状况，定时松解。（口述） 3.指导患者和家属在约束期间保证肢体处于功能位，保持适当的活动度。	10	未告知患者和家属实施约束的目的、方法各扣1分；未解释扣1分；护士未及时观察约束局部皮肤有无损伤，皮肤颜色、温度，约束肢体末梢循环状况各扣1分；未定时松解扣1分；患者卧位不舒适扣1分		
注意事项 10分	1.实施约束时，将患者肢体处于功能位，约束带松紧适宜，以能伸进一、二手指为原则。 2.密切观察约束部位的皮肤状况。 3.保护性约束属制动措施，使用时间不宜过长，病情稳定或治疗结束后，应及时解除约束。需较长时间约束者，每2 h松解约束带1次并活动肢体，并协助患者翻身。	10	约束带过松、过紧各扣1分；未观察约束部位的皮肤状况扣1分；未及时解除约束扣1分；未协助患者翻身扣1分；交班及记录内容不详细各扣1分		
终末质量 10分	1.操作熟练，顺序正确。 2.整理用物，有受伤观念。	10	操作不熟悉、顺序颠倒扣2～4分，未整理用物扣1分		

第八节　洗胃技术

一、告知内容

（1）告知患者及家属洗胃的目的，如：解毒、减轻胃黏膜水肿、为手术或检查做准备等。

（2）告知患者使用液体的名称及作用，本次洗胃的大约时间。

（3）告知患者及家属，毒物可能经过呼吸道、消化道、皮肤黏膜这三种途径进入人体发生中毒。

（4）毒物洒在衣服、皮肤及黏膜上，需及时更换衣服和清洗皮肤，请妥善保管好患者衣物。

（5）口服毒物者，先清除胃内未吸收的毒物，凡服毒6 h内均应洗胃。

（6）告知患者和家属洗胃禁忌证：惊厥未控制者，服用强酸、强碱等腐蚀性强者，食管静脉曲张或上消化道大出血者。

（7）护士会根据不同的毒物选择不同的洗胃液，毒物不明者用清水或生理盐水洗胃。

（8）洗胃过程中，如患者出现心慌、腹痛或原有腹痛加重，请及时告知护士，以便采取相应措施。

（9）洗胃时，患者头偏向一侧，以免发生误吸，同时注意变换体位，以利"盲区"毒物排出。

（10）洗胃完毕，胃管宜保留一定时间，以便如有需要再次洗胃。

二、洗胃护理服务推荐用语

护理操作推荐用语见图3-5。

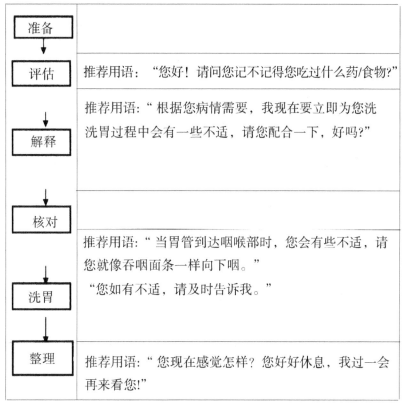

图3-5 洗胃护理服务推荐用语

三、操作规程

1. 目的

（1）解毒：清除胃内毒物或刺激物，减少毒物的吸收，还可利用不同的灌洗液进行中和解毒，用于急性服毒或食物中毒的病人，服毒后6 h内洗胃最佳。

（2）减轻胃黏膜水肿：幽门梗阻的病人饭后常有滞留现象，引起上腹胀满、不适、恶心呕吐等症状，通过洗胃灌洗，将胃内潴留食物洗出，减少潴留物对胃黏膜的刺激，从而消除或减轻胃黏膜水肿与炎症。

（3）为某些手术或检查做准备。

2. 评估要点

（1）评估患者生命体征及一般情况，安抚患者。

（2）对中毒患者，了解患者服用毒物的名称、剂量及时间等。

（3）评估患者口鼻腔皮肤及黏膜有无损伤、炎症或者其他情况。

（4）评估患者病情，确定并配制所需洗胃溶液。

3. 操作步骤

核对医嘱及患者信息。

（1）口服洗胃法：

①备齐用物，携至患者床旁，解释催吐和洗胃的目的和方法。

②患者取坐位，围好围裙，污水桶放于患者面前。

③嘱患者自饮大量灌洗液后引吐，不易吐出时，用压舌板刺激患者咽后壁或者舌根诱发呕吐。

④反复进行，直至吐出灌洗液澄清无味。

⑤协助患者漱口、擦脸，必要时更衣，嘱患者卧床休息。

⑥整理床单位，清理用物。

⑦记录灌洗液名称及量、呕吐物颜色和气味、患者主诉，必要时留取标本送检。

（2）自动洗胃机洗胃法：

①将配好的灌洗液放入水桶内，将3根橡胶管分别和机器的药管、胃管和污水管口连接。接通洗胃机电源，检查管路连接是否正确，将药管的另一端放入灌洗液桶内，污水管的另一端放入空水桶内，胃管的另一端放入另一个干净的空水桶内。开机，检查机器运转是否正常。将胃管的另一端与已插好的患者洗胃管相连接。

②按"手吸"键，吸出胃内容物，再按"自动"键，机器即开始对胃进行自动冲洗。

③如发现有食物堵塞管道，水流减慢、不流或发生故障，可交替按"手冲"和"手吸"键，重复冲吸数次，直到管路通畅，再按"手吸"键将胃内残留液体吸出，按"自动"键，自动洗胃机即继续工作，直至洗出液澄清无味。

④洗胃完毕需冲洗各管腔，将药管、胃管和污水管同时放入清水中，手按"清洗"键，机器自动清洗各管腔，清洗完毕后，将各管同时取出，待机器内水完全排尽后，按"停机"键，关机。

⑤随时观察患者面色、脉搏、呼吸和血压的变化及有无洗胃并发症发生。

⑥洗胃完毕，反折胃管末端，拔出胃管。

⑦协助患者漱口、擦脸，必要时更衣，嘱患者卧床休息，整理床单位，清理用物。

⑧记录灌洗液名称及量、呕吐物颜色和气味、患者主诉，必要时留取标本送检。

4. 注意事项

（1）插管时动作要轻快，切勿损伤患者食管及误入气管。

（2）患者中毒物质不明时，及时抽取胃内容物送检，应用温开水或者生理盐水洗胃。

（3）患者洗胃过程中出现血性液体，立即停止洗胃。

（4）幽门梗阻患者，洗胃宜在饭后4～6 h或者空腹时进行，并记录胃内潴留量，以了解梗阻情况，供补液参考。

（5）吞服强酸、强碱等腐蚀性毒物患者，切忌洗胃，以免造成胃穿孔。

（6）及时准确记录灌注液名称、液量，洗出液量及其颜色、气味等。

（7）保证洗胃机性能处于备用状态。

5. 健康教育

（1）告知患者操作目的、方法及配合要点。

（2）对清醒患者告知在洗胃过程中如有腹痛、腹胀等不适，及时通知护士。

表3-8　洗胃技术操作考核评分标准

项目	操作要领	评分	评分方法与扣分标准	扣分	得分
用物准备10分	1. 着装整洁，洗手戴手套，戴口罩。	2	一项不符合要求扣1分		
	2. 用物：自动洗胃机1台，弯盆1个，短镊1把，纱布2块，压舌板1支，治疗碗1只，血管钳1把；治疗车上备：洗胃液，水桶2只，塑料围裙1条，润滑油少许，开口器，牙垫，舌钳1套（昏迷者用），胶布1卷。	8	缺一件扣1分，一件不符合要求扣0.5分		
操作步骤85分	1. 核对医嘱，备齐检查用物，携至床旁，查对床号、姓名，向患者解释目的，取得配合。	4	未检查用物、未做解释工作、未查对，各扣2分		
	2. 评估患者病情，服毒物的名称、剂量及时间；了解口鼻腔皮肤和黏膜情况。	4	缺一项扣2分		
	3. 检查洗胃机的性能及管道连接是否正确；根据病情准备用物及洗胃液。	2	缺一项扣2分		
	4. 病人体位舒适（左侧卧位或去枕平卧头偏向一侧）；病人接受操作的环境舒适。	2	缺一项扣2分		

续 表

项目	操作要领	评分	评分方法与扣分标准	扣分	得分
操作步骤85分	5.口服洗胃法：患者取坐位，取下患者活动性义齿，将一次性围裙围至患者胸前，水桶放于患者面前；用压舌板刺激患者咽后壁或者舌根诱发呕吐，遵医嘱留取毒物标本送检；协助患者每次饮洗胃液300～500 mL，用压舌板刺激患者咽后壁或者舌根诱发呕吐，如此反复进行，直至洗出液水澄清、嗅之无味为止。	35	缺一项扣5分		
	6.自动洗胃机洗胃法： （1）接电源，打开电源开关；（2）管道连接正确，调"洗胃次数为0"；（3）围裙围于胸前，弯盆及纱布置于口角旁，润滑胃管；（4）插管方法正确，深度适宜；（5）确定胃管在胃内；（6）胃管连接洗胃机，管道正确、牢固；（7）按工作开关键，自动灌洗的方法正确；（8）观察洗出液的量、颜色、气味，毒物不明时留取标本送检；（9）严密观察病情、生命体征；（10）洗毕停机的方法正确；（11）拔管方法正确。	34	一项不符合要求扣5分		
	7.清洁病人面部，协助病人漱口；洗胃机处理方法正确。	4	一项不符合要求扣2分		
终末质量5分	严格执行查对制度；灌注液量与洗出液量相等；最后洗出液无色、无味。	5	一项不符合要求扣2分		

第九节 压疮的预防及护理

一、告知内容

（1）告知患者发生压疮的危害性。
（2）告知患者预防压疮的重要性及必要性。
（3）告知患者压疮的常见诱发因素及好发部位。

二、压疮的预防服务推荐用语

护理操作推荐用语见图3-6。

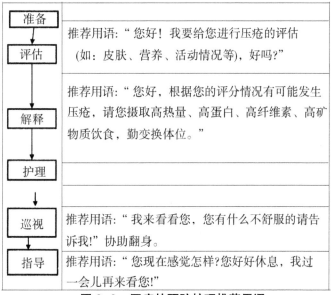

图3-6 压疮的预防护理推荐用语

三、操作规程

1. 评估要点

（1）根据患者不同的卧位评估患者骨突出和受压部位。

（2）评估患者皮肤状况：皮肤弹性、颜色、温度、感觉。

（3）评估患者受压皮肤状况：潮湿、压红，压红消退时间、水泡、破溃、感染。

（4）评估患者躯体活动能力：有无肢体活动障碍、意识状态。

（5）评估患者全身状态：高热、消瘦或者肥胖、昏迷或者躁动、疼痛、年老体弱、大小便失禁、水肿等高危因素。

（6）评估患者的压疮分期进行判断：淤血红润期、炎症浸润期、溃疡期（Ⅰ°浅度溃疡期、Ⅱ°坏死溃疡期）。

（7）评估患者营养状态。

（8）评估压疮的危险因素。

2. 护理要点

（1）减少患者局部受压：

①对活动能力受限的患者，定时被动变换体位，每两小时一次。

②受压皮肤在解除压力 30 min 后，压红不消退者，应该缩短翻身时间。

③长期卧床患者可以使用充气气垫床或者采取局部减压措施。

④骨突处皮肤使用透明贴或者减压贴保护。

⑤躁动者有导致局部皮肤受伤的危险，可用透明贴膜予以局部保护。

（2）皮肤保护：

①温水擦洗皮肤，使皮肤清洁无汗液。

②肛周涂保护膜，防止大便刺激。

③对大小便失禁患者及时局部清理，保持清洁干燥。

④对感觉障碍的患者慎用热水袋或者冰袋，防止烫伤或者冻伤。

⑤加强患者营养，根据患者情况，摄取高热量、高蛋白、高纤维素、高矿物质饮食，必要时，少食多餐。

⑥压疮护理：a. 淤血红润期：防止局部继续受压；增加翻身次数；局部皮肤用透明贴或者减压贴保护。b. 炎症浸润期：水胶体敷料（透明贴、溃疡贴）覆盖；有水泡者，先覆盖透明贴再用无菌注射器抽出水泡内的液体；避免局部继续受压；促进上皮组织修复。c. 溃疡期：有针对性地选择各种治疗护理措施，定时换药，清除坏死组织，增加营养摄入，促进创面愈合。

3. 健康教育

（1）教会患者及家属预防压疮的措施。

（2）指导患者加强营养，增加皮肤抵抗力和创面愈合能力。

（3）指导功能障碍患者尽早开始功能锻炼。

（4）帮助患者选择适当的措施，预防压疮，促进愈合。

表 3-9　压疮的预防及护理操作标准

项目	操作要领	评分	评分方法与扣分标准	扣分	得分
用物准备 10分	1.着装整洁，洗手戴口罩。	5	一项不符合要求扣1分		
	2.用物：被服，干净衣服，床刷及套，伤口护理产品（保护膜，压疮敷料）。	5	缺一项扣1分		
操作步骤 75分	1.评估：评估患者受压局部皮肤状态，如皮肤弹性、颜色、温度、感觉；了解患者受压皮肤状况，潮湿、压红、压红消退时间、水泡、破损、感染；评估患者躯体活动能力，有无肢体活动障碍、意识状态；评估患者全身状态，高热、消瘦或者肥胖、昏迷或者躁动、疼痛、年老体弱、大小便失禁、水肿等高危因素；评估患者的压疮分期进行判断，淤血红润期、炎症浸润期、溃疡期（Ⅰ°浅度溃疡期、Ⅱ°坏死溃疡期）。	20	观察不到位一处扣1分，压疮分期判断错误全扣		
	2.减少局部受压：①对活动能力受限的患者，定时被动变换体位，每2h一次；②受压皮肤在解除压力30min后，压红不消退者应缩短翻身时间；③长期卧床患者可以使用充气气垫床或者采取局部减压措施；④骨突出皮肤使用透明贴或者减压贴保护；⑤躁动者有导致局部皮肤受伤的危险，可用透明贴膜予以局部保护。	15	措施应用不当一处扣3分		
	3.皮肤保护：①温水擦洗皮肤，使皮肤清洁无汗液；②对大小便失禁患者应保持局部清洁、干燥；③肛周涂保护膜，防止大便刺激。	10	措施应用不当一处扣3分		
	4.对感觉障碍患者慎用热水袋或冰袋，防止烫伤或冻伤。	5	措施应用不当全扣		
	5.根据患者情况摄取高热量、高蛋白、高纤维素、高矿物质饮食，必要时少食多餐。	5	饮食指导错误或者患者饮食摄入不当全扣		
	6.压疮护理：①淤血红润期防止局部继续受压，增加翻身次数，局部皮肤用透明贴或减压贴保护；②炎症浸润期水胶体敷料（透明贴、溃疡贴）覆盖，有水泡者先覆盖透明贴，再用无菌注射器抽出水泡内的液体，避免局部继续受压；③溃疡期有针对性地选择各种治疗护理措施，定时换药，清除坏死组织，增加营养摄入，促进创面愈合。	20	措施应用不当一处扣5分		
质量 15分	1.教会患者及家属预防压疮的措施，加强营养，增加皮肤抵抗力和创面愈合能力。	5	患者未掌握全扣		
	2.指导功能障碍患者尽早开始功能锻炼。	5	患者未掌握全扣		
	3.帮助患者选择适当的措施，预防压疮，促进愈合。	5	患者未掌握全扣		

第十节　肠内营养制剂的配制

一、告知内容

（1）首先告知营养的重要性。

（2）向病人讲明拟采用的置管途径。

（3）可能出现的并发症。

（4）及时处理出现的问题，提高病人安全感。

（5）因人施护，让病人参与实施。

二、肠内营养配置的护理服务推荐用语

护理操作推荐用语见图3-7。

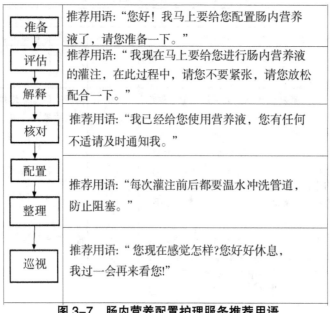

图 3-7　肠内营养配置护理服务推荐用语

三、操作规程

1. 目的

（1）当患者原发疾病或因治疗与诊断的需要而不能或不愿经口摄食。

（2）摄食量不足以满足需要，如胃肠道功能允许而又可耐受时。

2. 适应证

（1）经口摄食不足或禁忌。

（2）原发性胃肠道疾病。

（3）术前术后的营养补充。

3. 操作步骤

（1）配制人员洗手；换清洁拖鞋，更衣，戴口罩、帽子。

（2）进入配制室，戴无菌手套。

（3）取出配制用容器并向内加入一定量温开水，按医嘱将肠内营养制剂边加入容器边用搅棒搅拌，使之充分溶解。

（4）开启已经高压消毒的输液瓶或一次性肠内营养输液袋，借助漏斗和滤器，将配制好的肠内营养液倒入瓶或袋中，同时滤除其中凝结块。

（5）封闭输液瓶或输液袋口。

（6）将医嘱标签粘贴纸贴在肠内营养输液瓶或袋上，由专人送至病房。

4. 注意事项

肠内营养制剂在配制过程中，应特别注意防止污染。商品制剂虽然无菌，但容易因各种途径被污染。接受管饲的患者，大都存在不同程度的营养不良、免疫功能不足或低下，缺乏胃酸的抑菌作用，可能出现肠道菌群失调等，因此应严格按照配制规范，减少污染的机会。

5. 健康教育

（1）告知患者肠内营养制剂使用的注意事项。

（2）指导患者在使用肠内营养制剂后观察身体适应性。

表 3-10　肠内营养制剂的配制操作标准

项目	操作要领	评分	评分方法与扣分标准	扣分	得分
用物准备 20分	1.配制人员更衣、洗手，戴口罩、帽子，更换清洁拖鞋。	10	一项不符合要求扣1分		
	2.用物准备：经清洁并高压消毒后备用的肠内营养液容器，三查七对肠内营养制剂经紫外线照射消毒和消毒液消毒的台面、地面。	10	缺一件扣1分，一件不符合要求扣1分		
操作步骤 70分	1.按营养师医嘱用天平测出所需的营养制剂克数。取出配制用容器并向内加入一定量温开水，按医嘱将肠内营养制剂边加入容器边用搅棒搅拌，使之充分溶解。	20	未检查用物，未查对，各扣2分；操作不熟练扣2分，不准确扣2分		
	2.开启已经高压消毒的输液瓶或一次性肠内营养输液袋，借助漏斗和滤器或50 mL针管，将配制好的肠内营养液注入瓶或袋中，同时滤除其中凝结块。	20	注意无菌操作，一处污染扣5分，操作一处不正确扣5分		
	3.观察配制溶液的浓度和温度，封闭输液瓶或输液袋口。	10	未观察扣2分，封口不准确扣2分		
	4.再次核对医嘱，将医嘱标签粘贴纸贴在肠内营养输液瓶或袋上，放入无菌橱内保存，不能超过4 h，放入冰箱内不能超过24 h。	10	未核对扣2分，保存不对扣10分		
	5.配制好溶液后，专人送至病房。清洁卫生，消毒用具。做好记录。	10	未记录扣2分，未清洁扣3分		
质量 10分	1.告知患者肠内营养制剂使用的注意事项。2.指导患者在使用肠内营养制剂后观察身体适应性。	10	讲解不全扣2分		

第四章　急危重症疾病护理

第一节　急性呼吸衰竭

一、概述

急性呼吸衰竭是指患者由于某种原因在短期内呼吸功能迅速失去代偿，出现严重缺氧和 / 或呼吸性酸中毒。其原因多为溺水、电击、创伤、药物中毒等，起病急骤，病情发展迅速，须及时抢救才能挽救生命。近年来，成人呼吸窘迫综合征（adult respiratory distress syndrome，ARDS）作为急性呼吸衰竭的一种类型日益多见。

二、临床表现

1. 呼吸困难

呼吸困难是呼吸衰竭最早出现的症状。早期表现为呼吸频率增加，病情严重时出现呼吸困难，呼吸深度与节律改变，辅助呼吸肌活动增加，可出现三凹征。上呼吸道梗阻以吸气性呼吸困难为主，下呼吸道梗阻以呼气性呼吸困难为主；中枢性疾病或中枢神经抑制性药物所致的呼吸衰竭，常表现为呼吸节律紊乱，呈潮式呼吸、毕奥呼吸等；呼吸肌麻痹者呼吸浅而无力。

2. 发绀

发绀是缺氧的典型表现。当动脉血氧饱和度 < 90％时，可在口唇、指甲出现发绀。需要注意的是，发绀的程度与还原血红蛋白含量有关，红细胞增多者即使动脉血氧饱和度 > 90％，也可表现发绀；而贫血者动脉血氧饱和度 < 90％可不出现发绀。严重休克等原因引起末梢循环障碍的患者，即使动脉血氧分压正常，也可发绀。发绀还受皮肤色素及心功能的影响。

3. 神经精神症状

缺氧及 CO_2 潴留均可引起神经精神症状。急性呼吸衰竭的神经精神症状较慢性呼吸衰竭明显。急性严重缺氧可出现谵妄、抽搐、昏迷。慢性缺氧可有注意力不集中、智力或定向力功能障碍。CO_2 潴留主要表现为中枢神经系统抑制，可引起头痛、烦躁不安、扑翼样震颤、嗜睡、昏迷、抽搐和呼吸抑制。由缺氧和 CO_2 潴留导致的神经精神障碍综合征称为肺性脑病。患者还可出现球结膜充血、水肿。

4. 循环系统改变

缺氧和 CO_2 潴留均可导致心率增快、血压升高。严重缺氧可出现血压下降、各种类型的心律失常，甚至心搏骤停。CO_2 潴留可引起表浅毛细血管和静脉扩张，表现为皮肤温暖、红润、多汗等。

5. 消化和泌尿系统表现

缺氧可损害肝细胞，出现肝功能异常，使丙氨酸氨基转移酶升高。严重缺氧和 CO_2 潴留使胃肠道黏膜充血水肿、糜烂、坏死、溃疡和出血。泌尿系统可出现血尿素氮、肌酐升高，尿中出现蛋白、管型。

呼吸衰竭的早期表现：睡眠规律颠倒（夜间失眠而白天嗜睡）、头痛、多汗、肌肉不自主地抽动或震颤、自主运动失调、球结膜充血、水肿。

三、辅助检查

实验室检查主要为气体交换功能异常。同时可依据不同的病因而伴有呼吸驱动、通气和呼吸力学等呼吸功能改变。

1. 动脉血气分析

在安静状态下，动脉 $PaO_2 \leqslant 60$ mmHg，伴或不伴 $PaCO_2 \geqslant 50$ mmHg，$SaO_2 \leqslant 85\%$，可确诊为呼吸衰竭。

2. 肺功能检测

肺功能检测能判断通气障碍的性质（阻塞性、限制性或混合性）及是否合并有换气功能障碍，并判断肺通气、肺换气功能障碍的严重程度，是目前肺气肿分级的主要评定标准，气道阻力分析能提供气道阻塞的位置。

3. 呼吸肌功能测试

呼吸肌功能测试能够提示呼吸肌无力的原因和严重程度，如中枢驱动减弱、外周呼吸肌本身功能障碍。

4. 胸部影像学检查

胸部影像学检查包括普通 X 线胸片、胸部 CT 和放射性核素肺通气 / 灌注扫描、肺血管造影等，对肺炎、肺不张、肺水肿、胸腔积液、气胸、COPD、急性肺栓塞等，上述检查应根据病情适当、适时选用。

5. 纤维支气管镜检查

对于明确大气道肿瘤、异物阻塞及获取病理学证据具有重要意义。诊断性支气管肺泡灌洗，可寻找病原学依据，但用于呼吸衰竭患者时要注意患者的耐受程度，检查前必须做好抢救准备。

四、护理措施

1. 急救护理

（1）改善或维持有效通气：

①保持呼吸道通畅：

a. 体位：帮助患者取仰卧位，颈部后仰，抬起下颌，以解除部分上呼吸道阻塞。

b. 清除呼吸道异物和分泌物：可采用中心或电动负压吸引法，每次吸引前需调节合适的负压，一般成人 40.0 ~ 53.3 kPa，婴幼儿 13.3 ~ 26.6 kPa。吸痰时，动作要轻柔，从深部向上提拉，左右旋转，吸尽痰液。每次插入吸痰时间不超过 15 s，以免缺氧。在吸痰过程中，随时擦净喷出的分泌物，观察吸痰前、后呼吸频率的改变，同时注意吸出物的性状、颜色等。

②呼吸兴奋药的应用：呼吸道通畅而呼吸中枢有抑制者，可按医嘱给予呼吸兴奋药，常用的有尼可刹米、洛贝林（山梗菜碱）等。

③解痉、祛痰、抗感染药的应用：解除支气管痉挛，保持呼吸道通畅，常用氨茶碱；祛痰常用乙酰半胱氨酸、氨溴索。

（2）做好人工气道的护理：

①做好气管插管、气管切开的护理。

③做好使用人工呼吸机的护理。

（3）严密观察病情：

①严密观察患者的呼吸状况：注意患者的呼吸频率、节律、深度、双侧胸廓运动是否对称以及有无呼吸肌运动。在静息状态下，成人自主呼吸频率为 20 次 /min，提示呼吸功能不全；超过 30 次 /min，常需要机械通气治疗，持续超过 35 次 /min 不宜撤机；呼吸节律改变常提示脑干呼吸中枢病变或脑水肿；双侧胸廓运动不对称、呼吸肌运动异常，常见于气胸、肋骨骨折和呼吸肌麻痹。

②脉搏和心率：通过对脉搏的强弱及心电的监测，有助于了解心功能情况，若发现心力衰竭，心

律失常，需及时按医嘱给予强心、利尿和抗心律失常等药物。

2. 一般护理

（1）饮食护理：保证营养的供应，增强机体抵抗力。神志清醒者给予高蛋白、高热量、富含维生素、易消化的饮食，昏迷者给予鼻饲，胃肠功能障碍者可经静脉补充营养和水分。

（2）对症护理：加强基础护理，预防并发症。做好口腔、皮肤护理，定时帮助患者翻身、拍背、吸痰、湿化气道，防止口腔、呼吸道、肺部感染。住单间或重症监护室，保持室内空气新鲜、温湿度适宜，病室每日用紫外线消毒1次。

3. 心理护理

（1）由于病情危急，神志尚清楚的患者可出现恐惧、焦虑的心理。因此，做好心理护理，可稳定患者的情绪，提高抢救的成功率。

（2）护理人员要表现出自信、镇静、耐心及对患者的理解，加强沟通。对因呼吸困难、呼吸机的使用而不能说话者，可采用书面语言（书写板、卡片等）、非语言沟通技巧（手势、点头、摇头、眼神等）进行沟通。

（3）对患者及家属多安慰、多关心，给予心理支持，帮助其树立战胜疾病的信心。

4. 特殊护理

（1）血流动力学监测：对危重患者的循环支持和机械通气治疗有重要的指导意义。正压通气时，胸腔内压力过高，可减少静脉回心血量，使肺毛细血管楔压下降，心输出量减少。

（2）机械通气监测：机械通气期间，经常检查呼吸机与面罩或人工气道是否紧密连接，防止脱开或漏气；观察自主呼吸与辅助通气是否同步；观察呼吸机运转情况及呼吸机各参数的变化，如潮气量和肺活量、气道压力、气道阻力、肺泡顺应性是否正常。

第二节　急性肺栓塞

一、概述

1. 定义

急性肺栓塞（acute pulmonary embolism，APE）是由于内源性或外源性栓子堵塞肺动脉主干或分支引起肺循环障碍的临床和病理生理综合征，具有较高的发病率和病死率。APE缺乏特异性临床症状，临床有较高的误诊率和漏诊率。

2. 流行病学特征

从本质上讲，APE是一种静脉血栓。常见的危险因素有：术后并发症、外部创伤、妊娠、口服避孕药、慢性心肺疾病、恶性肿瘤、肥胖、先天性凝血障碍等。

3. 病理生理学特征

患者一旦患有肺栓塞，自身的呼吸功能和血流动力学特征就会发生改变。肺动脉主干或分支堵塞的程度、堵塞范围、堵塞速度、肺部血管内皮的纤溶活性和原心肺功能状态等因素会影响患者的心肺功能。重度APE患者可能会出现低氧血症、低碳酸血症、肺动脉高压、肺循环受阻、急性右心功能不全等临床症状，严重者可导致猝死。

二、临床表现

肺动脉栓塞的临床表现可从无症状到突然死亡。

1. 常见的症状

（1）呼吸困难和胸痛：突发性呼吸困难，尤其以原因不明的劳力性呼吸困难为主，发生率可占到APE患者总数的80%~90%。肺动脉栓塞有两种特殊胸痛：一种是伴有胸膜炎的胸痛，可闻及胸膜摩擦音，偶尔可有胸壁触痛，此类胸痛患者多伴呼吸困难，咯血；另一种是较少见的类心肌缺血的疼痛，一般是缺氧和冠状动脉灌注减少所致，或者是肺动脉高压引起的肺动脉壁机械性扩张所致。膈胸膜受累胸痛可向肩或腹部放射。突发呼吸困难和胸痛者常提示肺梗死，有胸骨后疼痛，颇似心肌梗死。

（2）咳嗽和咯血：咳嗽，占20%～37%；慢性肺梗死可有咯血。

（3）晕厥：11%～20%的患者发生晕厥，常为肺梗死的征兆。

2. 常见的体征

常见的体征为呼吸增快、发绀、肺部湿啰音或哮鸣音、肺血管杂音、胸膜摩擦音或胸腔积液体征，循环系统体征有心动过速、肺动脉瓣第二心音亢进及休克或急慢性肺心病相应表现。约40%患者有低至中度发热，少数患者早期有高热。

三、辅助检查

1. 肺动脉造影

肺动脉造影主要设备是血管造影机，在对比剂的帮助下，实现肺动脉显像。肺动脉造影可以清楚地观察到患者的肺动脉主干及其分支的血管腔；判断患者的血管腔内是否存在狭窄或堵塞等现象，观察患者肺栓塞的病变部位、范围、严重程度等。

2. 胸部X线检查

胸部X线检查可以观察患者的肺不张、斑片浸润、胸腔积液、肺部阴影等征象，可以为APF患者的临床诊断提供参考借鉴；具有操作快捷、经济性强的特点。

3. 超声学检查

有关资料显示，超声学检查可以诊断出患者肺动脉主干的栓子；食管超声诊断左、右肺动脉栓塞的准确率可以达到80%以上；为APE的临床诊断提供有力的参考依据。超声学检查所观察到的APE征象绝大多数为间接征象，常见的间接征象有左心室变小、右心室扩大、肺动脉压增高、肺动脉增宽、三尖瓣反流等。

4. 其他检查

除上述检查方法之外，动态心电图、磁共振成像、灌注扫描、血气分析、D-二聚体监测也是APE检查的重要方式。

四、治疗

1. 常规药物治疗

临床医师应该根据患者的临床症状，给予患者吸氧、止痛、抗休克和扩张气管的相关治疗；严密监测患者的呼吸、心率、血压等生命体征；为预防和减少血栓的再次脱落，应嘱咐患者减少运动，多卧床休息，或经皮置入下腔静脉滤网。对于胸部疼痛严重的患者，临床医师可以给予镇痛药物，常用的镇痛药物有哌替啶、吗啡等；血压过低或者是休克患者，可静脉滴注间羟胺、多巴胺等血管活性药物，将患者的收缩压控制在90 mmHg以上。

2. 溶栓治疗

常用的治疗方案有尿激酶溶栓治疗，每次给药50万单位，连用3 d。溶栓药物可以分为纤维蛋白特异性药物和非纤维蛋白特异性药物。纤维蛋白特异性药物的溶栓效果好，半衰期短，用药不良反应率低；非纤维蛋白特异性药物缺乏溶栓的特异性，可降解纤维蛋白原，患者在用药后易出现严重的出血反应。

3. 抗凝治疗

常见的抗凝药物主要有肝素和法华林。肝素以80 U/kg静脉负荷，然后以18 U/（kg·h）静脉滴注；随后的计量根据APTT的结果来进行调整。肝素治疗达到预期的水平后，加入口服抗凝药，法华林的首次计量为3 mg，之后根据INR进行计量调整。抗凝治疗的时间为3～6个月。

4. 手术治疗

主要是指肺动脉血栓摘除术，适用于病情危重、溶栓或抗凝治疗无效的患者。在进行手术前，要充分考虑患者对手术的耐受性和可能出现的感染、肺出血、神经系统损伤等并发症。

五、护理措施

1. 维持有效呼吸

及时吸痰，保持呼吸道通畅；使用鼻导管或面罩持续低流量或中流量吸氧，必要时给予无创通气、气管插管行机械通气，尽量避免气管切开；做好气道湿化，给予雾化吸入，3 次/d；呼吸平稳后指导患者做深呼吸运动，以增加肺通气功能，促进肺膨胀，预防肺不张。

2. 溶栓、抗凝治疗护理

（1）绝对卧床休息，避免搬动，为患者提供舒适的休息环境，保持病室温度、湿度适宜，温度20℃，相对湿度 70%。

（2）遵医嘱给予尿激酶、链激酶等药物溶栓，低分子肝素、肝素和华法林抗凝等治疗。溶栓药忌用酸性液体稀释，且现配现用，准确调节滴速。

（3）溶栓和抗凝治疗的主要不良反应为出血，故应注意观察牙龈、皮肤黏膜有无出血，大小便颜色，伤口渗液情况，注意有无头痛、呕吐、意识障碍等颅内出血症状。尽量减少侵入性操作。拔针后延长按压时间。定时检测出凝血时间、凝血酶原时间、大便隐血试验。

3. 胸痛

对于胸痛不能耐受者给予镇静、止痛药物，以免剧烈胸痛影响患者呼吸。

4. 休克

对于休克患者，应快速建立两条静脉通道，尽快补液，补充有效循环血量；对于出现有心衰竭、心排血量下降，但血压尚正常者，可给予具有一定肺血管扩张和正性肌力作用的多巴酚丁胺和多巴胺；若出现血压下降，可使用其他血管加压药物，如间羟胺、肾上腺素等。

5. 嘱患者保持大便通畅，避免用力。必要时给予开塞露纳肛。

6. 咯血的护理

（1）小量咯血者应安静休息，大量咯血者头偏一侧，尽量将血轻轻咯出；若有窒息征象立即采取头低足高位，轻叩背部，排出血块，做好随时气管插管或气管切开的准备，遵医嘱给予镇静、止血药物。咯血后为患者漱口，擦净血迹，防止因口咽部异物刺激引起剧烈咳嗽而诱发咯血。

（2）做好心理护理，患者咳嗽、咯血时在床旁安慰患者，取得患者信任，使其身心舒适。

第三节　急性重症哮喘

一、概述

支气管哮喘简称哮喘，是由多种细胞（如嗜酸性粒细胞、肥大细胞、T 细胞、中性粒细胞、气道上皮细胞等）和细胞组分参与的气道慢性感染性疾病。这种慢性感染导致气道反应性增加，通常出现广泛多变的可逆性气流受限，并引起反复发作性的喘息、呼吸困难、胸闷或咳嗽等症状，多数患者可自行缓解或经治疗缓解。根据哮喘急性发作期的临床表现，可将其分为轻度、中度、重度和危重度哮喘，后两者统称重症哮喘。

二、病因

1. 哮喘触发因素持续存在

吸入性过敏源或其他刺激因素持续存在，使机体持续产生抗原－抗体反应，发生气道感染、气道高反应性和支气管平滑肌痉挛，导致严重的气道阻塞。

2. 呼吸道感染

细菌、病毒、肺炎支原体和衣原体等引起的呼吸道感染，引起黏膜感染、充血、水肿和黏液的大量分泌，使小气道阻塞，也使气道反应性增高或气道高反应性，导致支气管平滑肌进一步缩窄。

3. 糖皮质激素使用不当

长期应用糖皮质激素后突然减量或停用，可造成体内糖皮质激素水平的突然降低，致使哮喘恶化且对支气管扩张药反应不佳。尤其是长期吸入或口服大剂量的激素（每日使用丙酸倍氯米松超过800μg）者，常伴有下丘脑-脑垂体-肾上腺皮质功能抑制，突然停用皮质激素往往相当危险。

4. 水、电解质紊乱和酸中毒

哮喘急性发作时，患者有不同程度的脱水，使痰液更为黏稠，形成难以咳出的痰栓，可广泛阻塞中小支气管，加重呼吸困难且难以缓解。此外，由于代谢性酸中毒，气道对许多支气管扩张药物的反应性降低，进一步加重病情。

5. 精神因素

哮喘患者由于精神过度紧张、不安、恐惧和忧虑等因素均可导致哮喘病情的恶化和发作加剧。精神因素也可通过影响某些神经肽的分泌等途径而加重哮喘。

6. 出现严重的并发症

哮喘患者如合并气胸、纵隔气肿或肺不张等，以及伴发其他脏器的功能衰竭时均可导致哮喘症状加剧。

三、发病机制

哮喘的发病机制不完全清楚。变态反应、气道感染、气道反应性增高及神经等因素及其相互作用被认为与哮喘的发病密切相关。

1. 免疫学机制

体液介导和细胞介导的免疫均参与哮喘的发病。变应原进入体内，首先激活 T 细胞，活化的辅助 T 细胞产生白细胞介素（IL-4、IL-5、IL-10 和 IL-13 等）进一步激活 B 淋巴细胞，后者合成特异性 IgE，并结合于肥大细胞和嗜碱性粒细胞等的 IgE 受体。当变应原再次进入体内，与结合在细胞表面的 IgE 交联，使该细胞合成并释放多种活性介质，导致平滑肌收缩、黏液分泌增加、血管通透性增高和炎症细胞浸润等。炎症细胞在介质的作用下又可分泌多种介质，使气道病变加重，炎症细胞浸润增加，产生哮喘的临床症状，这是一个典型的变态反应过程。

2. 气道炎性

气道慢性炎症是哮喘的本质。气道炎症的启动机制是：

①活化的 Th2 细胞分泌的细胞网子，可直接激活肥大细胞、嗜酸性粒细胞及肺泡巨噬细胞等多种炎症细胞，使之在气道浸润和聚集。这些细胞相互作用可以分泌更多的炎症介质和细胞因子，构成了一个与炎症细胞相互作用的复杂网络，使气道反应性增高、气道收缩、黏液分泌增加、血管渗出增多。

②各种细胞因子及环境刺激因素可作用于气道上皮细胞，后者分泌内皮素-1及基质金属蛋白酶（MMP）并活化各种生长因子，特别是转化生长因子-β（TCF-β），以上因子共同作用于上皮的成纤维细胞和平滑肌细胞，使之增生而引起气道重塑。

③由血管内皮及气道上皮细胞产生的黏附分子可介导白细胞与血管内皮细胞的黏附，白细胞由血管内转移至感染部位，加重了气道感染过程。哮喘的炎症反应是由多种炎症细胞、炎症介质和细胞因子参与的相互作用的结果，关系十分复杂，有待于进一步研究。

3. 气道高反应性

表现为气道对各种刺激因子出现过强或过早的收缩反应，是哮喘发生、发展的另一个重要因素。目前普遍认为气道炎症是导致气道高反应性的重要机制之一，当气道受到变应原或其他刺激后，由于多种炎症细胞、炎症介质和细胞因子的参与，气道上皮的损害和上皮下神经末梢的裸露等而导致气道高反应性。气道高反应性常有家族倾向，受遗传因素的影响。

4. 神经机制

神经因素也被认为是哮喘发病的重要环节。支气管受复杂的自主神经支配，除胆碱能神经、肾上腺素能神经外，还有非胆碱能非肾上腺素能（NANC）神经系统。支气管哮喘与 β - 肾上腺素受体功能低下和迷走神经张力亢进有关，并可能存在有 α - 肾上腺素能神经的反应性增加。NANC 能释放舒张支气管平滑肌的神经介质和收缩支气管平滑肌的介质，两者平衡失调，则可引起支气管平滑肌收缩。

四、临床表现

症状：危重症哮喘表现为极度的呼气性呼吸困难甚至呼吸窘迫，呼气浅、呼气长而费力，呼吸频率常 > 30 次 /min，高枕或端坐呼吸，俯肩耸背，大汗淋漓，面色苍白或发绀，焦虑、烦躁，出现意识模糊甚至昏迷。根据患者说话的困难程度可大致判断哮喘急性发作的严重程度，说话无明显的困难、语句无中断为轻度，说话费力、常有中断为中度，只能说简单的句子为重度，只能发单词甚或完全不能说话为极重度。

体格检查：双肺可闻及广泛的高调哮鸣音，且随病情加重而增加，但极重度患者由于气道闭锁和严重的呼吸肌疲劳，哮鸣音可减弱甚至消失，称之为"沉默胸"，是病情危重的标志。出现沉默胸的另一种可能是合并自发性气胸。胸廓呈过度充气状态，胸锁乳突肌等辅助呼吸肌参与呼吸运动，可出现鼻翼翕动、三凹征等。由于胸腔压力的改变影响静脉回流，可出现吸气时收缩压下降和奇脉，但在危重的患者奇脉反而消失。由于呼吸肌特别是膈肌疲劳，可出现吸气时腹部反而凹陷，称之为胸腹矛盾呼吸。

1. 缓慢的重度发作

大多数重症哮喘发生于严重的、控制不良的患者，其症状在数日内逐渐恶化。相关的因素包括：

①重度哮喘患者通常肺功能的基础水平较低且对抗感染治疗的反应性相对较差；

②这类患者通常对呼吸困难的感知能力受损，无法感知自身症状的恶化；

③这类哮喘患者通常都有心理社会障碍或抑郁情绪，常有否认病情的倾向，依从性较差，不能坚持治疗和自我管理是其频繁急性发作的主要原因。

2. 突发性重度发作

某些患者的症状可能会在短期进展为重度哮喘发作，在数分钟或数小时内发展为呼吸衰竭。这种发作通常发生在哮喘控制不良伴每日 PEF 大幅变异的基础上，但也可见于临床症状稳定的患者。可能的诱因包括 IgE 和非 IgE 介导的药物（阿司匹林，非类固醇类抗感染药物，β - 肾上腺素阻滞药）与食物反应（包括食物添加剂如亚硫酸盐防腐剂或谷氨酸钠）。

3. 致死性哮喘

部分哮喘患者在急性加重期间可能死于哮喘的危险性增高，此类患者一般称为致死性哮喘（fatal asthma）或濒于致死性哮喘（near-fatal asthma，NFA）。此类患者具有以下特征：发作过一次需要插管的呼吸衰竭；不需插管但伴有呼吸性酸中毒的一次哮喘发作；在长期使用口服皮质激素的情况下仍有两次或以上住院治疗；有两次哮喘时伴发纵隔积气或气胸。

在致死性哮喘中比较特殊的有：

①突发致死性哮喘（SFA），这些患者的气道中并无痰栓形成，提示以极度的平滑肌痉挛占优势，而在缓慢发作加重的患者，则以广泛的黏膜炎症为主。其他突发型患者可能还有气道的急性水肿，可能与食物过敏症有关。

②急性窒息性哮喘：致死性哮喘中有少数患者可能会出乎意料地突然发生重度哮喘发作，其特征为急骤发生反应性低下的症状，在数分钟或数小时内发展为呼吸衰竭，又称为"超急性哮喘"或"急性窒息性哮喘"，主要见于支气管反应性很高的青年男性。这类患者通常在发作前并无哮喘控制不良的病史，在休息时并无显著的气流阻塞。这类患者可在出现症状后数小时，偶尔只有数分钟，从运动耐受良好的相对无症状状态进展至严重的状态，出现非常严重的呼吸功能不全，可能患者在见到医生之前，在向医院转运的途中或刚到达医院时，发生严重的呼吸功能不全或呼吸停止。

4. 脆性哮喘

1977 年首次提出"脆性哮喘"（BA）的概念。与"脆性糖尿病"类似，此类哮喘患者的主要病理生理指标如 FEV 或峰流速（PEF）呈现大幅度的波动。总的来说脆性哮喘极为罕见。初步估计在哮喘患者中 BA 只占 0.05%。此外尚不清楚脆性哮喘与其他类型的哮喘患者是否存在不同的发病机制。其发生机制与下述因素有关：气道水肿，神经反射，类固醇激素反应性低下或吸收不良。

5. 流行性哮喘

在世界各地均有大规模哮喘急性发作的记录，称之为哮喘暴发或流行性哮喘，如果在短期内大量的哮喘患者前来就诊，无疑将加重卫生服务机构的负荷。据文献记载，至少有 12 个不同的地区发生过哮喘暴发流行，如：a. 大豆流行性哮喘：在意大利巴塞罗那和那不勒斯、西班牙卡他吉那（Cartagena）和 Tarragona 市、美国新奥尔良等地均有过报道。其特点是患者年龄偏大、多具有特异质、吸烟，病情严重，每次暴发均有数例患者发展为重度哮喘发作，到达急诊室时濒于呼吸停止而需要机械通气。b. 雷雨性哮喘：在英国伦敦、伯明翰、澳大利亚墨尔本均有大雷雨天气发生哮喘暴发的报道。据推测可能系花粉颗粒通过渗透作用在雨中爆裂，触发先前已致敏的患者哮喘发作。此外与斯氏密度（Sphinx density，雷雨时的闪电指标）也有关系。

五、辅助检查

1. 体格检查

典型发作时，患者面色苍白、口唇发绀，可有明显的三凹征。常有辅助呼吸肌参与呼吸运动，胸锁乳突肌痉挛性收缩，胸廓饱满。有时呼吸运动呈现为矛盾运动，即吸气时下胸部向前而上腹部则向侧内运动。呼气时明显延长，呼气期双肺满布哮鸣音。但危重哮喘患者呼吸音或哮鸣音可明显降低甚至消失，表现为所谓"静息胸"。"静息胸"一旦出现往往提示病变严重，可有血压下降，心率 > 120 次/min，有时可发现"肺性奇脉"。如果患者出现神志改变、意识模糊、嗜睡、精神淡漠等，则为病情危重的征象。

2. 动脉血血气分析

重症哮喘患者均有中等度的低氧血症，甚至是重度低氧血症，伴有气道阻塞患者可出现 II 型呼吸衰竭，多提示病变严重。哮喘发作时气道阻塞而致通气不均匀分布，通过动脉血气分析中 pH、氧分压、二氧化碳分压等指标可以判断哮喘的严重程度及进展情况。

3. 痰液检查

痰标本可通过患者主动咳痰，痰少者可通过浓盐水雾化吸入诱导痰的方法获得，显微镜下观察痰涂片可见丰富的嗜酸性粒细胞。

4. 特异性变应原的检测

主要是为了明确变应原，指导避免接触和脱敏治疗。常用的方法有体外检测（检查患者血清特异性 IgE 水平）、皮肤变应原测试（通过皮肤点刺可疑的变应原进行检查）。

5. 呼吸功能检查

通过测定患者哮喘发作时第 1 s 用力呼气容积（FEV_1）、最大呼气中期流速（MMEF）、呼气峰值流速（PEF）及其变异率等指标，判断患者的通气功能；通过支气管激发试验（BPT）来测定气道的反应性；通过支气管舒张试验（BDT）来测定气道气流受限的可逆性。

6. 实验室检查

可有低钾血症，低钾血症与 β_2- 激动药及糖皮质激素的临床应用有关。呼吸性酸中毒代偿后也可有低磷血症。重症哮喘时中性粒细胞和嗜酸性粒细胞升高也常见，中性粒细胞升高提示可能存在阻塞性感染。

7. 胸部 X 线检查

常表现为肺过度充气，也可有气胸、纵隔气肿、肺不张或肺炎等。

8. 心电图检查

急性重症哮喘患者的心电图常表现为窦性心动过速、电轴右偏，偶见肺性 P 波。重症哮喘患者在使用大量糖皮质激素（甲泼尼龙）和 β_2- 激动药后，可有房性或室性的期前收缩、室上心动过速。

六、治疗

1. 氧疗

有低氧血症者，应通过鼻导管或面罩吸氧，且采用较高吸入氧浓度 FiO_2 0.4 ~ 0.5 或短期内更高，并随时注意调节，使 PaO_2 恢复到 60 ~ 80 mmHg，SaO_2 为 0.9 以上，以纠正威胁生命的低氧血症，改善组织供氧，并缓解因低氧所致的肺动脉高压，提高药物治疗的支气管舒张效果。纠正低氧血症，缓解呼吸肌疲劳状态，亦有利于改善体内 CO_2 潴留，减轻并发的高碳酸血症，对气道阻塞严重，常规氧疗无效者，有采用氦氧（He，O_2）混合气（混合气内氧 25% ~ 40%）做氧疗，因为该混合气体密度低，能减轻因气道阻力增加所致呼吸肌做功，有利于减轻呼吸肌疲劳，改善肺泡通气。

2. 应用解痉药物

（1）β_2 受体激动药：是控制哮喘急性发作的首选药物。主要通过作用于呼吸道的 β_2 受体，激活腺苷酸环化酶，使细胞内环磷腺苷含量增高，游离 Ca^{2+} 减少，从而松弛支气管平滑肌，是控制哮喘急性发作的首选药物。由于气道阻塞，喷雾气体难以到达气管内，可皮下注射肾上腺素 0.3 ~ 0.5 mg，20 min 后可重复 1 次；或静脉滴注沙丁胺醇 1.0 mg，30 ~ 60 min 滴完，6 ~ 8 h 后可重复 1 次，但高血压及心律失常者忌用。

（2）抗胆碱药：急性重症哮喘对标准治疗反应差时，可联用溴化异丙托品和沙丁胺醇雾化吸入 3 h，可能会取得良好的效果。溴化异丙托品可定量吸入（18 μg/喷）或雾化吸入（0.5 mg 溶于生理盐水）。

（3）茶碱类药物：临床应用方法如下。

①24 h 内未使用过茶碱类药物的患者：氨茶碱的负荷剂量 5 ~ 6 mg/kg 静脉注射 20 ~ 30 min，继以 0.6 mg/（kg·h）静脉滴注维持。成人每日氨茶碱总量一般不超过 1 ~ 1.5 g。

②若患者正在使用茶碱类药物，不必急于静脉注射，首先查氨茶碱的血药浓度，氨茶碱适宜的血药浓度为 8 ~ 12 μg/mL，此浓度为治疗浓度，且不良反应小。茶碱类药物的主要不良反应有恶心、焦虑、手颤、心悸、心动过速。甲氧咪胍、喹诺酮类抗生素、大环内酯类抗生素、奎尼丁可通过肝细胞色素 P_{450} 提高茶碱类药物的血药浓度。

3. 维持水、电解质与酸碱平衡

及时纠正脱水，如不能经口摄入食物，可经静脉补充营养。输液量为 100 ~ 200 mL/h，但对心力衰竭者补液量应适当减少。当 pH < 7.2 且合并代谢性酸中毒时，应适当补碱。但若以呼吸性酸中毒为主，应积极改善肺通气，排出潴留的 CO_2。注意监测电解质变化，及时补钾。

4. 应用糖皮质激素

糖皮质激素是控制哮喘发作最有效的药物，作用机制是抑制炎症细胞的迁移和活化，抑制细胞因子的生成，抑制炎症介质的释放，增强平滑肌细胞 β_2 受体的反应性。重症哮喘应及早应用琥珀酸氢化可的松，注射后 4 ~ 6 h 起效，常用量 100 ~ 400 mg/d，或甲泼尼龙，80 ~ 160 mg/d，起效时间更短（2 ~ 4 h）。地塞米松因在体内半衰期较长、不良反应较多，宜慎用。症状缓解后逐渐减量，然后改口服和吸入制剂维持。应用激素时，应注意感染扩散、水钠潴留、血钾降低、溃疡病加重、消化道出血、结核复发、高血压及血糖升高等，并应采取相应预防措施。

5. 促进排痰

可选用下列药物：

①祛痰剂：溴己新 8 ~ 16 mg，口服，3 次/d；氯化铵 0.3 ~ 0.6 g，口服，3 次/d；α-糜蛋白酶 5 mg，2 次/d，肌内注射。

②雾化吸入：湿化气道，稀释痰液，以利排痰；可用 1% 碳酸氢钠、α-糜蛋白酶、生理盐水和溴己新等雾化吸入。

此外，还可配合机械性排痰、吸痰，以及支气管灌洗或纤维支气管镜分次灌洗。

6. 一般不宜使用抗生素

但目前有报道大环内酯类抗生素除具有抗感染作用外，对支气管哮喘也有治疗作用，还可升高茶碱的血浓度和刺激肾上腺皮质增生的效应。

7. 机械通气

重症哮喘患者对上述治疗无效者，应及时建立人工气道，进行呼吸机辅助呼吸。

适应证：$PaO_2 < 50$ mmHg，$PaCO_2 > 50$ mmHg，pH < 7.30，而且病情持续恶化；不能忍受的呼吸窘迫；呼吸心搏骤停。

通气方法：插管前应给予镇静药和肌松剂；呼吸模式采用机控呼吸或辅助呼吸（SIMV 或 SIMV + PSV）；呼吸参数设定为潮气量 10 ~ 12 mL/kg，呼吸频率 10 ~ 12 次 /min，气流速率 60 L/min，FiO_2 开始时用 100%，以后根据血气结果调整；某些重症患者可用低水平（ < 20 cmH_2O ）PEEP 或反比呼吸，以减少呼吸功，改善通气功能。

七、护理措施

1. 发作性呼吸困难、胸闷的护理

（1）若出现胸闷、鼻咽瘙痒、咳嗽、打喷嚏等先兆症状立即通知医生，尽早脱离变应原，及时处理。

（2）体位：绝对卧床休息，一般取端坐位，床头抬高 45°，床上放小桌，以缓解呼吸困难症状。

（3）鼻导管或面罩吸氧：氧流量 1 ~ 3 L/min，浓度一般为 30% ~ 35%，必要时增加至 35% ~ 50%，维持 $SpO_2 > 90\%$ 以上，根据需要给予动脉血气分析。

（4）保持环境舒适：

①保持室内空气清新，定时开窗通风，尽量避免室内存在可能诱发哮喘发作的物质；夜间加强查房，及时为患者擦汗、更衣。

②保持室内温暖，防止哮喘患者吸入冷空气过敏而导致哮喘发作或加重。

（5）控制哮喘发作：糖皮质激素是当前控制哮喘发作最有效的药物，β_2 受体激动药能舒张支气管平滑肌，是控制哮喘急性发作的首选药物，其次有茶碱类药物、抗胆碱药和白三烯拮抗药等。

（6）给予心电监护，严密观察生命体征、神志的变化。

（7）营养支持：给予清淡、易消化、足够热量的饮食，也可静脉输注葡萄糖液、氨基酸、脂肪乳和冻干血浆，必要时可应用静脉营养治疗。

（8）加强心理护理：关心、安慰、陪伴患者，减轻紧张情绪，增强患者战胜疾病的信心。

2. 咳嗽咳痰的护理

（1）排痰：保持呼吸道通畅。

①根据失水和心功能情况，口服或静脉给予等渗液体，用量 2 000 ~ 3 000 mL/d，以纠正失水，使痰液稀释。

②根据医嘱给予患者雾化吸入及药物祛痰。

③协助患者叩背排痰；对咳嗽无力的患者，应给予手法排痰，或应用振动排痰机，必要时给予吸痰。

（2）监测动脉血气分析及肺功能。

（3）控制感染：不提倡常规应用抗生素，要根据患者病情、痰培养、药敏试验结果慎重选择抗生素。

（4）对经上述治疗症状仍无明显改善的患者，特别是 $PaCO_2$ 进行性增高伴酸中毒者，应及时建立人工气道，实施机械通气。

3. 哮喘持续状态的护理

（1）一般综合治疗：

①氧疗：哮喘持续状态常有不同程度的低氧血症存在，因此原则上都应吸氧。吸氧流量为 1 ~ 3 L/min，FiO_2 一般不超过 40%。此外，为避免气道干燥，吸入的氧气应尽量温暖湿润。

②给予 β 受体激动药：因哮喘持续状态的患者无法深吸气、屏气，也不能协调喷药与呼吸同步，可供选择的给药方式包括：持续雾化吸入；借助储雾罐使用定量气雾剂（MDI）给药；静脉或皮下给药，沙丁胺醇或特布他林皮下注射。

③静脉给予氨茶碱：首剂氨茶碱静脉滴注或静脉注射（不少于 20 min）。

④抗胆碱能药物：尤其适用于夜间哮喘及痰多的患者。

⑤纠正脱水：哮喘持续状态患者，常存在不同程度的脱水，使气道分泌物黏稠，痰液难以排出，影响通气。因此，补液有助于纠正脱水，稀释痰液，防止黏液栓形成。根据心脏及脱水情况，一般每日输液 2 000 ~ 3 000 mL。

⑥糖皮质激素：及早应用琥珀酸氢化可的松或甲泼尼龙。

⑦纠正酸碱失衡：当 pH < 7.20 时，且合并代谢性酸中毒时，应适当补碱。

（2）机械通气治疗：

①非侵入性正压通气（NIPPV）：重症哮喘者应尽早应用鼻或口（鼻）面罩机械通气，最理想的是先使用简易呼吸囊随患者的呼吸进行较高氧浓度的人工辅助呼吸，待患者适应，酸中毒缓解后再行呼吸机辅助通气。

②气管插管进行机械通气：若经积极治疗无效，患者出现极度呼吸肌疲劳、低血压、心律失常、神志异常，应建立人工气道，经口、鼻气管插管。

③镇静药、肌肉松弛药的应用：对危重哮喘患者在气管插管或气管切开行机械通气时要适当给予镇静药及肌肉松弛药。镇静药能给患者以舒适感，防止人机对抗，降低氧耗和二氧化碳的产生。常用的镇静药物有地西泮、咪达唑仑和丙泊酚等。

④机械通气的撤离：一旦气道阻力开始下降以及 $PaCO_2$ 恢复正常，镇静药及肌肉松弛药已撤除，症状也明显好转，则应考虑撤机。

（3）给予患者心电监护，及时观察心肺等重要脏器的功能变化以及呼吸力学参数的变化。随时采取必要的加强治疗措施，使患者生命得到最大限度高质量的保证和支持。

（4）严密监测并发症的发生。

第四节　急性心力衰竭

一、概述

急性心力衰竭（acute heart failure，AHF）是指由于急性心脏病变引起心排血量显著、急骤降低导致的组织器官灌注不足和急性淤血综合征，表现为突然起病或在原有慢性心力衰竭基础上急性加重。

近年来的流行病学资料显示，全球心力衰竭（heart failure，HF）患者的数量已高达 2 250 万，且以每年 200 万的速度递增。我国成年人 HF 的患病率为 0.9%，目前 35 ~ 74 岁成年人中约有 400 万的 HF 患者，并呈逐年上升趋势。目前急性心力衰竭（AHF）已经成为年龄 > 65 岁患者住院的重要原因之一，且预后很差，住院病死率为 3%，6 个月的再住院率约为 50%，5 年病死率高达 60%。

二、临床表现

（一）左心衰竭

左心衰竭以肺淤血及心排血量降低表现为主。

1. 症状

（1）不同程度的呼吸困难：

①劳力性呼吸困难：是左心衰竭最早出现的症状，因运动使回心血量增加，左房压力升高，加重了肺淤血。

②夜间阵发性呼吸困难：患者入睡后 1 ~ 2 h 突然出现憋气而惊醒，被迫坐起，呼吸深快。大多数患者端坐休息 1 h 可自行缓解。其发生机制为：睡眠平卧血流重新分配，使水肿液体回吸收增加，肺血流量和回心血量增加，左心室不能盛纳增多的血容量致左心室舒张末压升高，加重肺淤血；睡眠时迷走神经张力增加，冠状动脉收缩，心肌供血减少，影响心肌收缩，同时肺小气道收缩影响肺通气；平卧时膈肌抬高，肺活量减少。

③端坐呼吸：肺淤血达到一定程度时，患者不能平卧，被迫坐位或半卧位，是晚期心力衰竭的主要症状。病情严重时，患者表现为典型的端坐呼吸体位：患者坐于床边或椅子上，两足下垂，身体前倾，双手紧握床或椅子边缘，以辅助呼吸，减轻症状。发生机制：平卧时肺血流量和回心血量增加（一般可增加数百毫升，多至 500 mL）；端坐呼吸时肺活量较平卧时增加 10%～30%，肥胖患者尤为明显。

④急性肺水肿：患者突然出现严重呼吸困难，呼吸频率常达 30～40 次 /min，强迫坐位、面色灰白、发绀、大汗、烦躁，同时频繁咳嗽，咳粉红色泡沫样痰，极重者可因脑缺氧而致神志障碍。发病开始可有一过性血压升高，病情如不缓解，血压可下降甚至休克。听诊时两肺布满湿性啰音和哮鸣音，心音减弱，心率快，有第三或第四心音构成奔马律，肺动脉瓣第二心音亢进。

（2）咳嗽、咳痰、咯血：咳嗽、咳痰是肺泡和支气管黏膜淤血所致，白色浆液性泡沫样痰为其特点，急性肺水肿时咳粉红色泡沫样痰，偶见痰中带血丝。长期慢性淤血肺静脉压力升高，导致肺循环和支气管动脉血液循环之间形成侧支，在支气管黏膜下形成扩张的血管，此种血管一旦破裂可引起大咯血。

（3）头晕、心悸、乏力、疲倦：是由于心脑和骨骼肌供血不足所致。

（4）少尿、夜尿增多：多见于早期左心衰竭患者。

（5）肾功能损害症状：长期慢性的肾血流量的减少可出现血尿素氮、肌酐升高，并出现肾功能不全的相应症状。

2. 体征

（1）肺部湿啰音：由于肺毛细血管压力增高，液体可渗出到肺泡而出现湿性啰音，随着病情的由轻到重，肺部啰音可以从局限性肺底发展至全肺。肺部啰音一般两侧对称，但如患者取侧卧位，则下垂的一侧啰音较多。少数患者有胸腔积液。

（2）发绀：肺淤血时，肺间质甚至肺泡内水肿，影响了肺的通气功能和换气功能，血红蛋白氧合不足，血中还原血红蛋白增高，当超过 5% 时可出现发绀。

（3）心脏体征：除原基础心脏病的固有体征外，慢性左心衰竭的患者均有左侧心脏扩大（单纯舒张性心力衰竭除外），心音低钝，肺动脉瓣第二心音亢进及舒张期奔马律。

（二）右心衰竭

1. 症状

（1）消化系统症状：胃肠道及肝脏淤血可引起腹胀、食欲缺乏、恶心、呕吐等症状。

（2）劳力性呼吸困难：除原发病以外，右心衰竭也有呼吸困难，但较左心衰竭时相对较轻。主要机制为右心衰竭时右房及上腔静脉压力升高，刺激压力感受器，反射性兴奋呼吸中枢，使呼吸加快。

2. 体征

（1）水肿：为体循环压力升高所致，其特点为：下垂性、双侧对称性、指凹性。最常见于踝部、阴囊部位水肿，也可出现胸、腹腔积液。顽固性腹腔积液伴肝功能损害提示出现了心源性肝硬化，为长期肝淤血所致。

（2）颈静脉征：颈静脉充盈、怒张、搏动增强是右心衰竭的主要体征，肝颈静脉逆流征阳性则更有特征性。

（3）肝大：肝脏因淤血而肿大，常伴有压痛，肝颈静脉逆流征阳性。长期慢性右心衰竭可致心源性肝硬化，晚期出现黄疸、肝功能受损、大量腹腔积液等表现。

（4）发绀：体循环淤血、血流缓慢，组织耗氧量增加，血液中被提取较多的氧，使血中还原血红蛋白增高。

（5）心脏体征：除原基础心脏病的固有体征外，慢性右心衰竭的患者均有右侧心脏扩大，可闻及三尖瓣关闭不全的反流性杂音。

（三）全心衰竭

临床上全心衰竭往往以一种心力衰竭表现为主。如左右心力衰竭并存，可因右心衰竭出现、右心排血量减少，致使左心衰竭的肺淤血症状减轻。

三、实验室检查

1. 常规实验室检查

包括血常规、血生化、肝功能、血糖、清蛋白及高敏 C 反应蛋白。

2. 心力衰竭标志物

（1）心肌肌钙蛋白 T 或 I：检测心肌受损的特异性和敏感性均较高。

（2）肌酸磷酸激酶同工酶（CK-MB）：在发病后 3 ~ 8 h 升高，9 ~ 30 h 达高峰，48 ~ 72 h 恢复正常。

（3）肌红蛋白：在急性心肌梗死后 0.5 ~ 2 h 明显升高，5 ~ 12 h 达高峰，18 ~ 30 h 恢复，作为早期诊断的指标优于 CK-MB，但特异性较差。

3. 辅助检查

心电图、胸部 X 线检查、超声心动图。

四、治疗

急性肺水肿为急性左心衰竭的主要表现，是危及患者生命的心脏急症，须分秒必争地进行抢救，救治原则是降低左房压和 / 或左室充盈压，增加左室心搏量，减少循环血量和减少肺泡内液体渗入，以保证气体交换，具体措施如下。

1. 体位

采取坐位或半坐位，双腿下垂，以减少静脉血回流，必要时可轮流结扎四肢，进一步减少静脉回流。

2. 纠正缺氧

吸氧，以增加心肌及其他脏器的供氧。为减少气道中水肿液产生的大量泡沫对通气和弥散的影响，可在湿化瓶中加入消泡剂（如 20% ~ 30% 乙醇），以促使泡沫破裂。如高流量吸氧（8 ~ 10 L/min）仍不能使氧饱和度维持在 90% 以上，可考虑使用无创通气。若面罩无创通气的效果仍不好，则需气管插管使用正压通气。

3. 镇静

急性左心衰竭的患者，呼吸困难、精神紧张、烦躁不安，既增加氧耗，又加重心脏负担，严重影响治疗，及时正确地使用镇静药非常重要。吗啡是治疗急性肺水肿最有效的药物，皮下或肌内注射 5 ~ 10 mg，紧急时可静脉注射 3 ~ 5 mg，可以镇静、降低紧张情绪、减慢心率、减少心肌耗氧，同时还具有扩张周围容量血管、减少回心血量，使血液由肺部转移到周围循环中的作用。此外，吗啡还可以松弛支气管平滑肌，使通气功能改善，但要注意该药物对呼吸的抑制作用。

4. 利尿剂

呋塞米 20 ~ 40 mg 静脉注射，在 10 min 左右先出现血管扩张作用，至 15 min 方发挥利尿作用，可维持 2 h。血管扩张及利尿作用可迅速减少血容量，降低心脏前负荷，有利于肺水肿的缓解。

5. 氨茶碱

可缓解支气管痉挛，增强心肌收缩力，扩张外周血管。即使支气管哮喘与心源性哮喘无法鉴别时也可应用。常以 0.25 g 用 20 mL 液体稀释后缓慢静脉推注。

6. 血管扩张药

可以减少心脏的前、后负荷。临床首选硝酸甘油，硝酸酯类药物主要作用在较大静脉，可以增加血管床容积，减少回心血流。未建立静脉输液途径时可舌下含化硝酸甘油片 0.3 ~ 0.6 mg，静脉滴注时，自 10 μg/min 开始，逐渐增加剂量，每次增加 5 ~ 10 μg，维持收缩压在 100 mmHg 左右，原有高血压者血压降低幅度以不超过 80 mmHg 为度。还可以使用酚妥拉明、硝普钠等药物，以扩张动脉，降低外周血管阻力，减轻心脏后负荷。

7. 强心剂

强心剂分为洋地黄类及非洋地黄类。洋地黄类常用速效制剂，去乙酰毛花苷 0.2 ~ 0.4 mg 静脉缓慢推注，起效时间为 10 ~ 30 min，峰效时间 1 ~ 2 h，2 h 后可酌情再给 0.2 ~ 0.4 mg。低钾情况下，容易发生过量中毒；心肌梗死急性期 24 h 内不宜用洋地黄类药物。非洋地黄类强心剂有多巴胺、多巴酚丁胺、米力农、氨力农等，也可使用。

8. 糖皮质激素

可降低毛细血管通透性，减少渗出，扩张外周血管，解除支气管痉挛，稳定细胞溶酶体和线粒体，减轻细胞和机体对刺激性损伤所致的病理反应，对急性肺水肿的治疗有一定价值。应在病程早期足量使用，常用地塞米松 5 ~ 10 mg/ 次或氢化可的松 100 ~ 200 mg/ 次，静脉给药，根据病情可重复使用。

9. 去除病因和诱发因素

在抢救急性心力衰竭的同时，应努力寻找并积极消除病因和诱发因素，如治疗肺部感染、控制高血压、消除心律失常等。

10. 辅助循环

（1）主动脉内球囊反搏（IABP）：在药物治疗无明显效果时可采用。其作用原理是在左心室收缩时，主动脉球囊放气以降低心脏后负荷：心室舒张早期球囊下端的副囊先行膨胀，以阻止上部主球囊膨胀时该部位主动脉内血液向下半身流去；心室舒张中晚期球囊完全膨胀，使冠状动脉及主动脉弓分支的血流增多，从而增加心肌和脑部供血。

（2）心脏起搏器：在窦性心动过缓、房室传导阻滞等情况时可考虑使用。

五、护理措施

1. 基础护理

配合常规基础治疗措施进行的护理操作：

（1）遵医嘱建立静脉通道并输注利尿剂及血管扩张药等药物；利尿剂的使用应选择在早晨和上午，避免对患者休息造成影响。

（2）利尿剂使用过程中，应密切观察患者的电解质、尿量、尿色和尿液性质等。

（3）进行静脉输液时，需要严密观察血压变化，控制输液的速度，避免加重病情。

（4）采用洋地黄类药物进行治疗时，需要加强对用药反应的观察，严格按照医嘱给药，用药前必须先测心率，以成人 > 60 次/min 为用药标准，若心率小于此水平则不能用药；用药后要对患者加强观察，主动了解患者主诉，特别是对于高龄患者及并发多种基础疾病的患者，需要加强心电监护，密切观察洋地黄的不良反应，发现异常，及时报告医生。

2. 一般护理

（1）体位：指导患者采取半坐卧位进行休息，保持下肢双腿自然下垂，以减轻心脏负荷及静脉回流；搬运患者时使其尽量保持坐位。

（2）绝对卧床休息：急性心力衰竭发病急、病情重，需绝对卧床休息；为患者营造良好的病房环境，保证安静、整洁，避免声音刺激。

（3）吸氧：急性心力衰竭的患者需要吸氧，采用鼻导管或者面罩吸氧。鼻导管吸氧需要给予较高氧流量（6 ~ 8 L/min）；病情较重患者应采用面罩结合呼吸机加压给氧；吸氧时采用 30% 的乙醇对氧气进行湿化，并保证温度适中。

（4）吸痰护理：排痰困难者需吸痰，吸痰过程中遵守无菌操作原则，避免感染。密切观察患者的咳嗽、咳痰、痰液量、颜色等情况。若出现粉色泡沫状痰的痰液量减少、颜色变淡，则表明患者呼吸功能改善，心力衰竭病情好转；反之，则表明病情加重。

（5）镇静护理：急性心力衰竭患者容易出现焦躁情绪，严重的甚至影响治疗的顺利进行，对于排除哮喘的患者，可以遵医嘱给予适当吗啡等镇静药物处理，以减少患者痛苦；神志不清、肺源性心脏病、呼吸抑制及休克患者严禁使用吗啡进行镇静。

3. 心理护理

急性心力衰竭患者发病急、病情重，且多为高龄老年患者，身体素质差，并发基础疾病多，发病后更容易出现焦虑、悲观、恐惧和自我封闭等不良心理及情绪，进一步加剧患者血压升高、心率加快等，形成恶性循环。对急性心力衰竭患者加强心理护理，具体措施包括：抢救患者时应该有条不紊，操作专业，使得患者对医务人员产生信任，积极配合治疗；护理人员向患者及其家属讲解病情的发展、治疗的主要方法及效果，提高患者及家属对疾病的认识，正确对待；护理人员主动与患者进行交流，观察患者的情绪状态，通过加强沟通和人性化服务，了解患者心理需求，消除其不良心理情绪；一些老年急性心力衰竭患者并发多种疾病，患病后会对自身价值产生否定，认为自己成为子女负担，对此，应指导患者家属给予患者积极的鼓励，加强家属的情感支持作用，给予老年患者足够的尊重，使其安心治疗。

4. 抢救护理

及时清除呼吸道分泌物，保证呼吸道畅通；立即建立 1 ~ 2 条静脉通道，及时、准确给药；熟练掌握抗心力衰竭急救药物的使用及不良反应情况，用药前后密切观察病情，做好心电监护，准备好除颤仪、呼吸机等急救设备，随时做好抢救准备。

第五节 急性冠脉综合征

一、概述

冠心病是目前我国最常见的心血管疾病，急性冠脉综合征（acute coronary syndrome，ACS）是临床最常见的冠心病类型之一，是以冠状动脉粥样硬化斑块破裂或侵蚀，继发完全或不完全闭塞性血栓为病理基础的一组临床综合征。根据患者发病时的心电图 ST 段是否抬高，将 ACS 分为急性 ST 段抬高性心肌梗死（STEMI）和非 ST 段抬高性急性冠状动脉综合征（NSTE-ACS），其中，根据心肌损伤血清生物标志物［肌酸激酶同 T 酶（CK）-MB 或心脏肌钙蛋白（Cardiac troponin，cTn）］测定结果，NSTE-ACS 又包括非 ST 段抬高性心肌梗死（NSTEMI）和不稳定型心绞痛（UA）。UA 是介于稳定型心绞痛和急性心肌梗死（AMI）之间的一组临床心绞痛综合征，包括初发劳力型心绞痛、恶化劳力型心绞痛、静息心绞痛、梗死后心绞痛和变异型心绞痛。稳定型心绞痛是指心绞痛发作的程度、频度、性质及诱发因素在数周内无显著变化；急性心肌梗死（AMI）是心肌缺血所致的心肌细胞死亡。ACS 并发症多、致残率高、病死率高，严重威胁人类健康。

二、发病机制

ACS 是一大类包含不同临床特征、临床危险性及预后的临床综合征。既往人们认为缺血时间是由于冠脉粥样斑块的进行性增大以致管腔堵塞所致。现在大量研究证实：冠状动脉粥样硬化斑块破裂，血管痉挛和随之发生的血小板黏附、聚集及继发性血栓形成是 ACS 的主要病理生理机制。

三、临床表现

（一）急性心肌梗死

1. 梗死先兆

多数患者于发病前数日可有前驱症状，心电图检查可显示 ST 段一时性抬高或降低，T 波高大或明显倒置，此时应警惕患者近期内有发生心肌梗死的可能。

2. 症状

（1）疼痛：为此病最突出的症状。发作多无明显诱因，且常发作于安静时，疼痛部位和性质与心绞痛相同，但疼痛程度较重，持续时间久，有长达数小时甚至数天，用硝酸甘油无效。患者常烦躁不安、出汗、恐惧或有濒死感。少数患者可无疼痛，起病即表现休克或急性肺水肿。

（2）休克：急性心肌梗死时由于剧烈疼痛、恶心、呕吐、出汗、血容量不足、心律失常等可引起低血压，当患者大面积心肌梗死（梗死面积 > 40%）时，其心脏排血量急剧减少，可引起心源性休克，收缩压 < 80 mmHg，患者表现为心率增快、面色苍白、皮肤湿冷、烦躁不安或神志淡漠、尿量减少（ < 20 mL/h）。

（3）心律失常：75% ~ 95% 的患者伴有心律失常，多见于起病 1 ~ 2 周，而以 24 h 内为最多见，心律失常中以室性心律失常最多，如室性期前收缩，部分患者可出现室性心动过速或心室颤动而猝死。房室传导阻滞、束支传导阻滞也不少见，室上性心律失常较少发生。前壁心肌梗死易发生束支传导阻滞，下壁心肌梗死易发生房室传导阻滞，室上性心律失常多见于心房梗死。

（4）心力衰竭：梗死后心脏收缩力显著减弱且不协调，故在起病最初几天易发生急性左心衰竭，出现呼吸困难、咳嗽、烦躁、不能平卧等症状。严重者发生急性肺水肿，可有发绀及咳大量粉红色泡沫样痰，后期可有右心衰竭，右心室心肌梗死者在开始即可出现有心衰竭。

（5）全身症状：有发热、心动过速、白细胞增高和红细胞沉降增快等。此主要由于坏死组织吸收所引起，一般在梗死后 1 ~ 2 d 出现，体温一般在 38℃ 左右，很少超过 39℃，持续一周左右。

（二）心绞痛

1. 症状

心绞痛以发作性胸痛为主要临床表现。疼痛的特点有以下几方面。

（1）疼痛的部位：主要在胸骨体上段或中段之后可波及心前区，有手掌大小范围，甚至横贯前胸，界限不很清楚。常放射至左肩、左臂内侧达无名指和小指，或至颈、咽或下颌部。

（2）疼痛的性质：胸痛常为压迫、发闷或紧缩性，也可有烧灼感，但不尖锐，不像针刺或刀扎样痛，偶伴濒死的恐惧感觉。发作时，患者往往不自觉地停止原来的活动，直至症状缓解。

（3）疼痛的诱因：发作常由体力劳动或情绪激动（如愤怒、焦急、过度兴奋等）所引发，寒冷、吸烟、心动过速、休克等亦可诱发。疼痛发生于劳力或激动的当时，而不是在一天或一阵劳累之后。典型的心绞痛常在相似的条件下发生，但有时同样的劳力只在早晨而不在下午引起心绞痛，提示与晨间痛阈较低有关。

（4）疼痛的持续时间和发作频度：心绞痛发作一般持续 3 ~ 5 min，很少超过 15 min。疼痛发作可一日多次，也可数日、数周一次，两次发作之间患者无任何不适。

（5）疼痛缓解的因素：心绞痛发作一般在停止原来诱发症状的活动后（即休息后）缓解或者舌下含服硝酸甘油也能在几分钟内疼痛缓解，多在 1 ~ 2 min 缓解，很少超过 5 min。

2. 体征

心绞痛患者平时一般无异常体征，心绞痛发作时常常有心率增快、血压升高、表情焦虑、皮肤冷或出汗，有时出现第四或第三心音奔马律。可有暂时性心尖部收缩期杂音，是乳头肌缺血所致功能失调引起二尖瓣关闭不全所引起，第二心音可有逆分裂或交替脉。

四、治疗

1. 血运重建治疗

主要包括经皮冠脉介入法（PCI）和冠状动脉旁路移植术（CABG），能快速有效地实现再灌注，缓解局部缺血，是冠脉血运重建主要的微创治疗方法。但其需要有经验的医师以及具备条件的导管室。其使用指征和最佳时间以及优先采用的方法取决于临床情况、危险分层、并发症和冠脉病变的程度及严重性。

2. 抗血小板、抗凝治疗

抑制血小板和凝血酶活化，减少血栓形成，从而减少缺血区域，临床常用药有阿司匹林（抑制血小板环氧化酶减少血栓素 A_2）、氯吡格雷（抑制 ADP 诱导的血小板聚集）、低分子肝素、阿替普酶（rt-PA）等。目前，要求抗血小板药物应该具有如下特点：首先，短半衰期和超短效作用，一旦停止使用，血小板的功能能短时间得以恢复；其次，能实现静脉给药；再次，抗血小板作用的可逆性。在新的抗凝血药物研发中，凝血 Xa 因子的抑制药最受关注。

阿哌沙班是一种新型的口服 Xa 因子抑制药，能预防血栓和中风。最新研究发现，阿哌沙班能降低心房颤动患者的心血管病住院率。相关新药研究报道：血液稀释剂阿哌沙班对心房颤动患者进行的Ⅲ期试验结果非常令人满意，阿哌沙班的效果不仅明显优于华法林，而且可使卒中和全身性栓塞的风险降低21%，大出血风险降低31%，病死率降低11%。

3. 他汀类治疗

能降血脂、降低低密度脂蛋白胆固醇水平，还能稳定斑块、改善内皮功能、减少炎症反应、防止血栓形成，提示能有效降低恶性心血管事件的发生概率，常用药有洛伐他汀、辛伐他汀等。

4. 抗心肌缺血治疗

常用药包括 β 受体阻滞药，阻断心脏 β 受体减慢心率，抑制心肌收缩力，降低心肌耗氧量。常用药有阿替洛尔、美托洛尔等。硝酸酯类药通过扩张血管、减少静脉回流、降低心脏前负荷和心肌耗氧量，从而发挥抗心绞痛作用，但长期使用可引起内皮损伤限制了其临床使用。常用药有硝酸甘油、单硝酸异山梨酯等。钙通道阻滞药有负性肌力、负性频率和负性传导作用，可降低缺血心肌细胞的兴奋性，同时还有扩张血管、松弛平滑肌等作用。常用药有硝苯地平和血管紧张素转换酶抑制药等。

5. 再生医学与干细胞治疗

随着对骨髓来源的血管＋细胞（内皮祖细胞）和心脏内心肌干细胞研究的深入，干细胞治疗和再生医学为 ACS 治疗带来了新的前景。区别于以上传统的治疗方法只能减轻缺血原因和并发症，再生医学可实现缺血坏死组织的修复和功能再生。但目前该领域的研究还集中在试验阶段，临床试验结果还不够理想。干细胞自身和患者应用的条件有关，成功的干细胞治疗必须优化干细胞的类型、导入方式和临床试验条件。

6. 中医药治疗优势

不同于两方医学，中药复方使用有着悠久的历史，积累了大量经方和验方，讲究标本兼治，并长期运用于临床，相对安全。应用现代实验手段、各种组学和数据库，中药及复方治疗心血管疾病研究取得了丰硕成果。

五、护理措施

1. 病情观察

观察胸痛的情况，胸痛通常发生于心前区、胸骨后、颈部、左肩前部，性质为压榨性疼痛，伴恐惧和濒死感。观察有无心律失常、心力衰竭、心源性休克发生，观察心肌酶谱、肌钙蛋白的变化。持续心电监护，监测生命体征，动态观察 EKG 的变化，溶栓患者观察再灌注损伤的情况。

2. 一般护理

急性发作期间绝对卧床休息，严密监测生命体征、心率、心律、末梢循环、精神状况和面色等，观察有无心肌梗死的并发症，一旦发现病情变化，立即报告医生，及时进行处理，氧气吸入（3～5 L/min），备好急救药品和除颤仪。

3. 镇静、镇痛护理

持续的胸痛会加重患者的负性情绪，增加心肌氧耗和负荷，导致病情加重出现休克等，一旦发生胸痛，首先让患者安静平卧，也不要轻易搬动患者，以减少心肌耗氧量。疼痛较剧烈时，静脉（或肌内）注射吗啡镇痛，或给予硝酸甘油微泵注射扩血管治疗。

4. 饮食与通便

饮食宜清淡易消化，富含维生素、优质蛋白及纤维素的食物。保证每日所需的热量和营养，少食多餐，避免因过饱加重心脏负担，少食甜食、胆固醇高的食物，忌烟酒。心功能不全和高血压患者应限制钠盐摄入。保持大便通畅，如大便不易排出，可用缓泻剂，但要注意不能引起患者肠蠕动剧烈增加，防止腹痛和用力排便，引起腹压升高，加重心脏负荷，导致冠脉痉挛而加重心肌缺血，扩大心肌梗死面积而危及生命。

5. 用药护理

急性心肌梗死患者大多会使用扩血管药物或抗心律失常药物，有时可能会多种药物同时使用，要注意药物配伍禁忌，血管活性药物单独一路静脉输入，最好使用中心静脉，用药剂量要准确，最好使用微量注射泵。要严密观察心率和血压，避免短时间内心率和血压的急剧变化。使用胺碘酮治疗室性心律失常，应选择上肢静脉给药，避免下肢远端静脉给药。

6. 溶栓治疗

在急性心肌梗死发生 6 h 内，心电图 ST 段抬高未出现病理性 Q 波时开始溶栓，遵医嘱按要求输注溶栓剂，用药后观察有无过敏反应、出血倾向、低血压、再灌注心律失常的发生。判断溶栓成功的指标：胸痛 2 h 内基本消失，EKU 抬高的 ST 段于 2 h 内下降 > 50%，2 h 内发生再灌注心律失常，血清心肌酶峰值提前到发病 14 h 内或心肌酶峰值提前到 16 h 内。

7. 心理干预

患者一般起病急，剧烈的疼痛和严重的病情使患者产生恐惧、焦虑的心理，护理人员要告知患者卧床休息的重要性，做好心理护理，耐心疏导，要针对不同患者的心理进行个性化护理，使患者自觉配合治疗护理，以利于疾病的康复。

第六节　主动脉夹层

一、概述

主动脉夹层（dissection of aorta，AD）指主动脉腔内的血流通过内膜的破口进入主动脉壁中层而形成的血肿，是心血管疾病中最致命的重症之一。它起病急骤，发展迅速，临床表现复杂多变，如不尽早明确诊断及合理治疗，短期内病死率极高。

二、病因

本病的基础病理变化是遗传或代谢性异常导致主动脉中层囊样退行性变，部分患者为伴有结缔组织异常的遗传性先天性心血管病，但大多数患者基本病因并不清楚。马方（marfan）综合征患者并发本病者约为 40%。某些先天性心血管畸形，如主动脉瓣单瓣畸形和主动脉缩窄也易并发主动脉夹层。另外，动脉内导管术及主动脉球囊反搏等诊疗操作也可能引起主动脉夹层，主动脉内造影剂注射误伤内膜等也可导致本病。

高血压、动脉粥样硬化和增龄为主动脉夹层的重要促发因素，约 3/4 的主动脉夹层患者有高血压，60～70 岁的老年人发病率较高，男性为女性发病率的 2 倍。

三、分型

DeBakey 分型：

Ⅰ型：夹层起源于升主动脉，扩展超过主动脉弓到降主动脉，甚至腹主动脉，此型最多见。

Ⅱ型：夹层起源并局限于升主动脉。

Ⅲ型：病变起源于降主动脉左锁骨下动脉开口远端，并向远端扩展，可直至腹主动脉。

四、临床表现

1. 疼痛

疼痛是本病的主要和突出症状，表现为突然发病，剧烈疼痛，撕裂样 / 撕扯样 / 刀刺样疼痛。疼痛部位常对判断病变部位有帮助。

2. 高血压

患者有面色苍白、出冷汗及四肢发冷、心率加快、神志改变等休克样表现，但与一般休克不同，血压常常较高。

3. 心血管系统

（1）心脏：约半数患者发生主动脉关闭不全，于主动脉瓣听诊区可闻及舒张期杂音。严重主动脉瓣关闭不全者可发生心力衰竭。

（2）脉搏改变：一侧脉搏减弱或消失，反映主动脉的分支受压或内膜裂片堵塞其起源。

4. 神经系统夹层

神经系统夹层累及颈动脉、无名动脉造成动脉缺血，患者可出现头晕、晕厥、脑血管意外、缺血性周围神经病、肢体麻木等。

五、辅助检查

1. 心电图

可有左室肥厚劳损改变，累及冠状动脉时可出现心肌缺血或心肌梗死等表现。

2. 胸片

纵隔或主动脉弓影增大，主动脉外形不规则，有局部隆起。

3. 超声

超声对诊断升主动脉夹层有重要意义，且易识别并发症（心包积血、主动脉瓣关闭不全、胸腔积血等），从超声中可见主动脉根部扩大，夹层分离处可见正常的主动脉壁单条回声带变成两分离的回声带。二维超声中可见主动脉内膜片呈内膜摆动征。

4. 主动脉造影

主动脉造影可以显示裂口的部位，明确主动脉分支和主动脉瓣受累情况，估测主动脉瓣关闭不全的严重程度。但其属于有创性检查，术中有一定的危险性。

5. CT

CT 显示病变的主动脉扩张，发现主动脉内膜钙化优于 X 线，可显示动脉内撕裂所致内膜瓣，此瓣将主动脉夹层分为真假两腔。对降主动脉各层分离准确性高，而动脉升高段由于动脉扭曲可产生假阳性或假阴性。

6. 主动脉 CTA

CTA 断层扫描可观察到夹层隔膜将主动脉分割为真假两腔，重建图像可提供主动脉全程的二维和三维图像，其主要缺点是要注射造影剂，可能会出现相应的并发症，而主动脉搏动产生的伪影也会干扰图像和诊断。

7. MRI

MRI 能直接显示夹层的真假两腔，确定夹层的范围和分型。但其扫描时间较长，不适用于循环状态不稳定的急诊患者，而且也不适用于体内有磁性金属植入物的患者。

六、治疗

1. 即刻处理

严密监测血流动力学指标；监测中心静脉压、肺毛细血管嵌压和心排血量。绝对卧床休息，强效镇静与镇痛。

2. 随后的治疗决策

（1）首先给予强化的内科药物治疗。

（2）升主动脉夹层宜行急诊外科手术。

（3）降主动脉夹层应争取介入治疗置入支架（动脉腔内隔绝术）。

3. 内科药物治疗

（1）降压：迅速将收缩压降至 < 100 ～ 120 mmHg（13.3 ～ 16 kPa）或更低，可静脉滴注硝普钠。

（2）β 受体阻滞药减慢心率至 60 ～ 70 次 /min。

4. 介入治疗

动脉腔内隔绝术。

5. 外科手术治疗

修补撕裂口，排空假腔或人工血管移植术。

七、护理措施

1. 病情观察

（1）安排患者入住 ICU 病房，常规心电监护，密切监测生命体征，尤其注意血压的变化。常规穿刺桡动脉进行有创血压监测，每 15 min 记录 1 次，病情平稳后每小时记录 1 次。如血压突然下降，心率减慢，应考虑瘤体破裂及时通知医生抢救。

（2）密切观察患者重要脏器是否由于夹层累及而导致供血障碍，如精神、意识、瞳孔大小、四肢动脉（桡、股、足背动脉）搏动和四肢运动情况，有无腹痛、腹胀、恶心呕吐，有无胸背部疼痛，记录尿量。

2. 休息与活动

（1）主动脉夹层急性期患者应严格控制活动量，绝对卧床休息，限制探视，防止病情加重。

（2）协助患者取舒适体位，一般可取平卧位，嘱患者翻身时动作轻柔，避免血压波动。病情稳定后也应避免突然改变体位。

（3）绝对卧床期间患者的日常生活由护士协助护理，及时更换衣被，动作轻柔，并定时按摩受压处，预防压疮的发生。

（4）嘱患者避免剧咳或做屏气动作，排便时不要用力，可常规服用通便药物，以免血管内膜进一步撕裂。

3. 饮食护理

指导患者摄取低盐、低脂、低胆固醇、优质蛋白质（鱼、鸡蛋、瘦肉等）、富含维生素的清淡易消化食物，少量多餐，避免暴饮暴食。多食粗纤维（如糙米、芹菜等）或富含可溶性纤维（如红薯等）食物，以保持大便通畅；避免刺激性食物，如咖啡、可乐等，戒烟酒。

4. 对症护理

（1）疼痛：

①胸痛明显者，在密切监测生命体征的前提下遵医嘱适量应用镇痛药物，如吗啡 5 ~ 10 mg 静脉注射或皮下注射，1 次 /（6 ~ 8 h），必要时使用镇痛泵；

②注意观察用药后的效果，如果疼痛反复出现，提示夹层分离继续扩展，疼痛突然加重则提示有主动脉破裂的先兆或剥离侵及冠状动脉的先兆或心包压塞等发生，应立即通知医生，做好手术准备；

③在给予止痛药的同时，还应避免剧烈咳嗽、劳累、情绪激动、用力排便等；

④对于患者疼痛的主诉应予肯定，并适时解释疼痛的原因、处理方法，以提高患者对疼痛的认知程度、控制能力及应激水平。

（2）恶心、呕吐：剧烈恶心、呕吐是主动脉夹层患者常有症状，可能与消化道应激有关，也可能与胃肠道及系膜供血不足有关。当患者出现恶心、呕吐时，应安慰患者，及时清理呕吐物，给予温水漱口，嘱患者症状好转时清淡饮食，遵医嘱用药抑制胃酸分泌，必要时给予镇静药，如艾司唑仑等。

5. 用药护理

（1）急性主动脉夹层一般以静脉持续微量泵入硝普钠为主，硝普钠需要避光，同时配合应用 β 受体阻滞药或钙拮抗药，慢性主动脉夹层可采用口服降压药及其他口服药物，将收缩压控制在 100 ~ 120 mmHg，平均压 60 ~ 70 mmHg，心率控制在 60 ~ 75 次 /min。

（2）用药期间重点观察主动脉夹层撕裂程度，应观察疼痛性质、范围及神志变化。血压持续监测，根据血压变化调节降压药物的使用剂量和速度，避免出现由于血压过低而出现的冠状动脉及脑动脉供血不足的情况；当大剂量使用硝普钠时，注意观察有无中枢神经系统的变化。

6. 心理护理

保持认真而亲切的态度，首先理解患者的感受，并对患者的病情表示关注，还可简单介绍仪器的作用，使其熟悉自己所处的新环境。医护人员应以紧张但有条不紊的方式工作，不要表现出慌张及忙乱，以免增加患者的不信任及不安全感。

第七节　高血压急症

一、概述

高血压急症（hypertensive emergency）是指短时期内（数小时或数日）血压重度升高，舒张压 > 130 mmHg 和 / 或收缩压 > 200 mmHg，伴有重要器官组织，如心脏、脑、肾脏、眼底及大动脉严重功能障碍或不可逆损害。美国 JNC 第六次报道，把本病分为高血压急症和亚急症两个类型。高血压急症是指需要立即降压（不必达到正常范围）以预防或减少靶器官损伤的情况，包括高血压脑病、颅内出血、不稳定型心绞痛、急性心肌梗死、伴有肺水肿的急性心力衰竭、夹层主动脉瘤和子痫等；高血压亚急症是指那些期望几小时内降低血压的情况，如 3 级高血压和严重的围手术期高血压等。高血压急症，病情危重，病因复杂，如不及时治疗，把血压控制到安全水平，则可导致严重的靶器官损害，甚至危及生命。

高血压危象（hypertension crisis）是指在高血压病程中突发性交感神经功能亢进致使血压急剧升高，引起重要器官功能损害，甚至危及生命的一种临床综合征。

二、诱发因素

很多高血压危象常发生在原发性高血压病或继发性高血压的基础上。最常见的是在长期原发性高血压患者中血压突然升高，占 40% ~ 70%。另外，25% ~ 55% 的高血压危象患者有可能查明原因的继发性高血压，肾实质病变占其中的 80%。一旦查找到发病诱因，积极控制发病诱因是救治的关键环节，必须给予足够重视。

（1）高血压病患者未规律服用降压药或突然停药。

（2）情绪激动、精神紧张、过度疲劳、大量吸烟和酗酒，以及寒冷刺激。

（3）严重创伤（如颅脑外伤）及手术所致的应激状态、各种原因引起的疼痛等。

（4）引起继发性高血压的原发病（如肾血管肾实质疾病和嗜铬细胞瘤等）突然加重。

（5）内分泌失调、口服避孕药、妊娠或子痫等。

（6）应用某些药物，尤其是拟交感类药物（可卡因和安非他命）。

三、发病机制

在各种发病诱因影响下血液循环或局部血管收缩（血管紧张素 Ⅱ 或去甲肾上腺素）增强，引起血管反应性增加，小动脉血管发生强烈收缩；或由于血管舒张因子（前列腺素或缓激肽）减少，胆碱能张力降低；钠潴留或容量负荷过重等因素作用于肾脏产生“压力性利尿”，以及由此诱发的低血容量进一步刺激血管收缩素释放，形成恶性循环，导致强烈的外周阻力血管收缩，促使血压进一步迅速升高；相继出现的血管内皮损伤和纤维蛋白样坏死诱发血小板和纤维蛋白积存，使血管失去自我调节功能。血管损害引起周围血管和组织缺血、水肿、出血和梗死，心、脑、肾是最容易受累的靶器官。

四、临床表现

短期内血压急剧增加，伴有心、脑、肾功能损害是其共同表现。根据临床表现可分为以下几方面。

1. 高血压脑病

突发血压明显升高，超过脑血管自身调节的限度，伴大脑功能短暂丧失，可出现剧烈头痛与神志改变，严重者可发生抽搐、癫痫样发作和昏迷，还可出现肢体活动障碍。但降压治疗后，在 12 h 内大脑功能可恢复，从而可与脑出血、脑梗死区别。

2. 急进型高血压

急进型高血压是指舒张压（DBP）> 17.3 kPa（130 mmHg）伴 Keith-Wagener（KW）Ⅲ级眼底病变（火焰形出血和软性渗液而无视盘水肿）及肾功能不全，可有心、脑功能障碍。

3. 恶性高血压

恶性高血压具有急进型高血压的临床表现，但 DBP ≥ 18.7 kPa（140 mmHg），眼底改变为 KW Ⅵ级（视盘水肿）。急进型高血压和恶性高血压系高血压的不同发展阶段，即急进型高血压为恶性高血压前驱，常统称为急进型恶性高血压。如不及时治疗，预后不佳，约 60% 患者短期内死于肾衰竭、脑卒中或心力衰竭。

4. 高血压危象

高血压危象是指短期内血压明显升高达 33.8/15.6 kPa（260/120 mmHg）以上，出现头痛、烦躁、心悸、多汗、恶心、呕吐、面色苍白或潮红、视物模糊等交感神经活性亢进、循环儿茶酚胺增高征象。

五、辅助检查

1. 头部 CT

对伴意识障碍者有利于排除脑血管意外的可能及对脑水肿的程度判定。

2. 心电图

可协助判断有否急性心肌缺血或损害。

3. 血尿素氮和肌酐

了解对肾脏功能的影响或了解原来肾功能的状况，有助于治疗药物的选择。

4. 血糖及血中儿茶酚胺测定

血中游离去甲肾上腺素或肾上腺素升高，有助于鉴别诊断。

5. 尿常规和血常规

可了解高血压的病程及对肾脏的影响。

六、治疗措施

治疗原则为争分抢秒尽快降压，制止或预防抽搐，预防严重并发症的发生。

1. 监护

患者有条件则在 CCU 或 ICU 治疗为宜，以获得密切的监测。

2. 决定降压要达到的水平

急症降压的第一步在数分钟至 2 h 内平均动脉压降低 25%；第二步则在 2 ～ 6 h 降至 160/100 mmHg。除非情况特殊（如急性心肌梗死、高血压脑出血、胸主动脉剥离、继发肾衰竭）发病后前几天应避免急剧降压，以避免脑血流低灌注症状。可通过 1 ～ 2 周治疗，使血压逐渐降至正常；合并脑血管病何时降压治疗尚有争论，除非血压 > 180/105 mmHg，否则应停用降压药，直至病情稳定。

3. 注意血压及脏器灌注的自我调节

长期高血压患者、老年人（> 60 岁）及脑血管意外急性期患者，其脑血流自主调节范围变窄，此时，脑血流更多依赖于大脑灌注压及血压。因此，血压下降不宜过快过速。同理，合并冠心病和肾功能不全者也不宜降压过快，否则导致冠脉供血不足或肾血流量减少。基础血压越高，年龄越大更应谨慎。开始时降压药剂量宜小，使 DBP 降至 110 mmHg，密切观察是否有神经系统症状、心输出量降低、少尿等现象。然后逐渐增加剂量，几天内过渡至亚正常水平，应使患者能够耐受血压下降的速度。

4. 血压稳定后的长期抗高血压治疗

（1）逐渐减少注射用药，一旦血压降至理想水平就开始口服降压药。

（2）降压药物选择：阶梯治疗已盛行多年，近年来对此有两点重要修正。其一，即应根据患者的特点来选择一线药，特别是危险因素、靶器官损害、药物不良反应和并发症、疾患。高血压常需终身治疗，故还需考虑药物价格、能否减少心血管危险因素、改善生活质量等。目前除钙拮抗药与利尿剂、

β 受体阻滞药与血管紧张素转换酶抑制药（ACEI）在文献上未提及组合外（但非绝对禁忌），其他均可根据具体病情进行组合。此外，对噻嗪类可否作为第一线药物国际上尚有争论，美国学者观察 5 年发现血脂改变不明显，而瑞典等一些学者则持反对态度。其二，单剂无效时，首先应增加至最大推荐量，若仍无效可有两种选择：更换另一种可能有效药物；加其他药，但剂量减少。主张用长效制剂，其理由是患者顺从性好，血压控制平稳，防止晨起血压骤升导致猝死、脑卒中、心肌梗死。

（3）要求控制的血压水平：近年来，已逐渐认识到收缩期高血压的危害性，它对预后的意义甚至比舒张压更大。一般要求血压 < 140/90 mmHg，老年纯收缩期高血压不能达此水平，亦宜将 SBP < 160 mmHg，年轻高血压或合并糖尿病肾病者血压宜 < 130/85 mmHg。最近完成的 HOT 是迄今为止国际上最大的临床试验，汇总结果显示高血压患者理想血压为 138/82.6 mmHg。

（4）重视非药物治疗。

七、护理措施

（一）血压快速升高期的护理

1. 卧床休息

绝对卧床休息，保持病房环境安静，避免不良刺激，稳定患者情绪。

2. 保持呼吸道通畅

吸氧，必要时给予心电、血压、呼吸、血氧饱和度监测。严密观察患者血压、心率，如发现血压急剧升高或骤然过低、晕厥，应立即报告医生。

3. 降低血压

（1）持续监测血压，尽早降压：密切监测血压，急性期每 15 ~ 30 min 测量一次血压，用药平稳后可根据医嘱调整测量血压的次数。建立静脉通道，按医嘱给予药物治疗。

（2）控制性降压：逐步控制性降压，24 h 内将血压降低 20% ~ 25%，48 h 内血压不低于 160/100 mmHg，1 ~ 2 周逐步降至正常。

（3）遵医嘱选择合适的降压药：首选硝普钠，按医嘱严格掌握其剂量、浓度。硝普钠应现配现用、避光，每 4 ~ 6 h 更换液体 1 次，视血压情况调节其推注速度。其次可选用硝酸甘油、拉贝洛尔等。同时加口服降压药物，单一药物无效时即考虑联合用药。

（4）用药护理：遵医嘱应用降压药物治疗，测量血压的变化以判断疗效并观察药物的不良反应。

（二）剧烈头痛、恶心呕吐的护理

（1）为患者提供安静的休息环境，关心、安慰患者，多陪伴患者，减轻其紧张情绪，避免劳累。

（2）如有剧烈头痛、肢体乏力、恶心、呕吐等情况，应立即报告医生。

（3）头痛时嘱患者卧床休息，抬高床头，改变体位的动作要慢。

（4）向患者解释头痛的原因主要与高血压有关，血压恢复正常且平稳后头痛症状可减轻或消失。

（5）指导患者使用放松技术，如心理训练、音乐疗法、缓慢呼吸等。

（6）少量呕吐者，可进易消化、无刺激性半流食、软食，少量多餐，逐步过渡到正常饮食。

（7）保持口腔清洁，做好口腔护理。

（三）出现靶器官损害的护理

（1）定期监测血压，严密观察病情变化，发现患者出现靶器官损害的表现，应立即报告医生配合抢救。

（2）立即进行降压治疗以阻止靶器官进一步损害。

（3）降压过程中要严密观察靶器官功能状况，如神经系统症状和体征的变化，胸痛是否加重等。

（4）降压期间根据重要脏器是否有缺血表现来调节降压速度。由于高血压患者已存在靶器官的损害，过快或过度降压容易导致组织灌注压降低，诱发组织缺血，所以初始的降压目标并非是使血压正常，而是将血压降至安全水平，最大限度地防止或减轻心、脑、肾等靶器官损害。

（5）血压较高、症状较多或有器官损害表现者应充分休息；若通过治疗血压保持一般水平，脏器功能尚好者，除保证足够睡眠外，可适当活动和体育锻炼。

（6）对出现脑血管并发症者特殊处理：

①原则上实施血压监控与管理，不实施降压治疗，只有在血压极度升高，即 > 200/130 mmHg 时，考虑严密血压监测下降压治疗，但目标血压不低于 160/100 mmHg。

②降低颅内压，消除脑水肿；呋塞米、甘露醇等降低颅内压。

③控制抽搐：地西泮或苯巴比妥钠等。

④对意识改变者，绝对卧床休息。床头抬高 10° ~ 20°，做好口腔和皮肤护理，以减少口腔溃疡和压疮的发生。

⑤避免过度劳累和精神刺激有助于降低高血压脑病的发生。

第八节　糖尿病酮症酸中毒

一、概述

糖尿病是一组以高血糖为典型特征的代谢性疾病，多由胰岛素分泌缺陷或生理活性受损所致，长期存在的高血糖症状会累及其他器官系统，造成肾、心脏、血管等的慢性损害，严重影响患者的生活质量。随着生活方式的改变，世界范围内的糖尿病发病率不断上升并呈流行态势，已成为当前临床上的主要内分泌代谢疾病。糖尿病酮症酸中毒（DKA）是糖尿病的一种常见急性并发症，其发生概率与糖尿病分型有很大关系。1 型糖尿病的发病机制主要为胰岛素分泌不足，因此，不主张用胰岛素促泌剂治疗。此外，及早补充胰岛素，可以保护患者的胰岛功能并防治并发症。2 型糖尿病的发病机制主要为胰岛素抵抗，使用口服降糖药尤其减少胰岛素抵抗、增加胰岛素敏感性的药物更为合适。一般 1 型糖尿病的 DKA 发生率要高于 2 型糖尿病，而且 DKA 多为 1 型糖尿病患者的首发表现，研究 1 型糖尿病与 2 型糖尿病合并 DKA 的特点可为糖尿病合并 DKA 的急救提供参考资料。

二、糖尿病病例筛除标准

1. 纳入标准

符合世界卫生组织制定的糖尿病诊断标准，随机血糖 > 11.0 mmol/L，尿常规检查显示尿酮体呈阳性。

2. 排除标准

血气 pH ≥ 7.30，为妊娠期或哺乳期妇女，酸中毒系其他原因引起。

三、临床表现

DKA 多见于 1 型糖尿病患者，绝大多数成人的 DKA 患者均有糖尿病和使用胰岛素的治疗史，大多有明显诱因，儿童则多以 DKA 为首发症状出现。一般起病急骤，但也有逐渐发病者。早期无明显表现或糖尿病本身症状加重，可常因大量尿糖及酮尿使尿量明显增加，患者时感软弱、乏力、极度口渴、多饮多尿、肌肉酸痛，为酮症酸中毒的前驱表现。此时可伴有食欲缺乏、恶心、呕吐等消化道症状。

1. 严重脱水

皮肤黏膜干燥、弹性差，舌干而红，口唇樱红色，眼球下陷，心率增快，心音减弱，血压下降，并可出现休克及中枢神经系统功能障碍，如头痛、神志淡漠、恍惚，甚至昏迷。造成精神障碍的原因是综合性的，主要有：酮体（特别是乙酰乙酸）的利用率显著降低；酸中毒时脑组织对氧的利用率显著降低；循环衰竭或休克状态下脑血流量下降；高渗状态下脑细胞脱水及电解质紊乱对脑功能的影响等。

少数患者可在脱水时出现上腹部剧痛，腹肌紧张并压痛，酷似急性胰腺炎或外科急腹症，胰淀粉酶亦可升高，属于非胰源性升高，系与严重脱水和糖代谢紊乱有关，一般在治疗 2 ~ 3 d 后可降至正常。

2. 酸中毒

酸中毒呈深而快的 Kussmaul 呼吸，呼出气体呈酮味（烂苹果味），少数患者可并发呼吸窘迫综合征。酸中毒可导致心收缩力下降,诱发心力衰竭。

3. 电解质失衡

早期低血钾常因病情发展而进一步加重,可出现胃肠胀气、腱反射消失和四肢发麻,甚至有麻痹性肠梗阻的表现。当同时合并肾功能损害,或因酸中毒致使细胞内大量钾进入细胞外液时,血钾增高。

4. 其他

肾衰竭时少尿或无尿,尿检出现蛋白、管型;部分患者可有发热,病情严重者体温下降,甚至降到 35℃ 以下,这可能与酸血症血管扩张和循环衰竭有关;尚有少数患者可因 6- 磷酸葡萄糖脱氢酶缺乏而产生溶血性贫血或黄疸。

四、辅助检查

1. 尿

尿糖阳性或强阳性,偶可出现弱阳性;尿酮体呈强阳性。肾功能严重损伤者,而肾糖阈及酮阈升高,可出现尿糖与酮体弱阳性,诊断时必须注意血酮检测,可有管型尿与蛋白尿,尿比重常增高,有时可达 1.045 以上,肾小管功能不全时,尿比重多高。

2. 血

(1)血糖明显升高,多在 16.7 ~ 33.3 mmol/L,有时可达 36.1 ~ 55.5 mmol/L。

(2)血酮定性强阳性,正常值 < 0.5 mmol/L,多在 4.8 mmol/L 以上,有些危重患者可达 30 mmol/L 以上。

(3)二氧化碳结合力(CO_2CP)降低,碱剩余(BE)负值增大,阴离子间隙常增大。

(4)在代偿期,动脉血 pH 可在正常范围。

(5)失代偿时 pH 常 < 7.35,有时可 < 7.0。

(6)血钠多数下降,少数可正常,偶可升高。

(7)血清钾于病程初期正常或偏低,而少尿、失水、酸中毒严重期可升高至 5.5 mmol/L 以上,以致出现高钾血症。

(8)经补液和胰岛素治疗后,又可降至 3 mmol/L 以下,发生低钾血症。

(9)游离脂肪酸(FFA)显著升高,三酰甘油升高,磷脂、胆固醇均可增高,高密度脂蛋白 – 胆固醇(HDL–C)水平常可降至正常范围的下限以下。

(10)尿素氮、肌酐常因脱水而升高,治疗后常可恢复正常。

(11)白细胞常增高,无感染时也可高达(15 ~ 30)$\times 10^9$/L,以中性粒细胞增高为主,故在本症中不能以白细胞计数来判断感染的存在。

(12)血红蛋白与红细胞比容常可升高,其升高情况与脱水的程度有关。

(13)血淀粉酶升高者应注意是否伴有急性胰腺炎的存在。

五、诊断

典型 DKA 的诊断并不困难,对于有明确的糖尿病病史的患者突然出现脱水、酸中毒、休克、神志淡漠、反应迟钝甚至昏迷,应首先考虑到 DKA 的可能。对于尚未诊断为糖尿病者突然出现脱水、休克、尿量较多,呼气中伴有烂苹果味者,必须提高警惕。对于可疑诊断为 DKA 的患者,应立即检测尿糖、酮体、血糖、二氧化碳结合力及血气分析等。

1. 诊断

无论有无糖尿病史,凡有上述临床症状者,根据下列第(1)~(4)项实验室检查即可诊断。

(1)尿糖、尿酮体:呈强阳性,可同时有蛋白尿、管型尿。有严重肾损害者尿糖、尿酮体可为弱阳性,甚至因肾糖阈提高而为阴性。

(2)血糖:明显升高 > 16.7 mmol/L,一般为 16.7 ~ 27.5 mmol/L,重症 > 27.5 mmol/L 时可伴高渗性昏迷。

（3）血酮体：升高一般 > 5 mmol/L。血酮体显著增高 > 8.6 mmol/L 有确诊价值。

（4）血酸度：酸中毒代偿期 pH 在正常范围内；失代偿期常 < 7.35，血 CO_2CP 低于正常值，但 > 15.72 mmol/L 者为轻度酸中毒，在 8.98 mmol/L 以下者为重度，介于两者之间为中度。

（5）K^+、Na^+、Cl^-：可正常、降低或升高。酸中毒治疗后，尿量增加时，血 K^+ 逐渐下降。

（6）血尿素氮、肌酐：可升高，酸中毒得到纠正后，血尿素氮、肌酐仍未降至正常应考虑同时合并有肾功能不全。

（7）白细胞：大多 > 10×10^9/L，合并感染时可达（15 ~ 30）$\times 10^9$/L，又以中性粒细胞增高较显著。

2. 糖尿病酮症酸中毒的诊断标准

（1）早期表现为烦渴、多饮、多尿及无力，至后期尿量减少或尿闭、消瘦、软弱等。

（2）消化道症状：如食欲缺乏、恶心、呕吐、腹痛等。

（3）神经系统症状：如头痛、嗜睡，严重者昏迷。

（4）不同诱因的症状。

（5）体格检查：

①神志：轻者神志清楚，重者神志模糊、昏迷。

②脱水导致皮肤干燥、皮肤弹性差、舌干红、眼球下陷、眼压降低。

③Kussmaul 呼吸：呼吸加深、加速，呼气有烂苹果气味。

④循环系统可见脉速细、弱，四肢冷，血压低，休克。

⑤体温低于正常，有感染者体温升高。

⑥腹部有压痛，可有腹肌紧张。

⑦各种反射迟钝或消失。

3. 危重指征

（1）严重脱水、昏迷。

（2）pH < 7.11，血糖 > 33.3 mmol/L。

（3）严重电解质失衡。

（4）同时并发肾衰竭、呼吸衰竭、心力衰竭或脑血管意外。

六、治疗原则

对单有酮症者，仅需补充液体和胰岛素治疗，持续到酮体消失。DKA 应按以下方法积极治疗。

1. 一般治疗

吸氧；建立静脉输液通道；意识障碍者留置尿管，记液体出入量；密切观察生命体征；监测血糖、血电解质、二氧化碳结合力、血酮、尿酮；辨别诱发因素，纠正脱水、高血糖、电解质紊乱。

（1）胰岛素治疗：一般采用小剂量胰岛素治疗方案，开始以 0.1 U/（kg·h）胰岛素，使血糖以 2.8 ~ 4.2 mmol/L 的速度下降，如在第 1 h 内血糖下降不明显，且脱水已基本纠正，胰岛素剂量可加倍。每 1 ~ 2 h 测定血糖，根据血糖下降情况调整胰岛素用量。当血糖降至 13.9 mmol/L 时，胰岛素剂量减至 0.05 ~ 0.1 U/（kg·h），并开始输入 5% ~ 10% 葡萄糖溶液。

（2）补液：补充血容量，恢复肾灌注，有助于降低血糖和清除酮体。补液速度应先快后慢，并根据血压、心率、每小时尿量及周围循环状况决定输液量和输液速度。患者清醒后鼓励饮水。

（3）纠正电解质紊乱和酸中毒：在开始胰岛素及补液治疗后，患者的尿量正常，血钾 < 5.5 mmol/L 即可静脉补钾。治疗前已有低钾血症，尿量 ≥ 40 mL/h 时，在胰岛素及补液治疗同时必须补钾。严重低钾血症（< 3.3 mmol/L）可危及生命，此时应立即补钾。当血钾升至 3.5 mmol/L 时，再开始胰岛素治疗，以免发生心律失常、心搏骤停和呼吸肌麻痹。血 pH7.0 以下时，应考虑适当补碱，直到上升至 7.0 以上。

2. 去除诱因和治疗并发症

如休克、心力衰竭和心律失常、脑水肿和肾衰竭等。

七、疗效评价

酮症酸中毒缓解标准是：血糖 < 11 mmol/L，碳酸氢盐 > 18 mmol/L，静脉血 pH > 7.3。

八、护理措施

1. 观察

注意患者的主诉，密切观察临床表现。

2. 补液

嘱患者口服补充足量液体。若患者脱水症状进一步加重，给予静脉补液，静脉补液一般建立两条静脉通道，一条进行补液，另一条专门进行小剂量胰岛素维持泵入。严重脱水可建立 3 ~ 4 条静脉通道。

3. 补充液体

（1）输液是抢救 DKA 首要的、极其关键的措施。补液速度可稍快。心肾功能正常一般第一个 24 h 补液量 3 000 ~ 6 000 mL，有时高达 6 000 ~ 8 000 mL。轻、中度脱水治疗时开始 2 ~ 4 h 的补液量以 500 mL/h 的速度进行，重度脱水者开始 2 ~ 4 h 以 750 ~ 1 000 mL/h 的速度补液。心肾功能差应在监测中心静脉压情况下调节输液速度和输液量。

（2）对于血容量持续不可恢复的休克患者可以输入血浆或代血浆以提高有效血容量。

（3）补液一般使用 0.9% 氯化钠液体。血糖 > 33.3 mmol/L、血钠 > 150 mmol/L 时可先用 0.45% 低渗盐水，血糖降至 13.9 mmol/L 时，给予 5% 葡萄糖或 5% 葡萄糖盐水。

4. 胰岛素治疗的护理

（1）选用短效胰岛素静脉给药，4 ~ 8 U/h 或 0.1 U/（kg·h），加入 0.9% 氯化钠液内静脉滴注，使血糖下降速度为每小时 3.9 ~ 5.6 mmol/L，治疗 2 h 后，血糖无明显下降时胰岛素剂加倍。

（2）降糖速度：血糖下降速度为每小时 3.9 ~ 5.6 mmol/L。

（3）血糖下降到 13.9 mmol/L 左右改输 5% 葡萄糖，按每 2 ~ 6 g 葡萄糖加 1 U 胰岛素继续静脉滴注。

5. 严密监测血糖

一般每 1 ~ 2 h 监测血糖，直到血糖降至 14 mmol/L 以后改为每 4 h 监测。

6. 安全护理

做好安全措施，防止意外伤害，卧床患者加床栏防止坠床，烦躁患者加约束带保护。

7. 并发症的护理

（1）积极处理诱发病，防治并发症的发生。

（2）对心力衰竭、心律失常者可根据血压、心率、中心静脉压、尿量等情况调节输液量和速度，并视病情应用利尿药和正性肌力药。血钾过低、过高均可引起心律失常，宜用心电监护，及时治疗。

（3）并发脑水肿时病死率高，应着重预防、早期发现和治疗。发生脑水肿时可采用脱水剂如甘露醇、呋塞米以及地塞米松等。

（4）酸中毒伴有急性胃扩张者可用 1.25% 碳酸氢钠溶液洗胃，清除残留食物，预防吸入性肺炎。

第五章 神经内科疾病护理

第一节 全脑血管造影基础护理

一、概述

全脑血管造影是在注射造影剂后进行 X 线摄影，可显示颅内的动脉循环与静脉循环。通过数字减影处理，注射少量造影剂就能获得高分辨度的成像。脑血管造影术对 CT 与 MRI 能起的补充作用是可以显现出颅内病变的位置及其血液供应情况，而且对诊断动脉的狭窄或闭塞、先天性血管缺失、动脉瘤与动静脉畸形来说，脑血管造影仍被认为是"金标准"，同时也是介入治疗的最终术前评价标准（表5-1、图 5-1、图 5-2、图 5-3）。

表 5-1　全脑血管造影的适应证与禁忌证

适应证	禁忌证
脑血管疾病的诊断和鉴别诊断	哮喘、造影剂过敏者
脑肿瘤动脉灌注化疗、术前栓塞及介入治疗前的常规造影	严重心、肝、肾功能损害者
颅内占位性病变，如颅内肿瘤、脓肿、囊肿、血肿等	甲状腺功能亢进及糖尿病未控制者
监测脑血管循环状态	有全身出血倾向者

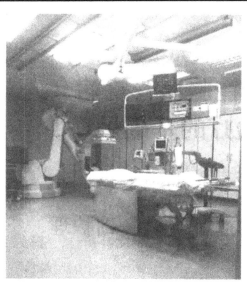

图 5-1　全脑血管造影常用仪器设备：
血管造影机、高压注射器、心电监护
仪、麻醉机

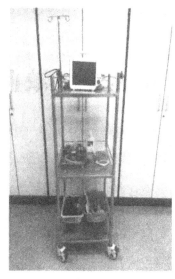

图 5-2　多功能治疗车

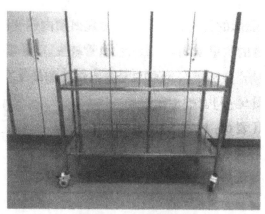

图 5-3　加长器械台

二、脑血管造影方法

常用 Seldinger 技术穿刺，置入动脉穿刺鞘。穿刺成功后，选择造影导管依次进行颅内血管系统的造影（图 5-4）。

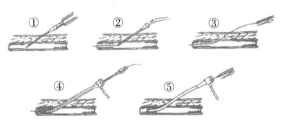

图 5-4　Seldinger 技术

脑血管造影血管路径（图 5-5）：

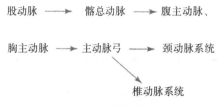

图 5-5　造影血管路径

三、护理

（一）护理评估
（1）患者术前、术后的意识状态、肢体活动情况。
（2）患者的病史。
（3）心理状态。
（4）神经系统检查情况，包括影像学检查、实验室检查等。

（二）相关护理诊断
（1）焦虑、恐惧：与对疾病和治疗方式缺乏特定的认知有关。
（2）舒适的改变：与体位不适、组织创伤、缺血、缺氧有关。
（3）潜在并发症：下肢静脉血栓形成，与颅脑损伤、长期卧床有关。

（三）护理目标
（1）减轻心理负担，消除恐惧心理。
（2）减轻躯体不适，消除不良环境刺激。

（3）预防术后并发症。

（四）护理措施

1．术前护理

（1）评估与观察要点：

①评估患者股动脉穿刺皮肤情况。

②术前相关检查：如血尿便常规、凝血功能、肝肾功能、心电图及X线胸片等。女性患者了解月经情况，手术应避开月经期，男性患者要了解有无尿道狭窄、前列腺疾病等，防止术后尿潴留发生。对于高血压、冠心病、糖尿病患者，术前应给予药物以稳定血压，改善心脏功能等。

（2）操作要点：

①术前做好碘过敏试验及抗生素试验。

②备皮：范围为双侧股动脉周围30 cm以上（上平脐，下至大腿上1/3，外界至腋中线延线，内界为大腿内侧）。

③需行闭塞颈内动脉时，须接受颈动脉闭塞耐受试验（Mata试验）。

④记录患者意识状态、生命体征及肢体活动情况。

⑤患者双侧足背动脉搏动次数，皮肤颜色及末梢循环情况，在足背标记搏动明显的部位，以利于术后对照。

⑥准备患者的病历、带药、管路情况。

（3）指导要点：

①心理指导：患者对疾病认知程度缺乏，担心疾病带来的并发症及后遗症，常伴有紧张、焦虑以及恐惧心理，加之脑血管造影及介入治疗具有一定的创伤性，加重患者的心理负担。护士应根据患者的个体差异，如性别、年龄、文化程度、接受能力的不同，采取相应的交流方式，向患者及家属介绍进行介入治疗的目的和意义，手术过程、术中配合要点及术后效果，使患者对治疗有一个基本的了解，并同时将手术风险告知患者家属，以利于患者配合手术顺利进行。

②Mata试验：为了保证患侧颈动脉阻断后不发生脑缺血，手术前需要进行颈总动脉压迫训练，即为了促进患侧颈动脉对结扎术的耐受性，一旦在手术中阻断患侧入颅血供仍可通过健侧血供代偿，保证患侧大脑生理功能所必需的最低供血量，以防止偏瘫等后遗症。方法：患者用对侧的手压迫患侧颈总动脉，第一次压迫5～10 min，耐受力差者可0.5～3 min（初次压迫时可能会出现头晕、目眩、恶心，向患者解释为正常反应），以后逐渐延长压迫时间，达到每次压迫30 min而不出现脑缺血症状，则表示侧支循环代偿性供血能力良好。

③指导患者练习床上大小便，因为造影术后需要卧床24 h，避免患者发生尿潴留或便秘。

④指导用药，患者术前常规口服药正常服用，控制好血压和血糖。

⑤术前禁食水：常规禁水4 h，禁食6 h。

2．术中护理

（1）评估与观察要点：

①用物准备情况：非离子型造影剂、利多卡因注射液、肝素注射液、鱼精蛋白注射液（备）、玻璃瓶装0.9%氯化钠注射液500 mL、急救药品等，根据具体需要备尿激酶、阿替普酶注射液、盐酸替罗非班氯化钠、尼莫地平、盐酸罂粟碱注射液。造影导管、泥鳅导丝、动脉穿刺鞘、压力延长管、三通、一次性高压注射针筒等，必要时准备导尿包。

②手术体位摆放：平卧位，双下肢外展并轻度外旋，必要时穿刺侧臀下垫枕，身体两侧放置托手板，防止检查床的移动撞伤患者。

③术中严密观察患者生命体征的变化，做好各种应急抢救工作，发现异常及时报告医生处理，术中应对患者说明使用某些药物可能出现的症状，并与患者不断轻声交谈，做出及时评估，对于操作时间长或长时间卧床困难者，用一小软垫置于患者膝关节以下，以减轻背部紧张与不适，保证患者的舒适。严密观察加压输液的滴速，速度过快与过慢要及时提醒医生，保证液体的平稳输注，并及时补充压力。

（2）操作要点：

①监测患者生命体征，建立静脉通道（一般在术者的对侧、患者的左侧上肢建立静脉输液通道，以便于术者手术操作），若需全麻，配合麻醉医生麻醉。

②铺无菌器械台，严格遵守无菌操作原则（图5-6）。准备消毒液，协助医生铺无菌单。

③记录内容：准确记录术中肝素化的时间，根据手术时间及时追加肝素。完整、准确、及时填写护理记录单，术中高值耗材及时粘贴规格标签，并填写使用计价登记表。

④心电监测电极片粘贴：全脑血管造影时，为避免金属电极片影响造影图像，连接心电监护时，将电极片粘贴于上肢手腕处，胸前区的电极片尽量靠近左侧腋中线。

⑤仪器设备安全放置：血管造影机在术中需要转动才能看清楚所需要的血管图像，必需的C臂转动的范围之内没有任何障碍物，否则发生碰撞，造成损伤，对患者安全不利，要对监护仪、麻醉机、器械台、输液架、高压注射器等进行固定位置放置，在地面上做上标记，每次按标记进行放置，避免仪器碰撞情况的发生。

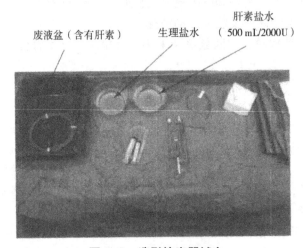

废液盆（含有肝素）　　　生理盐水　　　肝素盐水（500 mL/2000U）

图5-6　造影检查器械台

（20 mL注射器抽吸肝素盐水使用，10 mL注射器打局部麻醉药用或抽吸造影剂使用）

（3）指导要点：告知患者当向动脉内注射造影剂时面部会有麻木、发热感，此时告诉患者不要动，属于正常现象，以免影响透视图像，积极配合医生治疗，以便取得更好的治疗效果，如有不适及时告知术者。

3. 术后护理

（1）评估与观察要点：观察术侧下肢的足背动脉搏动、皮肤温度、颜色、血液循环、痛触觉等情况，并注意与对侧肢体相比较，与术前比较，测足背动脉搏动，每2 h一次，共4次，并记录。特殊要求者每15 min测一次，共8次。如出现穿刺部位膨隆、远端动脉搏动减弱或消失，可能为局部血肿压迫动脉；如出现置鞘侧肢体远端疼痛、动脉搏动消失、皮温降低、皮肤颜色发白等征象，可行急诊动脉溶栓治疗。

（2）操作要点：

穿刺部位处理：穿刺点绷带"8"字加压包扎法，固定6 h，穿刺肢体制动活动8 h，卧床24 h，必要时使用约束带。使用血管闭合器的患者3 h后可下地活动，但一般不主张过早地下地活动。

（3）指导要点：

①饮食指导：局麻造影后可多饮水（一般4 h内＞2 000 mL），以利于碘造影剂的排泄，造影剂绝大部分经肾脏排泄，这是多饮水的目的。多吃蔬菜和水果，避免食用甜食、鸡蛋、豆浆等，防止便秘和胀气。

②体位指导：由于患者严格卧床，可给予向患侧翻身60°，健侧翻身20°～30°，交替更换体位，保持患侧髋关节伸直，对侧下肢自由弯曲，对有腰背疼痛难忍的患者按摩受压部位以减轻不适，对有

下肢功能障碍者，术后应预防压疮的发生，受压部位经常按摩。

③指导患者大小便：由于患者术后绝对卧床，不习惯床上大小便，出现尿潴留、便秘情况，护士及家属应及时观察患者排尿情况，排尿困难者可选用腹部按摩、毛巾热敷、听流水声等方法，必要时给予导尿，同时询问患者有无腰酸、腰胀痛症状，并观察尿颜色、尿量的变化，预防便秘。

四、并发症观察与处理

1. 穿刺点出血或血肿

穿刺点出血或血肿是由于损伤性穿刺、人工压迫不得当、穿刺器械损伤血管壁、肝素用量过量或患者凝血机制障碍、患者体质差、没有配合绝对卧床等。小的血肿可不予处理，造影 2 d 后可消退，大的血肿需加固压迫，抗感染，24 h 后局部湿热敷，1 周后理疗，静脉注射肝素 100 ~ 150 mg（肝素 125 U 相当于 1 mg），如以上处理无效，血管受损明显，即行手术清除。

2. 症状性脑血管痉挛

脑血管痉挛是由于穿刺不成功或插管时间过长、既往有血管病变史、导管或导丝机械性损伤刺激血管内皮等。症状表现为头晕、头痛、呕吐、失语、短暂性的意识障碍、肌力下降等。应严密观察患者的意识、语言、肢体活动情况，一旦出现脑血管痉挛，最有效的方法是及时终止各种刺激性操作；尼莫地平能有效地防止脑血管痉挛，可以预防用药；发生痉挛可用盐酸罂粟碱静脉注射。

3. 迟发并发症

血管造影术后 1 d 或数天发生，表现为迟发性出血、穿刺部位动脉搏动减弱或无脉、恶心、呕吐、穿刺部位疼痛或触痛、下肢麻木等。

五、健康教育

（1）告知患者注意休息，避免劳累，保持良好的心态。
（2）多吃水果蔬菜，保持大便通畅，低盐、低脂饮食，戒烟酒。
（3）告知患者简单的脑血管疾病知识，做好简单的预防。

第二节　急性脑梗死介入动脉内溶栓护理

一、概述

脑梗死是严重危害人类健康的主要疾病之一，是长期致残的首位病因。其死亡率排在心肌梗死和癌症之后，是位居第三位的疾病。形成脑梗死的决定性因素是脑组织局部缺血的持续时间和严重程度。75%的脑梗死是由于急性血栓形成或其他部位的血栓转移，导致局部脑血管闭塞。脑梗死溶栓治疗就是为早期再通动脉，把阻塞脑动脉的血栓或栓子溶解掉，使闭塞的动脉再通，脑组织及时恢复供血，尽量挽救神经功能。随着神经病学和溶栓剂的研究和发展，溶栓治疗已经成为降低梗死面积和致残率的最有效方法，特别对中、重度神经障碍的患者疗效尤为显著。

（一）急诊溶栓治疗目的

目前认为，治疗脑血栓最重要、最关键的方法是超早期溶栓治疗。脑组织是一个高耗氧、高灌注和相对保持稳定的器官，每分钟 100 g 脑组织要消耗全身氧量的 1/4，每分钟流经脑组织的血流占心排血量的 1/5。在缺血性脑血管病时，缺血中心区的脑细胞很快因血流中止而坏死，但其周围有水肿区，称为半暗带。其中血流已降低，但未达到 10 mL 以下的程度，如果能在 6 h 的时间窗内使血管再通，重建血供，则半暗带内的脑细胞就能从坏死边缘挽救过来，恢复功能，这也是急诊溶栓争分夺秒的意义。在有效的时间窗内进行治疗，把握好黄金 6 h，时间就是生命，时间就是大脑。

（二）临床表现

以运动、语言、认知、视觉、注意力缺失等为主要表现。常见的脑血管闭塞症状如下：

1. 脉络膜前动脉综合征

脉络膜前动脉综合征是由脉络膜前动脉的闭塞所致的缺血性脑血管病，其主要临床表现有偏瘫、偏身感觉障碍、同向偏盲三主征及高级神经功能受累。

2. 大脑前动脉综合征

主干闭塞引起对侧下肢重于上肢的偏瘫，偏身感觉障碍，一般无面瘫，可有小便难控制。通常单侧大脑前动脉闭塞，由于前交通动脉的侧支循环的代偿，症状表现常不完全。偶见双侧大脑前动脉由一条主干发出，当其闭塞时可引起两侧大脑半球面梗死，表现为双下肢瘫、尿失禁、有强握等原始反射及精神症状。

3. 大脑中动脉闭塞

主干闭塞导致病灶对侧中枢性面舌瘫与偏瘫（基本均等性）、偏身感觉障碍及偏盲（三偏）；优势半球受累出现完全性失语症，非优势半球出现体象障碍。皮质支闭塞包括：

（1）上部分支卒中：包括眶额、额部、中央前回及顶前部分支，导致病灶对侧面部、手及上肢轻偏瘫和感觉缺失，下肢不受累，伴 Broca 失语（优势半球）和体象障碍（非优势半球），无同向性偏盲。

（2）下部分支卒中：包括颞极、颞枕部和颞叶前中后部分支，较少单独出现，导致对侧同向性偏盲，下部视野受损严重；对侧皮质感觉如图形觉和实体辨别觉明显受损，病觉缺失、穿衣失用和结构性失用等，无偏瘫；优势半球受累出现 Wernicke 失语，非优势半球出现急性意识模糊状态。深穿支闭塞导致病变出现皮质下失语。

（3）中央支闭塞可有偏瘫、偏身感觉障碍和失语或构音障碍。

4. 大脑后动脉综合征

大脑后动脉综合征是指闭塞时引起枕叶皮质闭塞，可有对侧偏盲（黄斑回避）。

（1）中央支闭塞可导致丘脑梗死，表现为丘脑综合征：对侧偏身感觉减退，感觉异常和丘脑性疼痛和锥体外系症状。

（2）丘脑膝状体动脉出现丘脑综合征：对侧深感觉障碍、自发性疼痛、感觉过度、轻偏瘫、共济失调和舞蹈 – 手足徐动症等。

（3）双侧大脑后动脉闭塞导致的皮质盲、记忆受损（累及颞叶），不能识别熟悉面孔（面容失认症），幻视和行为综合征。

（三）适应证及禁忌证

表 5-2　急性脑梗死介入动脉内溶栓治疗的适应证及禁忌证

适应证	禁忌证
急性脑血栓形成，前循环在 6 h 之内，后循环 24 h 之内	超过溶栓时间窗，明显的脑水肿、肿胀、颅内高压导致的脑疝形成
无出血性疾病	有出血倾向，有出血性脑血管病史
年龄在 80 岁之内	不能控制的高血压（180/100 mmHg 以上）
无严重心肺肾功能障碍	造影剂过敏及严重的心、肝、肾功能不全者

二、介入溶栓方法

1. 选择性局部用药

将微导管送入血栓内进行接触性溶栓更容易使血栓化解，使闭塞的血管再通，有效地改善脑血液循环。可使溶血栓药总剂量减少，而使脑梗死部位的溶血栓药剂量达到较高浓度，因此可减轻出血性并发症。

2. 支架拉栓

常用 SolitaireAB 支架进行血管内拉栓，因其具有自膨式可回收特点，可使脱落的栓子机械性取出，达到血管再通的目的，减少局部用药，减低出血并发症。拉栓次数最多 3 次，次数太多会对血管内膜造成损伤。

3. 动静脉联合用药

闭塞动脉血管局部接触溶栓加静脉持续泵入溶栓药,一般使用阿替普酶注射液,术中肝素化辅助手术。

三、护理

(一)护理评估

(1)患者的病史、饮食习惯。

(2)患者的生命体征、神经系统评估状况。

(3)术后患者的血流恢复情况。

(二)相关护理诊断

(1)组织灌注量改变:失语、偏瘫、眩晕等,与脑血管供血不足有关。

(2)疼痛:患者肢体疼痛、麻木、无力等,与脑血管闭塞有关。

(3)自我形象紊乱:偏瘫、失语等,与脑组织缺血缺氧,导致代谢废物堆积,刺激神经末梢有关。

(4)皮肤完整性受损的危险:肢体活动不利等,与长期卧床有关。

(三)护理目标

(1)减轻缺血性疼痛。

(2)预防血管再闭塞。

(3)增加动脉血流。

(4)预防术后并发症。

(四)护理措施

1. 术前护理

(1)评估与观察要点:急性脑梗患者一般病情急促,溶栓时间窗是关键,护士要积极配合救治,争取时间,主动到急诊室评估患者一般状况,做到术中准备心中有数。告知患者做好术前相关急诊检查:凝血功能、肝肾功能、心电图等。对于高血压、冠心病、糖尿病患者,术前应给予药物以稳定血压,改善心脏功能等。

(2)操作要点:

①术前做好碘过敏试验及抗生素试验。

②备皮:范围为双侧股动脉周围 30 cm 以上(上平脐,下至大腿上 1/3,外界至腋中线延线,内界为大腿内侧)。

③留置尿管。

④记录患者意识状态、生命体征及肢体活动情况。

⑤患者双侧足背动脉搏动次数,皮肤颜色及末梢循环情况,在足背标记搏动明显的部位,以利于术后对照。

⑥准备患者的带药、管路情况,了解术前用药情况,尤其阿替普酶注射液,掌握用药的总量,以免过量增加出血风险。

(3)指导要点:

心理指导:患者对疾病认知程度缺乏,担心疾病带来的并发症及后遗症,常伴有紧张、焦虑以及恐惧心理,加之突然出现的肢体瘫痪及失语,加重患者的心理压力。护士向患者及家属介绍进行介入治疗的目的和意义、手术过程,使患者对治疗有一个基本的了解,并同时将手术风险告知患者家属,以利于患者配合手术顺利进行。

2. 术中护理

(1)评估与观察要点:

①用物准备情况:非离子型造影剂、利多卡因注射液、肝素注射液、鱼精蛋白注射液(备)、玻璃瓶装 0.9% 氯化钠注射液 500 mL、急救药品等,根据具体需要备尿激酶、阿替普酶注射液、盐酸替罗非班氯化钠、尼莫地平、盐酸罂粟碱注射液。造影导管、泥鳅导丝、6 F 动脉穿刺鞘、压力延长管、

三通、一次性高压注射针筒、约束带等。

②术中保持加压滴注液的持续平稳，及时提醒术者滴注速度，太快容易造成颅内高灌注，太慢容易发生血栓形成。

③密切观察患者生命体征变化。

（2）操作要点：

①建立静脉通道（一般在术者的对侧、患者的左侧上肢静脉建立输液通道，便于术者手术操作），若需全麻，配合麻醉医生麻醉，监测有创动脉血压。

②严格遵守无菌操作原则，准备消毒液，协助医生铺无菌单。先行股动脉穿刺成功后，再行脑血管造影。确定梗死血管，行动脉溶栓治疗。

③使用抗凝药：护士遵医嘱使用溶栓药物，如尿激酶、阿替普酶、盐酸替罗非班氯化钠等，注意记录剂量，及时汇报术者。

（3）指导要点：告知患者当向动脉内注射造影剂时面部会有麻木、发热感，此时告诉患者不要动，属于正常现象，以免影响透视图像，积极配合医生治疗，以便取得更好的治疗效果，如有不适及时告知术者。失语患者可以点头或者摇头示意有无不舒服。

3. 术后护理

（1）评估与观察要点：

①严密监测生命体征的变化及肌力、语言恢复情况，随时记录，以便掌握其动态变化。

②密切观察出血症状：为防止出血，治疗期间尽量避免各种创伤性操作，集中采血，减少静脉穿刺的次数，加强生化检测、凝血酶原时间、凝血酶原活动度等，护士掌握识读化验单的基本知识。

（2）操作要点：患者卧床期间，被动按摩制动肢体，3 次 /d，20 ~ 30 min/ 次，以缓解肌肉疲劳，促进血液循环，减少下肢静脉血栓形成；有创操作穿刺后局部压迫时间不少于 5 min。

（3）指导要点：

①指导患者肢体、言语康复训练。

②指导患者大小便：由于患者术后绝对卧床，不习惯床上大小便，出现尿潴留、便秘情况，护士及家属应及时观察患者排尿情况，排尿困难者可选用腹部按摩、毛巾热敷、听流水声等方法，必要时给予导尿。

四、并发症的预防

1. 出血

动脉溶栓最主要的并发症是闭塞血管再通后脑出血性梗死。溶栓开始时间超过 6 h，局部血脑屏障的完整性就会受损，发生再灌注出血风险增加。高血压未得到控制、动脉硬化严重，溶栓后出现皮肤黏膜的出血、消化道出血等并发症。

2. 再灌注损伤

闭塞的血管再次开通，使得脑血流增加，缺血区组织得到再灌注，加重了脑水肿。再灌注主要表现为意识障碍、偏瘫、剧烈头痛、呕吐等颅内高压症状，术后 24 h 严密监测生命体征，尤其是血压的变化，应及时处理。

3. 下肢静脉血栓

下肢静脉血栓是神经介入治疗患者术后的一种严重并发症，易导致肺栓塞而危及生命。

形成原因：

①脑梗死患者遗留肢体活动不利或偏瘫，导致下肢静脉回流缓慢是下肢深静脉血栓形成的重要原因，在静脉瓣窦处形成涡流，瓣膜局部缺氧引起白细胞黏附因子表达、白细胞黏附及迁移，促进血栓形成。

②血液的高凝状态：神经系统疾病患者，经常使用甘露醇、呋塞米，这些药物可造成血液浓缩，或者因患者吞咽困难使水的摄入不足，也可造成血液浓缩。加之术前患者禁食水，加重了血液的黏滞度。

③下肢静脉壁损伤：反复多次的静脉穿刺以及药物对血管壁的刺激，导致静脉内膜损伤而形成血栓。

④术后患者的肢体制动、加压包扎，影响静脉血液回流。

⑤术中使用的造影剂，黏滞度高，会加重患者血液的黏滞度。

预防措施：

①肢体制动时，避免膝下垫枕，过度屈髋，影响静脉回流。

②静脉输液时，避免选用下肢静脉，更不宜在下肢同一部位多次进行静脉穿刺，以免发生药物外渗，一旦发现局部出现发红、肿胀的情况，应立即更换穿刺部位，抬高患肢，沿红肿方向给予50%的硫酸镁溶液进行处置。

③未形成下肢静脉血栓患者，术后应向患者及家属进行健康指导，如腓肠肌挤压：护士或家属一手将患者膝关节部位固定，另一手在腓肠肌做有节律的挤压，挤压1 s与放开1 s交替进行，持续3～5 min，每4 h一次。足踝的被动运动：左手固定踝部，右手握住前足做踝部关节屈伸运动，足内外翻，外伸运动和内屈、内翻、外翻、外伸组合而成的"环转"运动，屈伸运动、足内外翻运动30～35次／min，"环转"运动10～15次／min，做10 min／次，每4 h一次。

五、健康教育

1. 休息

术后1周应注意休息，起床、下蹲等动作要缓慢，活动量循序渐进增加。避免劳累，保持良好的心态，避免情绪激动。

2. 用药指导

出院后遵医嘱继续口服阿司匹林片，指导患者按时服药，说明抗凝的重要性，教会患者自我观察有无出血倾向，如出现牙龈出血、皮肤发绀、大小便颜色变红等应及时就诊。

3. 注意原发病的治疗

如高血压、糖尿病、高血脂等。

4. 指导患者复查周期

3个月后复查，了解血管再通情况，如有不适及时就诊。

第三节　Penumbra治疗急性缺血性脑卒中的基础护理

一、概述

缺血性脑卒中分为：脑血栓形成和脑栓塞。

脑血栓形成：是脑动脉主干或皮质支动脉粥样硬化导致血管增厚、管腔狭窄闭塞和血栓形成，引起脑局部血流减少或供血中断，脑组织缺血缺氧导致软化坏死，出现局灶性神经系统症状体征。脑栓塞：是由于各种栓子（血流中异常的固体、液体、气体）沿血液循环进入脑动脉，造成血流中断而引起的相应供血区的脑功能障碍。近年来，随着神经介入技术的发展，Penumbra system初步成为治疗急性缺血性脑卒中的一种有效的新方法，该方法应用Penumbra再灌注导管到达血栓处，进行血栓抽吸，以达到取出血栓的目的，它具有创伤小、患者痛苦小、见效快、并发症少等特点。

（一）Penumbra system的组成

（1）Penumbra再灌注导管。

（2）Penumbra血栓分离器。

（3）Penumbra抽吸泵。

（4）Penumbra泵／过滤管。

（5）Penumbra抽吸管。

（二）临床表现

运动、语言、认知、视觉、注意力缺失。

（三）适应证和禁忌证

表 5-3　Penumbra 治疗急性缺血性脑卒中的适应证与禁忌证

适应证	禁忌证
颅内大血管堵塞（颈内动脉、大脑中动脉 -M1 和 M2 段、基底动脉和椎动脉内）继发急性缺血性中风的患者进行血管再造	年龄 80 岁以上者
必须在症状发作的 8 h 内	发生时间超过 48 h
导管诊断、治疗的过程中并发的急性脑血栓形成和脑梗死，临床有明显的神经功能障碍者	活动性出血或已知有出血倾向、有出血性脑血管病史。6 个月内有严重的脑梗死或颅脑脊柱手术，造影剂过敏及严重的心、肝、肾功能不全者

二、介入治疗方法

主要是采用血栓抽吸的方式，达到血管再通的目的。选择血管相适应 Penumbra 再灌注导管连接 Penumbra 抽吸泵，开启负压吸引器进行血栓抽吸。Penumbra 血栓分离器主要是血栓子的作用，将大块的栓子粉碎，通过再灌注导管吸引出血栓。

三、护理

（一）护理评估

（1）患者的病史、饮食习惯。

（2）患者的生命体征、神经系统评估状况。

（3）术后患者的血流恢复情况。

（4）患者的心理状况。

（二）相关护理诊断

1. 组织灌注量改变

失语、偏瘫、眩晕等，与脑血管供血不足有关。

2. 自我形象紊乱

偏瘫、失语等，与脑组织缺血缺氧，导致代谢废物堆积，刺激神经末梢有关。

3. 皮肤完整性受损的危险

肢体活动不利等，与长期卧床有关。

（三）护理目标

（1）减轻缺血性疼痛。

（2）预防血管再闭塞。

（3）增加动脉血流。

（4）预防术后并发症。

（四）护理措施

1. 术前护理

（1）评估与观察要点：

①急性脑梗患者一般病情急促，溶栓时间窗是关键，护士要积极配合救治，争取时间，主动到急诊室评估患者一般状况，做到术中准备心中有数。告知患者做好术前相关急诊检查：凝血功能、肝肾功能、心电图及 CT、MR 检查等。对于高血压、冠心病、糖尿病患者，术前应给予药物以稳定血压、改善心脏功能等。

②评估中枢神经系统功能，监测意识、瞳孔和肢体运动感觉、反射、体温、脉搏、呼吸、血压，为制定护理措施提供依据。

（2）操作要点：

①术前做好碘过敏试验及抗生素试验。

②备皮：范围为双侧股动脉周围 30 cm 以上（上平脐，下至大腿上 1/3，外界至腋中线延线，内界为大腿内侧）；留置尿管。

（3）指导要点：

心理指导：向患者讲解手术的目的、方法及疗效，消除紧张情绪，减轻心理负担。

2. 术中护理

（1）评估与观察要点：

①用物准备情况：非离子型造影剂、利多卡因注射液、肝素注射液、鱼精蛋白注射液（备）、0.9% 氯化钠注射液、急救药品等，必备尿激酶、尼莫地平、盐酸罂粟碱注射液；介入器械、6 F 或 8 F 动脉穿刺鞘、导管材料、Penumbra system、加压输液装置等。

②严密监测患者生命体征（尤其血压有无大的波动、瞳孔有无变化），发现异常及时报告医生处理。

（2）操作要点：

①配合工作要做到"三细"：准备细、操作细、观察细。

②建立静脉通道并保持液体通畅。

③严格遵守无菌操作原则：准备消毒液，协助医生铺无菌单；股动脉穿刺成功后，行脑血管造影。确定梗死血管，行动脉内取栓治疗；遵医嘱选择与血管直径相适应 Penumbra 再灌注导管。

④灌注导管到此位后，配合医生连接抽吸泵（使用前，应使抽吸泵至少运行 1 min，并确认抽吸计的读数为 –20 inHg），并观察抽吸血液的速度（快慢适中）。每抽吸完一次，及时断开抽吸管，并嘱医生，用抽吸管抽吸少量生理盐水冲洗抽吸管，以免抽吸管腔的血液时间过长发生凝固，堵塞管腔。

⑤准确给予肝素剂量和及时记录全身肝素化时间；

⑥严密观察加压滴注的速度，及时给予加压和更换液体。

（3）指导要点：患者一般在全身麻醉下进行溶栓治疗，麻醉术前指导患者积极配合麻醉，术后麻醉恢复时，遵医嘱做动作。

3. 术后护理

（1）评估与观察要点：观察术侧下肢的足背动脉搏动、皮肤温度、颜色、血液循环、痛触觉等情况，如有异常及时报告医师处理；观察皮肤黏膜有无出血情况，有无牙龈、消化道出血。

（2）操作要点：测量足背动脉搏动，每 2 h 一次，共 4 次，并记录；有创操作穿刺后局部压迫时间不少于 5 min。

（3）指导要点：

①术后体位：取平卧位，穿刺侧肢体制动，置管部位的关节禁止过度屈曲和过度活动。

②患者卧床期间，被动按摩制动肢体，3 次 /d，20 ～ 30 min/ 次，以缓解肌肉疲劳，促进血液循环，减少下肢静脉血栓形成。

四、并发症的预防

动脉内取栓最主要的并发症是闭塞血管再通后梗死处血流再灌注和脑出血。再灌注主要表现为意识障碍、偏瘫、剧烈头痛、呕吐等颅内高压症状，术后 24 h 严密监测生命体征，尤其是血压的变化，应及时处理，预防穿刺部位血肿的发生，术后有些患者常伴有意识不清、躁动不安，不能按要求保持体位，过度活动可导致腹压以及穿刺血管张力增加、压迫带移位，导致血肿形成。而术中使用肝素，术后继续使用，可使本来刚修复的皮肤及动脉壁血痂溶解，使血管壁得不到修复而出血。

五、健康教育

（1）注意休息，避免劳累，保持良好的心态，避免情绪激动。

（2）保持大小便通畅。

（3）加强营养，进食高蛋白、高维生素、高热量的食物。多吃水果、蔬菜，以增加肠蠕动。

（4）3个月后复查，了解血管再通情况。

第四节　锁骨下动脉狭窄的介入治疗与基础护理

一、概述

锁骨下动脉狭窄（图5-7）或闭塞性病变常见的主要原因是动脉粥样硬化和多发性大动脉炎，男性多于女性。前者为胆固醇在血管内膜沉积形成粥样硬化斑块使血管腔狭窄或梗阻，后者为动脉壁全层增厚、弥漫性纤维化及钙化，病变僵硬。因两种病理改变不同，其实施介入治疗时，应区别对待。锁骨下动脉盗血综合征是指椎动脉起始部锁骨下动脉或无名动脉狭窄或闭塞，对侧椎动脉血流经过基底动脉反流至患侧椎动脉重新组成患侧锁骨下动脉远侧端的供血。其远端供血由椎动脉自上而下反向流动，"盗取"颅内血液供给上肢，实际上也是一种侧支循环的形式。目前，介入治疗的方法主要是球囊扩张或支架置入。

（一）临床表现

表现为头痛、头晕、晕厥、发作性视物模糊等椎基底动脉供血不足的症状。上肢缺血症状，如患侧肢体疼痛、麻木、无力、苍白、指端发凉和运动障碍等，典型体征双上肢血压测量相差 20 mmHg 以上，患侧脉搏甚至测不到。

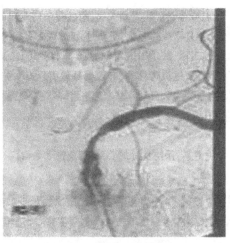

图 5-7　锁骨下动脉狭窄

（二）适应证与禁忌证

表 5-4　锁骨下动脉狭窄介入治疗的适应证与禁忌证

适应证	禁忌证
狭窄程度在＞70%以上者，狭窄长度＜6 cm 或闭塞段＜2 cm	狭窄段血管粗糙、溃疡，有新鲜血栓或病变以钙化
一侧锁骨下动脉、椎动脉狭窄伴有脑供血不足症状	锁骨下动脉闭塞
椎动脉近端狭窄，不伴有颈动脉病变者	靠近或累及椎动脉开口处的锁骨下动脉狭窄

二、介入治疗方法

（1）选择局部麻醉下行锁骨下动脉支架成形术，一般选用 8 F 的动脉穿刺鞘，先行造影，明确选择部位长度和程度。

（2）将有支撑力的导丝置入狭窄部位远端，遵医嘱给予全身肝素化，扩张球囊置入狭窄处进行扩张，随后置入支架。球囊选择直径 6～10 mm、长度 20～40 mm，每次扩张时间 20～30 s。

（3）弹性回缩明显。球囊扩张后弹性回缩明显、夹层形成或预防再狭窄，置入支架，多用自膨式支架，支架选择直径为 4 ~ 8 mm、长度为 20 ~ 60 mm。

锁骨下动脉成形术的成功标准：

（1）术后残余狭窄 < 30%。

（2）术后患侧肢体与健侧肢体血压差 < 20 mmHg。

（3）临床症状改善。

（4）术后随访 3 个月以上 TCD 及颈部血管超声未发现再狭窄。

三、护理

（一）护理评估

（1）患者的病史，有无大动脉炎、饮食习惯。

（2）患者的生命体征、神经系统评估状况，监测双侧上肢血压的鉴别对照。

（3）术后患者的血流恢复情况。

（4）患者的心理状况。

（二）相关护理诊断

（1）组织灌注量改变：眩晕、视物模糊等，与脑血管供血不足有关。

（2）疼痛：患侧肢体脉搏消失或减弱，双侧上肢血压相差 20 mmHg 以上，与锁骨下动脉狭窄导致上肢缺血有关。

（3）自我形象紊乱：偏瘫、失语等，与脑组织缺血缺氧，导致代谢废物堆积，刺激神经末梢有关。

（4）皮肤完整性受损的危险：肢体活动不利等，与长期卧床有关。

（三）护理目标

（1）减轻缺血性疼痛。

（2）预防血管再闭塞。

（3）增加动脉血流。

（4）预防术后并发症。

（5）减轻心理压力，控制不良情绪。

（四）护理措施

1. 术前护理

（1）评估与观察要点：完善相关检查，应行 TCD、MRA 等检查，明确脑部血流情况。注意患侧肢体保暖，促进局部血液循环，避免寒冷，造成血管收缩加重患肢缺血，外出时戴手套。

（2）操作要点：

①会阴区备皮。

②双侧上肢血压监测：锁骨下动脉狭窄患者一般双侧上肢血压存在差别，双侧上肢血压相差 20 mmHg以上，护士应做好检查和记录，并告知患者，做好术前术后的对照。

（3）指导要点：

①心理护理：保持良好的心理状态是保证手术成功的关键。有的患者及家属对术式缺乏了解，加之患者年龄偏大，表现出不同程度的紧张和焦虑，担心治疗效果不佳而产生心理压力。向患者讲解手术的目的、方法及疗效，消除紧张情绪，减轻心理负担，增强患者战胜疾病的信心和勇气。多与家属沟通，共同配合治疗，以良好的心态接受介入治疗。

②用药指导：术前 2 ~ 5 d 开始口服抗血小板聚集药物，指导患者用药的方法次数，并讲解口服抗凝药物的意义。一般阿司匹林 25 ~ 300 mg，每日 3 次或双嘧达莫片 50 ~ 100 mg，每日 3 次。

2. 术中护理

（1）评估与观察要点：

①物品准备情况：非离子型造影剂、利多卡因注射液、肝素注射液、鱼精蛋白注射液（备）、0.9% 氯化钠注射液、急救药品等，必备尿激酶、尼莫地平、盐酸罂粟碱注射液；介入器械、6 F 或 8 F 动脉

穿刺鞘、导管材料、Penumbra system、加压输液装置等。

②严密监测患者生命体征（尤其血压有无大的波动、瞳孔有无变化），发现异常及时报告医生处理。

③观察患者有无皮肤黏膜出血。

（2）操作要点：

①配合工作要做到观察细。

②建立静脉通道并保持液体通畅。

③准确传递介入器材，造影确定狭窄的部位、长度后，遵医嘱选择合适的支架，一定在术中核对后再打开，支架、球囊等耗材比较昂贵，避免造成经济损失。

④准确给予肝素剂量和及时记录全身肝素化时间。

⑤严密观察加压滴注的速度、及时给予加压和更换液体。

（3）指导要点：指导患者球囊扩张与释放支架时，身体、头颈部保持别动，以免造成血管损伤或支架移位。支架释放后患肢会有热感，属于正常现象，术后自我感觉如实告知术者。

3. 术后护理

（1）评估与观察要点：

①血压监测：若出现头痛、头晕、偏盲、失语、肢体无力、血压下降、心率下降等情况及时报告医师处理。支架置入后，患者肢体血流恢复，会自觉皮肤温暖，较术前症状明显好转，护士要监测血压的变化，做好对照。

②观察术侧下肢的足背动脉搏动、皮肤温度、颜色、血液循环、痛触觉等情况，如有异常及时报告医师处理。

（2）操作要点：

①测量足背脉搏动，每2 h一次，共4次，并记录。

②服用抗凝药物，每日监测凝血时间测定、凝血酶原活动度，了解抗凝情况，凝血酶原时间控制在正常标准的1.5倍以内。

（3）指导要点：

①嘱患者恢复期转头时动作要缓慢，以免造成支架的移位。

②患者卧床期间，被动按摩制动肢体，3次/d，20～30 min/次，以缓解肌肉疲劳，促进血液循环。

③术后口服抗凝药物治疗。

四、并发症的观察与护理

1. 疼痛

锁骨下动脉支架一般为自膨式支架，不易移位，弹性好，正常人体温充分膨胀，使狭窄血管开通，患者感觉狭窄部位有不适或疼痛，术后2～4 d明显，5 d左右减轻，一般不用处理。由于个体差异，可适当给予止痛药。

2. 支架内血栓形成

主要与支架的制作材料——金属丝有关，因为金属、合金有促凝作用。

术前3 d口服抗凝药物，术后应用肝素或低分子肝素钙等。监测ACT。

五、健康教育

（1）随访1年，测量上肢血压、脉搏和血管超声检查，观察血管内血液流通情况。

（2）避免剧烈运动，合理休息，防止支架的移位或滑脱。

（3）戒烟戒酒，吸烟可导致动脉的长期痉挛和血管内皮的损伤，增加血管黏滞度，是发生血栓性疾病的危险因素。

（4）进行长期、严格、系统的抗凝治疗，指导患者口服抗凝药，如阿司匹林6个月，不要间断，预防血栓形成。

第五节 颈动脉狭窄介入治疗的基础护理

一、概述

颈动脉是血液由心通向脑和头及其他部位的主要血管。颈动脉狭窄是缺血性脑血管疾病的主要原因之一,多数由动脉内粥样硬化斑块形成,致中层组织变形、钙化,管腔内继发血栓所致,是造成脑缺血、发生脑梗死、引起成人残疾的主要原因。在年龄60岁以上者,颈动脉狭窄(图5-8)者约占9%,多发生在颈动脉分叉处和颈内动脉起始端。近年来,随着神经血管内介入技术的发展,颈动脉内支架置入术已成为治疗颈动脉狭窄的一种有效的新方法,该法具有创伤小、患者痛苦小、见效快、并发症少等特点。

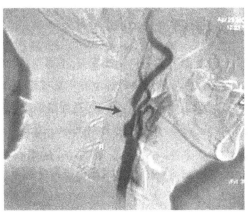

图5-8 颈动脉狭窄

(一)临床表现

为脑部缺血症状,TIA发作、缺血性脑卒中,常表现为头晕、一过性黑蒙、肢体无力、口角歪斜、言语不利等。

(二)适应证与禁忌证

表5-5 颈动脉狭窄介入治疗的适应证与禁忌证

适应证	禁忌证
无症状者颈动脉狭窄直径 > 70% 以上者	对肝素、阿司匹林或其他抗血小板类药物有禁忌者3个月内有颅内出血
有症状者狭窄在60%以上,或有症状但狭窄未超过60%,但狭窄的粥样斑块中有溃疡形成,内膜撕裂、夹层形成	导管经动脉严重硬化、迂曲致导管难以到位者颈内动脉完全闭塞者
无明显的心、肺功能障碍者	2周内曾发生心肌梗死,严重心、肝、肾疾病者
有缺血性脑神经功能损害的病史,且经内科保守治疗无效者	在30 d以后预计有其他部位外科手术者

二、介入治疗方法

支架置入操作程序关键三大步:

第一步:保护伞远端保护,起过滤血栓的作用(图5-9)。

第二步:球囊扩张血管狭窄处(图5-10)。

(预扩张球囊直径的选择是靶血管腔直径的80%)

第三步:支架置入(图5-11)。

(支架直径的选择应完全覆盖狭窄部位,而且两端应超出狭窄部位2 mm左右)

注:血管狭窄程度% = 狭窄处血管直径(A, mm)/狭窄远端正常血管直径(B, mm)。

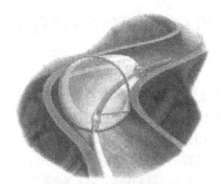

图 5-9　保护伞置入

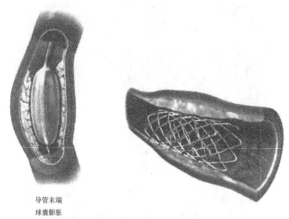

导管末端
球囊膨胀

图 5-10　球囊扩张导　　　图 5-11　支架置入

三、护理

（一）护理评估

（1）了解患者的病史。

（2）评估患者的一般状况。

（3）了解患者的用药情况。

（4）患者的相关检查。

（二）相关护理诊断

（1）组织灌注量改变：眩晕、视物模糊等，与脑血管供血不足有关。

（2）自我形象紊乱：偏瘫、失语等，与脑组织缺血缺氧，导致代谢废物堆积，刺激神经末梢有关。

（3）皮肤完整性受损的危险：肢体活动不利等，与长期卧床有关。

（三）护理目标

（1）预防血管再闭塞。

（2）增加动脉血流。

（3）预防术后并发症。

（4）减轻心理压力，控制不良情绪。

（5）合理用药。

（四）护理措施

1. 术前护理

（1）评估与观察要点：血尿便常规、凝血功能、肝肾功能、心电图及 X 线胸片，还应行 DSA、颈动脉 B 超、TCD、MRA 等，明确脑部血流情况、狭窄程度及狭窄部位。对于高血压、冠心病、糖尿病患者，术前应给予药物以稳定血压、改善心脏功能等。为防止术中血管痉挛，可提前泵入尼莫地平。

（2）操作要点：备皮，术前洗澡，术前6 h根据医嘱持续泵入尼莫地平，防止血管痉挛，术前30 min肌内注射地西泮。

（3）指导要点：

①心理护理：保持良好的心理状态是保证手术成功的关键。有的患者及家属对术式缺乏了解，表现出不同程度的紧张和焦虑，担心治疗效果不佳而产生心理压力，高昂的手术治疗费用难以承担等。因此，护士必须认真做好术前教育，多与患者沟通，认真听患者的陈述，了解其心理状态，应针对患者的心理状况进行耐心的讲解，消除患者的紧张、焦虑心理。

②术前告知：通知患者术前6 h禁食、禁水，告知术后姿势，取得患者的理解和配合，术前练习床上排便，让患者有心理准备。

③做好用药指导：术前3 d口服阿司匹林、氯吡格雷，低分子肝素钙皮下注射。

2. 术中护理

（1）评估与观察要点：

①药物准备情况：非离子型造影剂、利多卡因注射液、肝素注射液、鱼精蛋白注射液（备）、0.9%氯化钠注射液、甘露醇、阿托品、肾上腺素、多巴胺等。导管材料如造影导管、泥鳅导丝、8 F动脉穿刺鞘、PT导丝、8 F导引导管、压力延长管、三通、Y阀、一次性高压注射针筒、各种型号球囊、压力泵、保护伞、支架等，加压输液装置。

②监测生命体征：支架置入或球囊后扩时，严密观察患者的生命体征，备好除颤仪和抢救药品（配好多巴胺或盐酸异丙肾上腺素、阿托品等）。

（2）操作要点：

①建立静脉通道：一般在术者的对侧、患者的左侧上肢建立静脉输液通道，以便于术者手术操作，20 G静脉留置针并连接三通，以备急救给药。

②一般选择局部麻醉，利于术中观察患者的意识状态变化。若需全麻，配合麻醉医生麻醉。

③急救处理：心率＜60次/min，先给予阿托品0.5 mg，进行升高心率试验。由于术中支架的释放刺激了颈动脉压力感受器，反射性引起血压下降的危险，常发生支架置入后，收缩压低于90 mmHg，心率下降到40～50次/min。术中球囊扩张颈动脉，刺激到颈动脉窦，容易发生心率、血压下降，术前稳定患者的心率、血压、血氧，给予患者鼻导管吸氧。球囊扩张时，护士一定要穿铅衣站在患者一侧，一旦发生心率下降，立即给予阿托品，并及时告知术者，停止操作刺激，汇报生命体征变化。做好患者的安慰解释工作。

④记录：密切观察患者的生命体征，尤其血压和心率，发现异常立即报告医生并积极配合处理，及时填写护理记录单，介入手术计价单，粘贴高值耗材条形码于病历的相应位置，一方面利于护理医保报销使用，另一方面能对耗材的使用情况进行跟踪。

（3）指导要点：指导患者球囊扩张与释放支架时，头颈部保持别动，以免造成血管损伤或支架移位；注射造影剂时，会有一过性热感，属于正常现象，不必担心。

3. 术后护理

（1）评估与观察要点：严密观察患者生命体征的变化，若出现头痛、头晕、偏盲、失语、肢体无力、血压下降、心率下降等及时报告医师处理。在术中或术后均需用抗凝、抗血小板药物，容易引起局部和全身出血。术后严密观察患者有无消化道、牙龈、球结膜出血和血尿，注意腹痛和腹膜后血肿的发生。如有异常，立即报告医生给予处理。护士要勤观察、勤询问，尽量减少各种有创操作。

（2）操作要点：

①药物的应用：患者回到病房后，根据医嘱持续泵入尼莫地平，术后24 h开始给予低分子肝素钙皮下注射。

②有创穿刺要集中进行，操作后压迫时间不少于5 min。

（3）指导要点：

①体位指导：术后患者取平卧位，肢体制动，避免头颈部剧烈活动，翻身时动作要轻柔。患者带

鞘管返回病房，留置动脉鞘处不要弯曲，防止鞘管脱出或折断，一般 3 h 后拔除，拔除鞘管后穿刺点压迫约 20 min，之后纱布绷带加压包扎。

②指导口服肠溶阿司匹林抗凝药。

四、并发症的观察与处理

1. 支架内血栓形成

主要与支架的制作材料——金属丝有关，因为金属、合金有促凝作用。微导管、微导丝的操作机械性刺激，损伤血管内皮导致血栓形成。术前 3 d 口服抗凝药物，术中肝素化及高压滴注、术后应用肝素或低分子肝素钙等。术中发生时，立即进行溶栓治疗。

2. 脑血管痉挛

过度的血管迂曲、血管狭窄严重导致导管导丝反复操作，是诱发血管痉挛的主要原因。术中发现血管痉挛时，立即停止操作，让患者休息 5 ~ 10 min 可缓解，如果血管痉挛仍不好转，可给予盐酸罂粟碱 30 mg，加入 10 ~ 20 mL 的生理盐水，经导管缓慢注入。常规术中给予尼莫地平 3 ~ 5 mL/h 泵入。

3. 高灌注综合征

狭窄的颈动脉被扩张后，瞬时的高血流量，容易导致高灌注综合征，如患者出血典型的偏头痛、头胀、恶心、呕吐、癫痫、意识障碍和脑出血则应怀疑为高灌注综合征，多在术后 7 d 内发生。术后血压控制在 120/80 mmHg 左右，波动幅度不超过 10 mmHg。

五、健康教育

1. 饮食指导

养成良好的生活习惯，戒烟戒酒，以低盐、低脂、低胆固醇饮食为主，多食水果、新鲜蔬菜，每餐不宜过饱，注意休息，劳逸结合。

2. 用药指导

告知患者支架术后进行抗凝治疗的意义和重要性，嘱患者遵医嘱按时服药，并教会患者观察有无出血倾向。嘱患者在餐后服用抗凝药以减少腹部不适、恶心等胃肠道副作用；刷牙要用软毛牙刷。

3. 定期复查

定期复查血象、凝血酶时间、颈部超声以及多普勒脑血流图，如发现异常应立即就诊。

4. 自行预防

若出血神经系统异常，如晕厥、黑蒙、肢体无力时要警惕脑梗死的发生，要及时复诊，告知患者因其他疾病就医时必须说明自己正在接受抗凝治疗及病史。

第六章　消化内科疾病护理

第一节　胃炎

胃炎指的是任何病因引起的胃黏膜炎症，常伴有上皮损伤和细胞再生。胃黏膜对损害的反应涉及上皮损伤、黏膜炎症和上皮细胞再生等过程。胃炎是最常见的消化道疾病之一。按临床发病的缓急和病程的长短，一般将胃炎分为急性胃炎和慢性胃炎。

一、急性胃炎

急性胃炎是由多种病因引起的急性胃黏膜炎症。临床上急性发病，常表现为上腹部症状。内镜检查可见胃黏膜充血、水肿、出血、糜烂（可伴有浅表溃疡）等一过性病变。病理组织学特征为胃黏膜固有层见到以中性粒细胞为主的炎症细胞浸润。

急性胃炎主要包括：a. 急性幽门螺杆菌感染引起的急性胃炎。但临床上很难诊断幽门螺杆菌感染引起的急性胃炎，因为一过性的上腹部症状多不为患者注意，亦极少需要胃镜检查，加之可能多数患者症状很轻或无症状。感染幽门螺杆菌后，如不予治疗，幽门螺杆菌感染可长期存在并发展为慢性胃炎。b. 除幽门螺杆菌之外的病原体感染及（或）其毒素对胃黏膜损害引起的急性胃炎。进食被微生物及（或）其毒素污染的不洁食物所引起的急性胃肠炎，以肠道炎症为主。由于胃酸的强力抑菌作用，除幽门螺杆菌之外的细菌很难在胃内存活而感染胃黏膜，因此一般人很少患除幽门螺杆菌之外的感染性胃炎。但当机体免疫力下降时，可发生各种细菌、真菌、病毒所引起的急性感染性胃炎。c. 急性糜烂出血性胃炎。本病是由各种病因引起的、以胃黏膜多发性糜烂为特征的急性胃黏膜病变，常伴有胃黏膜出血，可伴有一过性浅溃疡形成。因为本病胃黏膜炎症很轻或缺如，因此严格来说应称为急性糜烂出血性胃病。急性糜烂出血性胃炎临床常见，需要积极治疗。

（一）病因及发病机制

1. 药物

常见的有非甾体抗炎药（non-steroidal anti-inflammatory drug，NSAID）如阿司匹林、吲哚美辛等，某些抗肿瘤药如氟尿嘧啶、口服氯化钾或铁剂等。这些药物直接损伤胃黏膜上皮层。其中，NSAID还通过抑制环氧合酶的作用而抑制胃黏膜生理性前列腺素的产生，削弱胃黏膜的屏障功能；氟尿嘧啶对快速分裂的细胞如胃肠道黏膜细胞产生明显的细胞毒作用。

2. 急性应激

严重创伤、大手术、大面积烧伤、颅内病变、败血症及其他严重脏器病变或多器官功能衰竭等均可引起胃黏膜糜烂、出血，严重者发生急性溃疡并大量出血，如烧伤所致者称Curling溃疡，中枢神经系统病变所致者称Cushing溃疡；一般认为急性应激引起急性糜烂出血性胃炎机制是应激状态下胃黏膜微循环不能正常运行而造成黏膜缺血、缺氧，由此可导致胃黏膜黏液和碳酸氢盐分泌不足、局部前列腺素合成不足、上皮再生能力减弱等改变，使胃黏膜屏障受损。

3. 乙醇

乙醇具亲酯性和溶脂能力，高浓度乙醇因而可直接破坏胃黏膜屏障。黏膜屏障的正常保护功能是维持胃腔与胃黏膜内氢离子高梯度状态的重要保证。当上述因素导致胃黏膜屏障破坏，则胃腔内氢离子便会反弥散进入胃黏膜内，从而进一步加重胃黏膜的损害，最终导致胃黏膜糜烂和出血。上述各种因素亦可能导致增加十二指肠液反流入胃腔，其中的胆汁和各种胰酶，参与了胃黏膜屏障的破坏。

（二）临床表现

1. 症状

本病大多无症状，一部分仅有上腹不适、腹胀、食欲减退等症状。一部分表现为突发的呕血和/或黑便，是上消化道出血的常见病因之一。上消化道出血中 10%～25% 由急性糜烂出血性胃炎引起。

2. 体征

急性糜烂出血性胃炎可有上腹部不同程度的压痛。大量出血可引起休克、贫血。

（三）护理

1. 护理目标

患者病因祛除，无腹痛、消化道出血。

2. 护理措施

（1）一般护理：a. 休息与活动：患者应注意休息，减少活动，对急性应激造成者应卧床休息。同时应做好患者的心理疏导，解除其精神紧张。b. 合理饮食：进食应定时、有规律，一般进少渣、温凉半流质饮食。如有少量出血可给牛奶、米汤等流质食物以中和胃酸，有利于黏膜的修复。急性大出血或呕吐频繁时应禁食。

（2）治疗用药护理：指导正确使用阿司匹林、吲哚美辛等对胃黏膜有刺激的药物，必要时应用制酸剂、胃黏膜保护剂预防疾病的发生。大出血时立即建立静脉通道。配合医生迅速、准确地实施输血、输液、各种止血治疗及用药等抢救措施，并观察治疗效果及不良反应。输液开始宜快，必要时测定中心静脉压作为调整输液量和速度的依据。避免因输液、输血过多、过快而引起急性肺水肿，对老年患者和心肺功能不全者尤应注意。

（3）病情观察：观察患者呕血及黑便大致数量，血压、脉搏、血红蛋白变化情况。观察原发病及其他病因的转归情况。

（4）心理护理：安慰解释，使患者消除焦虑和恐惧，积极配合治疗。

（5）健康指导：向患者及家属介绍急性胃炎的有关知识、预防方法和自我护理措施。避免使用对胃黏膜有刺激的药物，必须使用时应同时服用制酸剂；嗜酒者应戒酒；对于急性应激状态患者，要注意保护胃黏膜治疗；注意饮食卫生，生活要有规律，保持轻松愉快的心情。

3. 护理评价

患者无腹痛及呕血黑便；能戒除烟酒，饮食规律；能够了解急性应激及药物原因所致急性胃炎防治知识。

二、慢性胃炎

慢性胃炎是由各种病因引起的胃黏膜慢性炎症。以国际上新悉尼系统的分类方法，将慢性胃炎分为浅表性（又称非萎缩性）、萎缩性和特殊类型三大类。慢性浅表性胃炎是指不伴有胃黏膜萎缩改变、胃黏膜层见以淋巴细胞和浆细胞为主的慢性炎性细胞浸润的慢性胃炎，幽门螺杆菌感染是此类慢性胃炎的主要病因。慢性萎缩性胃炎是指胃黏膜已发生了萎缩性改变的慢性胃炎，常伴有肠上皮化生。慢性萎缩性胃炎又可再分为多灶萎缩性胃炎和自身免疫性胃炎两大类。特殊类型胃炎种类很多，由不同病因所致，临床上较少见，如感染性胃炎、化学性胃炎等。

慢性胃炎是一种常见病，其发病率在各种胃病中居首位。男性稍多于女性。随年龄增长发病率逐渐增高。自身免疫性胃炎在我国仅有少数个案报道。由幽门螺杆菌引起的慢性胃炎呈世界范围分布，我国属于幽门螺杆菌高感染率国家，估计人群中幽门螺杆菌的感染率达40%～70%。幽门螺杆菌感染可几乎无例外地引起胃黏膜炎症，且感染后机体一般难以将其清除而变成慢性感染。

（一）病因与发病机制

1. 幽门螺杆菌感染

目前认为幽门螺杆菌感染是慢性浅表性胃炎最主要的病因，其机制如下。

（1）幽门螺杆菌具有鞭毛结构，可在胃内黏液层中自由活动，并依靠其黏附素与胃黏膜上皮细胞紧密接触，直接侵袭胃黏膜。

（2）幽门螺杆菌所分泌的尿素酶，能分解尿素产生 NH_3，中和胃酸，既形成了有利于幽门螺杆菌定居和繁殖的中性环境，又损伤了上皮细胞膜。

（3）幽门螺杆菌能产生细胞毒素使上皮细胞空泡变性，造成黏膜损害和炎症。

（4）幽门螺旋菌的菌体胞壁还可作为抗原诱导自身免疫反应。

2. 饮食和环境因素

流行病学资料显示，饮食中高盐和缺乏新鲜蔬菜、水果与慢性胃炎的发生密切相关。幽门螺杆菌感染增加了胃黏膜对环境因素损害的易感性。

3. 自身免疫

自身免疫性胃炎以富含壁细胞的胃体黏膜萎缩为主。壁细胞损伤后能作为自身抗原刺激机体的免疫系统而产生相应的壁细胞抗体和内因子抗体，破坏壁细胞，使胃酸分泌减少乃至缺失，还可影响维生素 B_{12} 吸收，导致恶性贫血。

4. 物理及化学因素

长期饮浓茶、烈酒、咖啡，食用过热、过冷、过于粗糙的食物，可损伤胃黏膜；服用大量非甾体类抗炎药可破坏黏膜屏障；各种原因引起的十二指肠液反流，因其中的胆汁和胰液等会削弱胃黏膜的屏障功能，使其易受胃酸－胃蛋白酶的损害。

（二）临床表现

1. 症状

慢性胃炎大多无症状，部分有上腹痛或不适、食欲不振、饱胀、嗳气、反酸、恶心和呕吐等消化不良的表现，少数可有少量上消化道出血。一些患者可出现明显畏食、贫血和体重减轻，见于自身免疫性胃炎。

2. 体征

慢性胃炎可有上腹部轻压痛。

（三）护理

1. 护理目标

病因祛除，无腹痛、营养状况改善、焦虑减轻。

2. 护理措施

（1）一般护理：a. 休息与活动：伴有贫血时适当休息，平时进行适当的锻炼，以增强机体抗病力。b. 合理饮食：以高营养、易消化、丰富的新鲜蔬菜水果为饮食原则。避免摄入过咸、过甜、过辣的刺激性食物。避免长期饮浓茶、烈酒、咖啡，避免食用过热、过冷、过于粗糙的食物。

（2）用药护理：遵医嘱给患者以清除幽门螺杆菌感染治疗时，注意观察药物的疗效及不良反应。枸橼酸铋钾（CBS）为常用制剂，因其在酸性环境中方起作用，故宜餐前30 min服用。服CBS过程中可使齿、舌变黑，可用吸管直接吸入。部分患者服药后出现便秘和粪便变黑，停药后可自行消失。少数患者有恶心、一过性血清转氨酶升高等，极少数出现急性肾衰竭。阿莫西林服用前应询问患者有无青霉素过敏史，应用过程中注意有无迟发性过敏反应的出现，如皮疹。甲硝唑可引起恶心、呕吐等胃肠道反应，应在餐后30 min服用，并可遵医嘱用甲氧氯普胺、维生素 B_{12} 等拮抗。

（3）心理护理：及时了解患者心理，耐心解释患者疑虑，尤其有异型增生的患者，常因担心恶变而恐惧。护理人员应主动安慰患者，说明本病经过正规治疗是可以逆转的。对于异型增生，经严密随访，即使有恶变，及时手术也可获得满意的疗效，使患者乐观、积极配合治疗，消除焦虑、恐惧心理。

（4）健康指导：a. 向患者及家属介绍本病的有关病因，指导健康的饮食习惯。b. 介绍根除幽门螺杆菌治疗的意义和适应证。指导药物治疗注意事项，如避免使用对胃黏膜有刺激的药物，必须使用时应同时服用制酸剂或胃黏膜保护剂；介绍药物的不良反应，如有异常及时复诊，定期门诊复查。c. 对胃黏膜异型增生的患者，嘱其定期随访。

3. 护理评价

经过治疗和护理患者不适减轻；了解相关知识；及时发现和处理并发症。

第二节　消化性溃疡

消化性溃疡主要指发生在胃和十二指肠的慢性溃疡，即胃溃疡（gastric ulcer，GU）和十二指肠溃疡（duodenal ulcer，DU）。溃疡的黏膜缺损超过黏膜肌层，不同于糜烂。本病中年最为常见，DU 多见于青壮年，而 GU 多见于中老年，后者发病高峰比前者约迟 10 年。男性患病比女性较多。临床上 DU 比 GU 多见，两者之比为（2 ~ 3）：1，但有地区差异，在胃癌高发区 GU 所占的比例有所增加。

一、病因及发病机制

在正常生理情况下，胃十二指肠黏膜经常接触有强侵蚀力的胃酸和在酸性环境下被激活，能水解蛋白质的胃蛋白酶，此外，还经常受摄入的各种有害物质的侵袭，但却能抵御这些侵袭因素的损害，维持黏膜的完整性，这是因为胃、十二指肠黏膜具有一系列防御和修复机制。目前认为，胃十二指肠黏膜的这一完善而有效的防御和修复机制，足以抵抗胃酸 / 胃蛋白酶的侵蚀。一般而言，只有当某些因素损害了这一机制才可能发生胃酸 / 胃蛋白酶侵蚀黏膜而导致溃疡形成。

1. 幽门螺杆菌

幽门螺杆菌为消化性溃疡的重要病因。Hp 可造成胃十二指肠黏膜的上皮细胞受损和强烈的炎症反应，损害了局部黏膜的防御 - 修复机制。

2. 非甾体抗炎药（NSAID）

NSAID 是引起消化性溃疡的另一个常见病因。大量研究资料显示，在长期服用 NSAID 患者中 10% ~ 25% 可发现胃或十二指肠溃疡，有 1% ~ 4% 患者发生出血、穿孔等溃疡并发症。NSAID 引起的溃疡以 GU 较 DU 多见。溃疡形成及其并发症发生的危险性除与服用 NSAID 的种类、剂量、疗程有关外，尚与高龄、同时服用抗凝血药、糖皮质激素等因素有关。NSAID 通过削弱黏膜的防御和修复功能而导致消化性溃疡发病。NSAID 和幽门螺杆菌是引起消化性溃疡发病的两个独立因素。

3. 胃酸

消化性溃疡的最终形成是胃酸 / 胃蛋白酶对黏膜自身消化所致。因胃蛋白酶活性是 pH 依赖性的，在 pH > 4 时便失去活性，因此在探讨消化性溃疡发病机制时主要考虑胃酸是溃疡形成的直接原因。胃酸的这一损害作用一般只有在正常黏膜防御和修复功能遭受破坏时才能发生。

4. 其他

（1）吸烟：吸烟者消化性溃疡发生率比不吸烟者高，吸烟影响溃疡愈合和促进溃疡复发。

（2）遗传：消化性溃疡的家族史可能是幽门螺杆菌感染的"家庭聚集"现象；O 型血胃上皮细胞表面表达更多黏附受体而有利于幽门螺杆菌定植。遗传因素的作用尚有待进一步研究。

（3）急性应激可引起应激性溃疡。长期精神紧张、过劳，易使溃疡发作或加重，情绪应激可能主要起诱因作用。

（4）胃十二指肠运动异常：研究发现部分 DU 患者胃排空增快，这可使十二指肠球部酸负荷增大；部分 GU 患者有胃排空延迟，这可增加十二指肠液反流入胃，加重胃黏膜屏障损害。胃肠运动障碍不大可能是原发病因，但可加重幽门螺杆菌或 NSAID 对黏膜的损害。

概言之，消化性溃疡是一种多因素疾病，其中幽门螺杆菌感染和服用 NSAID 是已知的主要病因，溃疡发生是黏膜侵袭因素和防御因素失平衡的结果，胃酸在溃疡形成中起关键作用。

二、临床表现

（一）症状

典型的消化性溃疡有如下临床特点：a. 慢性过程，病史可达数年至数十年。b. 周期性发作，发作与自发缓解相交替，发作期可为数周或数月，缓解期亦长短不一，短者数周，长者数年；发作常有季节性，多在秋冬或冬春之交发病，可因精神情绪不良或过劳而诱发。c. 发作时上腹痛呈节律性，表现为空腹痛即餐后 2～4 h 或（及）午夜痛，腹痛多为进食或服用抗酸药所缓解，典型节律性表现在 DU 多见。腹痛性质多为灼痛，亦可为钝痛、胀痛、剧痛或饥饿样不适感。腹痛多位于中上腹，可偏右或偏左。部分患者无上述典型表现的疼痛，而仅表现为无规律性的上腹隐痛或不适。但部分患者可无症状或症状较轻以至不为患者所注意。d. 可有反酸、嗳气、上腹胀等症状。表 6-1 为 GU 和 DU 上腹疼痛特点的比较。

表 6-1　GU 和 DU 上腹疼痛特点的比较

		GU	DU
相同点	慢性	病程可长达 6～7 年，有的长达 20 年或更长	
	周期性	发作缓解周期性交替，以春、秋季发作多见	
	疼痛性质	多呈钝痛、灼痛、胀痛或饥饿样不适，一般为轻至中度持续性痛，可耐受	
不同点	疼痛部位	中上腹或在剑突下和剑突下偏左	中上腹或在中上偏腹右处
	疼痛时间	常在餐后 1 h 内发生，经 1～2 h 后逐渐缓解，至下次餐前自行消失	常发生在两餐之间，持续至下餐进食后缓解，故又称空腹痛、饥饿痛；部分患者于午夜出现疼痛，称夜间痛
	疼痛规律	进食－疼痛－缓解	疼痛－进食－缓解

（二）体征

溃疡活动时上腹部可有局限性轻压痛，缓解期无明显体征。

（三）临床特殊类型

1. 复合溃疡

复合溃疡指胃和十二指肠同时发生的溃疡。DU 往往先于 GU 出现。幽门梗阻发生率较高。

2. 幽门管溃疡

幽门管位于胃远端，与十二指肠交界，长约 2 cm。幽门管溃疡与 DU 相似，胃酸分泌一般较高。幽门管溃疡上腹痛的节律性不明显，对药物治疗反应较差，呕吐较多见，较易发生幽门梗阻、出血和穿孔等并发症。

3. 球后溃疡

DU 大多发生在十二指肠球部，发生在球部远端十二指肠的溃疡称球后溃疡。多发生在十二指肠乳头的近端。具 DU 的临床特点，但午夜痛及背部放射痛多见，对药物治疗反应较差，较易并发出血。

4. 巨大溃疡

巨大溃疡指直径＞2 cm 的溃疡，对药物治疗反应较差、愈合时间较慢，易发生慢性穿透或穿孔。

5. 老年人消化性溃疡

近年老年人发生消化性溃疡的报道增多。临床表现多不典型，GU 多位于胃体上部甚至胃底部，溃疡常较大，易误诊为胃癌。

6. 无症状性溃疡

无症状性溃疡约 15% 消化性溃疡患者可无症状，而以出血、穿孔等并发症为首发症状。可见于任何年龄，以老年人较多见；NSAID 引起的溃疡近半数无症状。

三、并发症

1. 上消化道出血

大约50%以上的消化道出血是消化性溃疡所致。出血是消化性溃疡最常见的并发症。DU比GU容易发生。常因服用NSAID而诱发，部分患者（10%~25%）以上消化道出血为首发症状。

2. 穿孔

穿孔是消化性溃疡最严重的并发症，见于2%~10%的病例。消化性溃疡穿孔的后果有3种。

（1）溃疡穿透浆膜层达腹腔致弥漫性腹膜炎，引起突发的剧烈腹痛，称游离穿孔。

（2）溃疡穿透并与邻近实质性器官相连，往往表现为腹痛规律发生改变，变得顽固而持久，称为穿透性溃疡。

（3）溃疡穿孔入空腔器官形成瘘管。

3. 幽门梗阻

幽门梗阻见于2%~4%的病例，大多由DU或幽门管溃疡引起。急性梗阻多因炎症水肿和幽门部痉挛所致，梗阻为暂时性，随炎症好转而缓解；慢性梗阻主要由于溃疡愈合后瘢痕收缩而呈持久性。幽门梗阻使胃排空延迟，患者可感上腹饱胀不适，疼痛于餐后加重，且有反复大量呕吐，呕吐物呈酸腐味的宿食，大量呕吐后疼痛可暂缓解。严重频繁呕吐可致失水和低氯低钾性碱中毒，常继发营养不良。上腹饱胀和逆蠕动的胃型，以及空腹时检查胃内有振水音、抽出胃液量 > 200 mL，是幽门梗阻的特征性表现。

4. 癌变

少数GU可发生癌变，癌变率在1%以下，DU则极少见。对长期GU病史，年龄在45岁以上，经严格内科治疗4~6周症状无好转，大便隐血试验持续阳性者，应怀疑是否癌变，需进一步检查和定期随访。

四、护理

（一）护理目标

患者能够了解并避免发病诱因，能够描述正确的溃疡防治知识，主动参与、积极配合防治；未出现上消化道出血、穿孔、幽门梗阻、溃疡癌变等并发症或出现能被及时发现和处理；焦虑程度减轻或消失。

（二）护理措施

1. 一般护理

（1）休息和活动：症状较重或有并发症时，应卧床休息；溃疡缓解期，应适当活动，工作宜劳逸结合，以不感到劳累和诱发疼痛为原则。

（2）饮食护理：a. 饮食原则：定时定量，以维持正常消化活动的节律，避免餐间零食和睡前进食，使胃酸分泌有规律；少食多餐，少食可避免胃窦部过度扩张引起的促胃液素分泌增加，以减少胃酸对病灶的刺激，多餐可使胃中经常保持适量的食物以中和胃酸，利于溃疡面的愈合；细嚼慢咽，以减少对消化道过强的机械刺激，同时咀嚼还可增加唾液分泌，后者具有稀释和中和胃酸的作用；食物选择应营养丰富、搭配合理、清淡、易于消化、刺激性小，各种食物应切细、煮软。可选择牛奶、鸡蛋、鱼及面食、稍加碱的软米饭或米粥等偏碱性食物，脂肪摄取也应适量。避免生、冷、硬、粗纤维的蔬菜、水果，忌用生姜、生蒜、生萝卜、油炸食物以及浓咖啡、浓茶和辣椒、酸醋；进餐时避免情绪不安，精神紧张。b. 营养状况监测：经常评估患者的饮食和营养状况。

2. 病情观察

（1）病情监测：注意观察及详细了解患者疼痛的规律和特点，指导患者准备抑酸性食物（苏打饼干等），在疼痛前进食，或服用抑酸剂以防疼痛，也可采用局部热敷或针灸止痛等。监测生命体征及腹部体征的变化，以及时发现并纠正并发症。

（2）帮助患者认识和祛除病因及诱因：对服用NSAID者，应停药；对嗜烟酒者，应督促患者戒烟戒酒。

3. 并发症的护理

当发生急性穿孔和瘢痕性幽门梗阻时，应立即遵医嘱做好手术前准备。亚急性穿孔和慢性穿孔时，注意观察疼痛的性质。急性幽门梗阻时，做好呕吐物的观察与处理，指导患者禁食水，行胃肠减压，保持口腔清洁，遵医嘱静脉补充液体，并做好解痉药和抗生素的用药护理。

4. 用药护理

遵医嘱对患者进行药物治疗，并注意观察药效及不良反应。

（1）碱性抗酸药：如氢氧化铝凝胶等，应在饭后 1 h 和睡前服用。服用片剂时应嚼服，乳剂给药前应充分摇匀。抗酸药应避免与奶制品同时服用，因两者相互作用可形成络合物。酸性的食物及饮料不宜与抗酸药同服。氢氧化铝凝胶能阻碍磷的吸收，引起磷缺乏症，表现为食欲不振、软弱无力等症状，甚至可导致骨质疏松。长期大量服用还可引起严重便秘、代谢性碱中毒与钠潴留，甚至造成肾损害。如服用镁制剂则易引起腹泻。

（2）H_2 受体拮抗剂：应在餐中或餐后即刻服用，也可把一日剂量在睡前服用。如需同时服用抗酸药，则两药应间隔 1 h 以上服用，用于静脉给药时应注意控制速度，速度过快可引起低血压和心律失常。西咪替丁对雄性激素受体有亲和力，可产生男性乳腺发育、阳痿以及性功能紊乱，肾脏是其排泄的主要部位，应用期间应注意患者肾功能。此外，少数患者还可出现一过性肝功能损害和粒细胞缺乏，亦可出现头痛、头晕、疲倦、腹泻及皮疹等反应，如出现上述反应应及时协助医生进行处理。药物可从母乳排出，哺乳期应停止用药。

（3）其他药物：奥美拉唑可引起头晕，特别是用药初期，应嘱患者用药期间避免开车或做其他必须注意力高度集中的事。硫糖铝片宜在每次进餐前 1 h 服用，可有便秘、口干、皮疹、眩晕、嗜睡等不良反应。因其含糖量较高，糖尿病患者应慎用。不能与多酶片同服，以免降低两者的效价。

5. 心理护理

及时了解并减轻各种焦虑，护理人员应关心患者，鼓励其说出心中的顾虑与疑问，护士应耐心倾听并给予解答。正确评估患者及家属对疾病的认识程度和心理状态。积极进行健康宣教，减轻不良心理反应。

6. 健康指导

（1）向患者及家属讲解有关溃疡病的知识，如病因、诱因、饮食原则。

（2）指导患者保持乐观的情绪、规律的生活，避免过度紧张与劳累。

（3）指导患者戒除烟酒，慎用或勿用致溃疡药物，如阿司匹林、咖啡因、泼尼松等。

（4）指导患者按医嘱正确服药，学会观察药效及不良反应，不随便停药，以减少复发。

（5）让患者了解并发症的症状、体征，能在病情加重时及时就医。

（6）年龄偏大的胃溃疡患者应嘱其定期到门诊复查，防止癌变。

（三）护理评价

患者能说出引起疼痛的原因、诱因，戒除烟酒，饮食规律，能选择适宜的食物，未因饮食不当诱发疼痛；能正确服药，上腹部疼痛减轻并渐消失，无恶心、呕吐、呕血、黑便；情绪稳定，无焦虑或恐惧，生活态度积极乐观。

第三节　胃癌

胃癌约占胃恶性肿瘤的 95％ 以上。每年新诊断的癌症病例数中，胃癌位居第四位，在癌症病死率中排列第二位，该病在我国仍是最常见的恶性肿瘤之一。男性胃癌的发病率和死亡率高于女性，男女之比约为 2∶1。发病年龄以中老年居多，35 岁以下较低，55 ~ 70 岁为高发年龄段。我国胃癌的发病率在不同地区之间有很大差异。

一、病因及发病机制

胃癌的发生是一个多步骤、多因素进行性发展的过程。在正常情况下，胃黏膜上皮细胞的增殖和凋亡之间保持动态平衡。这种平衡的维持有赖于癌基因、抑癌基因及一些生长因子的共同调控。这种平衡一旦破坏，即癌基因被激活，抑癌基因被抑制，使胃上皮细胞过度增殖又不能启动凋亡信号，则可能逐渐进展为胃癌。多种因素会影响上述调控体系，共同参与胃癌的发生。

（一）环境和饮食因素

环境因素可直接或间接经饮食途径参与胃癌的发生，在胃癌发生中起重要作用。如火山岩地带、高泥炭土壤、水土含硝酸盐过多、微量元素比例失调或化学污染均为致癌因素。多吃新鲜水果和蔬菜、使用冰箱及正确贮藏食物，可降低胃癌的发生。经常食用霉变食品、咸菜、腌制烟熏食品，以及过多摄入食盐，可增加危险性。

（二）幽门螺杆菌感染

幽门螺杆菌感染与胃癌的关系已引起关注。1994 年 WHO 宣布 Hp 是人类胃癌的 I 类致癌原。胃癌可能是 Hp 长期感染与其他因素共同作用的结果，其中 Hp 可能起先导作用。

（三）遗传因素

胃癌有明显的家族聚集倾向，家族发病率高于人群 2 ~ 3 倍。浸润型胃癌有更高的家族发病倾向，提示该型与遗传因素有关。一般认为遗传素质使致癌物质对易感者更易致癌。

（四）癌前状态

胃癌的癌前状态分为癌前疾病和癌前病变，前者是指与胃癌相关的胃良性疾病，有发生胃癌的危险性，后者是指较易转变为癌组织的病理学变化。

1. 癌前疾病

（1）慢性萎缩性胃炎、残胃炎：因有胃酸分泌不足，有利于细菌生长。胃内增加的细菌可促进亚硝酸盐类致癌物质产生，长期作用于胃黏膜将导致癌变。另外老年人胃癌发病率高亦与此有关。毕 II 式胃切除术后，癌变常在术后 10 ~ 15 年发生。

（2）胃息肉：炎性息肉约占 80%，直径多在 2 cm 以下，癌变率低；腺瘤性息肉癌变的概率较高，特别是直径 > 2 cm 的广基息肉。

（3）胃溃疡：癌变多从溃疡边缘发生，多因溃疡边缘的炎症、糜烂、再生及异型增生所致。

2. 癌前病变

（1）肠型化生：肠化有小肠型和大肠型两种。大肠型化生又称不完全肠化，其肠化细胞不含亮氨酸氨基肽酶和碱性磷酸酶，被吸收的致癌物质易于在细胞内积聚，导致细胞异型增生而发生癌变。

（2）异型增生：胃黏膜腺管结构及上皮细胞失去正常的状态出现异型性改变，组织学上介于良恶性之间。因此，对上述癌前病变应注意密切随访。

二、临床表现

1. 症状

早期无或者仅有非特异性消化道症状。进展期症状是上腹痛，常同时伴有食欲缺乏、厌食、体重减轻。腹痛可急可缓，开始仅为上腹饱胀不适，餐后更甚，继之有隐痛不适，偶呈节律性溃疡样疼痛，但这种疼痛不能被进食或服用制酸剂缓解。患者常有早饱感及软弱无力。早饱感是指患者虽感饥饿，但稍一进食即感饱胀不适。早饱感或呕吐是胃壁受累的表现，皮革胃或部分梗阻时这种症状尤为突出。

发生并发症或转移时可出现一些特殊症状，贲门癌累及食管下段时可出现吞咽困难。并发幽门梗阻时可有恶心呕吐，溃疡型胃癌出血时可引起呕血或黑粪，继之出现贫血。胃癌转移至肝脏可引起右上腹痛，黄疸和 / 或发热；转移至肺可引起咳嗽、呃逆、咯血，累及胸膜可产生胸腔积液而发生呼吸困难；肿瘤侵及胰腺时，可出现背部放射性疼痛。

2. 体征

早期胃癌无明显体征，进展期在上腹部可扪及肿块，有压痛。肿块多位于上腹偏右相当于胃窦处。如肿瘤转移至肝脏可致肝脏肿大及出现黄疸，甚至出现腹水。腹膜有转移时也可发生腹水，移动性浊音阳性。侵犯门静脉或脾静脉时有脾脏增大。有远处淋巴结转移时可扪及 Virchow 淋巴结，质硬不活动。肛门指检在直肠膀胱凹陷可扪及一板样肿块。

一些胃癌患者可以出现副癌综合征，包括反复发作的表浅性血栓静脉炎（Trousseau 征）及过度色素沉着；黑棘皮症，皮肤褶皱处有过度色素沉着，尤其是双腋下；皮肌炎、膜性肾病、累及感觉和运动通路的神经肌肉病变等。

三、护理

（一）护理目标

患者疼痛得到控制，营养状态改善，情绪稳定，能积极配合治疗。

（二）护理措施

1. 一般护理

（1）休息与活动：轻症患者可适当参加日常活动，进行身体锻炼，以不感到劳累、腹痛为原则；重症患者应卧床休息。

（2）饮食护理：对能进食者鼓励其尽可能进食易消化、营养丰富的流质或半流质饮食。对食欲缺乏者，应为患者提供清洁的进食环境，选择适合患者口味的食品和烹调方法，并注意变换食物的色、香、味，以增进食欲。定期测量体重，监测血清蛋白和血红蛋白等营养指标以监测患者的营养状态。

（3）静脉营养支持：对消化功能不全不能进食的患者，遵医嘱静脉补充液体及能量。

2. 病情观察

（1）疼痛的观察与处理：观察疼痛特点，注意评估疼痛的性质、部位，是否伴有严重的恶心和呕吐、吞咽困难、呕血及黑便等症状。如出现剧烈腹痛和腹膜刺激征，应考虑发生穿孔的可能性，及时协助医师进行有关检查或手术治疗。教会患者一些放松和转移注意力的技巧，疼痛剧烈时，可腹部热敷止痛。

（2）监测患者的感染征象：密切观察患者的生命体征及血常规检查的改变，询问患者有无咽痛、尿痛等不适，及时发现感染迹象并协助医师进行处理。病房应定期消毒，减少探视，保持室内空气新鲜；严格遵循无菌原则进行各项操作，防止交叉感染。协助患者做好皮肤、口腔护理，注意会阴部及肛门的清洁，减少感染的机会。

3. 用药护理

（1）化疗药物：遵医嘱进行化学治疗，以抑制和杀伤癌细胞，注意观察药物的疗效及不良反应。

（2）止痛药物：遵循 WHO 推荐的三阶梯疗法，遵医嘱给予相应的止痛药，第一阶段从非阿片类镇痛剂开始，如阿司匹林、布桂嗪（强痛定）、奈福泮（平痛新）、吲哚美辛（消炎痛）栓等。若不能缓解，在此基础上，加弱阿片类镇痛剂，如可卡因、丙氧酚等；若疼痛剧烈，则可用强阿片类镇痛剂，如哌替啶、美施康定等，现在又有一种新型贴剂多瑞吉，镇痛效果可达到 72 h。

4. 心理护理

护理人员应与患者建立良好的护患关系，运用倾听、解释、安慰等技巧与患者沟通，表示关心与体贴，耐心听取患者自身感受的叙述，并给予支持和鼓励。同时介绍有关胃癌治疗进展信息，提高患者治疗的信心，用积极的心态面对疾病。此外，及时取得家属的配合，协助患者得到家庭和社会的支持，控制焦虑、抑郁情绪，使患者保持乐观的生活态度。

5. 健康指导

（1）疾病预防指导：对健康人群开展卫生宣教，提倡多食富含维生素 C 的新鲜水果、蔬菜，多食肉类、鱼类、豆制品和乳制品；避免高盐饮食，少进咸菜、烟熏和腌制食品；食品贮存要科学，不食霉变食物。对胃癌高危人群如中度或重度胃黏膜萎缩、中度或重度肠化、不典型增生或有胃癌家族史者应遵医嘱给予根除幽门螺杆菌治疗及定期复查，以便早期诊断及治疗。

（2）生活指导：指导患者生活规律，保证充足的睡眠，根据病情和体力，适量活动，增强机体抵抗力。注意个人卫生，特别是体质衰弱者，应做好口腔、皮肤黏膜的护理，防止继发性感染。指导患者运用适当的心理防卫机制，保持乐观态度和良好的心理状态、以积极的心态面对疾病。

（3）用药及疾病指导：指导患者合理使用止痛药，并应发挥自身积极的应对能力，以提高控制疼痛的效果。嘱患者定期复诊，以监测病情变化和及时调整治疗方案。教会患者及家属如何早期识别并发症，及时就诊。

（三）护理评价

患者情绪稳定，积极配合治疗；疼痛得到明显缓解，营养改善，体力增强。

第四节 炎症性肠病

炎症性肠病是一种病因不明的肠道慢性非特异性炎症性疾病，包括溃疡性结肠炎（ulcerative colitis，UC）和克罗恩病（Crohn's disease，CD）。一般认为，UC 和 CD 是同一疾病的不同亚类，组织损伤的基本病理过程相似，但可能由于致病因素不同，发病的具体环节不同，最终导致组织损害的表现不同。

一、溃疡性结肠炎

UC 是一种病因不明的直肠和结肠慢性非特异性炎症性疾病。病变主要位于大肠的黏膜与黏膜下层。主要症状有腹泻、黏液脓血便和腹痛，病程漫长，病情轻重不一，常反复发作。本病多见于 20 ~ 40 岁，男女发病率无明显差别。

（一）病理

病变主要位于直肠和乙状结肠，可延伸到降结肠，甚至整个结肠。病变一般仅限于黏膜和黏膜下层，少数重症者可累及肌层。活动期黏膜呈弥漫性炎症反应，可见水肿、充血与灶性出血，黏膜脆弱，触之易出血。由于黏膜与黏膜下层有炎性细胞浸润，大量中性粒细胞在肠腺隐窝底部聚集，形成小的隐窝脓肿。当隐窝脓肿融合破溃，黏膜即出现广泛的浅小溃疡，并可逐渐融合成不规则的大片溃疡。结肠炎症在反复发作的慢性过程中，大量新生肉芽组织增生，常出现炎性息肉。黏膜因不断破坏和修复，丧失其正常结构，并且由于溃疡愈合形成瘢痕，黏膜肌层与肌层增厚，使结肠变形缩短，结肠袋消失，甚至出现肠腔狭窄。少数患者有结肠癌变，以恶性程度较高的未分化型多见。

（二）临床分型

临床上根据本病的病程、程度、范围和病期进行综合分型。

1. 根据病程经过分型

（1）初发型：无既往史的首次发作。

（2）慢性复发型：最多见，发作期与缓解期交替。

（3）慢性持续型：病变范围广，症状持续半年以上。

（4）急性暴发型：少见，病情严重，全身毒血症状明显，易发生大出血和其他并发症。

上述后 3 型可相互转化。

2. 根据病情程度分型

（1）轻型：多见，腹泻每天 4 次以下，便血轻或无，无发热、脉速，贫血轻或无，血沉正常。

（2）重型：腹泻频繁并有明显黏液脓血便，有发热、脉速等全身症状，血沉加快、血红蛋白下降。

（3）中型：介于轻型和重型之间。

3. 根据病变范围分型

可分为直肠炎、直肠乙状结肠炎、左半结肠炎、全结肠炎以及区域性结肠炎。

4. 根据病期分型

可分为活动期和缓解期。

（三）临床表现

起病多数缓慢，少数急性起病，偶见急性暴发起病。病程长，呈慢性经过，常有发作期与缓解期交替，少数症状持续并逐渐加重。

1. 症状

（1）消化系统表现：主要表现为腹泻与腹痛。a. 腹泻为最主要的症状，黏液脓血便是本病活动期的重要表现。腹泻主要与炎症导致大肠黏膜对水钠吸收障碍以及结肠运动功能失常有关。粪便中的黏液或黏液脓血，为炎症渗出和黏膜糜烂及溃疡所致。排便次数和便血程度可反映病情程度，轻者每天排便 2～4 次，粪便呈糊状，可混有黏液、脓血，便血轻或无，重者腹泻每天可达 10 次以上，大量脓血，甚至呈血水样粪便。病变限于直肠和乙状结肠的患者，偶有腹泻与便秘交替的现象，此与病变直肠排空功能障碍有关。b. 腹痛，轻者或缓解期患者多无腹痛或仅有腹部不适，活动期有轻或中度腹痛，为左下腹的阵痛，亦可涉及全腹。有疼痛—便意—便后缓解的规律，大多伴有里急后重，为直肠炎症刺激所致。若并发中毒性巨结肠或腹膜炎，则腹痛持续且剧烈。c. 其他症状可有腹胀、食欲不振、恶心、呕吐等。

（2）全身表现：中、重型患者活动期有低热或中等度发热，高热多提示有并发症或急性暴发型；重症患者可出现衰弱、消瘦、贫血、低清蛋白血症、水和电解质平衡紊乱等表现。

（3）肠外表现：本病可伴有一系列肠外表现，包括口腔黏膜溃疡、结节性红斑、外周关节炎、坏疽性脓皮病、虹膜睫状体炎等。

2. 体征

患者呈慢性病容，精神状态差，重者呈消瘦贫血貌。轻者仅有左下腹轻压痛，有时可触及痉挛的降结肠和乙状结肠。重症者常有明显腹部压痛和鼓肠。若有反跳痛、腹肌紧张、肠鸣音减弱等，应注意中毒性巨结肠和肠穿孔等并发症。

（四）护理

1. 护理目标

患者大便次数减少，粪质正常；腹痛缓解，营养改善，体重恢复，未发生并发症，焦虑减轻。

2. 护理措施

（1）一般护理：a. 休息与活动：在急性发作期或病情严重时均应卧床休息，缓解期适当休息，注意劳逸结合。b. 合理饮食：指导患者食用质软、易消化、少纤维素又富含营养、有足够热量的食物，以利于吸收，减轻对肠黏膜的刺激并供给足够的热量，以维持机体代谢的需要。避免食用冷饮、水果、多纤维的蔬菜及其他刺激性食物，忌食牛乳和乳制品。急性发作期患者，应进流质或半流质饮食，病情严重者应禁食，按医嘱给予静脉高营养，以改善全身状况。应注意给患者提供良好的进餐环境，避免不良刺激，以增进患者食欲。

（2）病情观察：观察患者腹泻的次数、性质，腹泻伴随症状，如发热、腹痛等，监测粪便检查结果。严密观察腹痛的性质、部位以及生命体征的变化，以了解病情的进展情况，如腹痛性质突然改变，应注意是否发生大出血、肠梗阻、中毒性巨结肠、肠穿孔等并发症。观察患者进食情况，定期测量患者的体重，监测血红蛋白、血清电解质和清蛋白的变化，了解营养状况的变化。

（3）用药护理：遵医嘱给予柳氮磺吡啶（SASP）、糖皮质激素、免疫抑制剂等治疗，以控制病情，使腹痛缓解。注意药物的疗效及不良反应，如应用 SASP 时，患者可出现恶心、呕吐、皮疹、粒细胞减少及再生障碍性贫血等。应嘱患者餐后服药，服药期间定期复查血象，应用糖皮质激素者，要注意激素不良反应，不可随意停药，防止反跳现象，应用硫唑嘌呤或巯嘌呤时患者可出现骨髓抑制的表现，应注意监测白细胞计数。

（4）心理护理：安慰鼓励患者，向患者解释病情，使患者以平和的心态应对疾病，自觉地配合治疗。

（5）健康指导：a. 心理指导：由于病情反复发作，迁延不愈，常给患者带来痛苦，尤其是排便次数的增加，给患者的精神和日常生活带来很多困扰，患者易产生自卑、忧虑，甚至恐惧心理。应鼓励患者以平和的心态应对疾病，积极配合治疗。b. 指导患者合理饮食及活动：指导患者食用质软、易消化、少纤维素又富含营养、有足够热量的食物，避免食用冷饮、水果、多纤维的蔬菜及其他刺激性食物，忌食牛乳和乳制品。在急性发作期或病情严重时均应卧床休息，缓解期适当休息，注意劳逸结合。c. 用药指导：嘱患者坚持治疗，不要随意更换药物或停药。教会患者识别药物的不良反应，出现异常症状要及时就诊，以免耽搁病情。

3. 护理评价

患者腹泻、腹痛缓解，营养改善，体重恢复。

二、克罗恩病

CD 是一种病因尚不十分清楚的胃肠道慢性炎性肉芽肿性疾病。病变多见于末段回肠和邻近结肠，但从口腔至肛门各段消化道均可受累，呈节段性或跳跃式分布。临床上以腹痛、腹泻、体重下降、腹块、瘘管形成和肠梗阻为特点，可伴有发热等全身表现以及关节、皮肤、眼、口腔黏膜等肠外损害。本病有终生复发倾向，重症患者迁延不愈，预后不良。

（一）病理

病变表现为同时累及回肠末段与邻近右侧结肠，只涉及小肠，局限在结肠。病变可涉及口腔、食管、胃、十二指肠，但少见。

大体形态上，克罗恩病特点为：病变呈节段性或跳跃性，而不呈连续性；黏膜溃疡早期呈鹅口疮样溃疡，随后溃疡增大、融合，形成纵行溃疡和裂隙溃疡，将黏膜分割呈鹅卵石样外观；病变累及肠壁全层，肠壁增厚变硬，肠腔狭窄。

组织学上，克罗恩病的特点为：a. 非干酪性肉芽肿，由类上皮细胞和多核巨细胞构成，可发生在肠壁各层和局部淋巴结。b. 裂隙溃疡，呈缝隙状，可深达黏膜下层甚至肌层。c. 肠壁各层炎症，伴固有膜底部和黏膜下层淋巴细胞聚集、黏膜下层增宽、淋巴管扩张及神经节炎等。肠壁全层病变致肠腔狭窄，可发生肠梗阻。溃疡穿孔引起局部脓肿，或穿透至其他肠段、器官、腹壁，形成内瘘或外瘘。肠壁浆膜纤维素渗出、慢性穿孔均可引起肠粘连。

（二）临床分型

区别本病不同临床情况，有助于全面估计病情和预后，制订治疗方案。

1. 临床类型

依疾病行为分型，可分为狭窄型（以肠腔狭窄所致的临床表现为主）、穿通型（有瘘管形成）和非狭窄非穿通型（炎症型）。各型可有交叉或互相转化。

2. 病变部位

参考影像和内镜结果确定，可分为小肠型、结肠型、回结肠型。如消化道其他部分受累亦应注明。

3. 严重程度

根据主要临床表现的程度及并发症计算 CD 活动指数（CDAI），用于疾病活动期与缓解期区分、病情严重程度估计（轻、中、重度）和疗效评定。

（三）临床表现

起病大多隐匿、缓渐，从发病早期症状出现至确诊往往需数月至数年。病程呈慢性，长短不等的活动期与缓解期交替，有终生复发倾向。少数急性起病，可表现为急腹症，酷似急性阑尾炎或急性肠梗阻。腹痛、腹泻和体重下降三大症状是本病的主要临床表现。但本病的临床表现复杂多变，这与临床类型、病变部位、病期及并发症有关。

1. 消化系统表现

（1）腹痛：为最常见症状。多位于右下腹或脐周，间歇性发作，常为痉挛性阵痛伴腹鸣。常于进餐后加重，排便或肛门排气后缓解。腹痛的发生可能与进餐引起胃肠反射或肠内容物通过炎症、狭窄肠段，引起局部肠痉挛有关。体检常有腹部压痛，部位多在右下腹。腹痛亦可由部分或完全性肠梗阻引起，此时伴有肠梗阻症状。出现持续性腹痛和明显压痛，提示炎症波及腹膜或腹腔内脓肿形成。全腹剧痛和腹肌紧张，提示病变肠段急性穿孔。

（2）腹泻：亦为本病常见症状，主要由病变肠段炎症渗出、蠕动增加及继发性吸收不良引起。腹泻先是间歇发作，病程后期可转为持续性。粪便多为糊状，一般无脓血和黏液。病变涉及下段结肠或肛门直肠者，可有黏液血便及里急后重。

（3）腹部包块：见于10%～20%患者，由肠粘连、肠壁增厚、肠系膜淋巴结肿大、内瘘或局部脓肿形成所致，多位于右下腹与脐周。固定的腹块提示有粘连，多已有内瘘形成。

（4）瘘管形成：是克罗恩病的特征性临床表现，因透壁性炎性病变穿透肠壁全层至肠外组织或器官而成。瘘分内瘘和外瘘，前者可通向其他肠段、肠系膜、膀胱、输尿管、阴道、腹膜后等处，后者通向腹壁或肛周皮肤。肠段之间内瘘形成可致腹泻加重及营养不良。肠瘘通向的组织与器官因粪便污染可致继发性感染。外瘘或通向膀胱、阴道的内瘘均可见粪便与气体排出。

（5）肛门周围病变：包括肛门周围瘘管、脓肿形成及肛裂等病变，见于部分患者，有结肠受累者较多见。有时这些病变可为本病的首发或突出的临床表现。

2. 全身表现

（1）发热：为常见的全身表现之一，与肠道炎症活动及继发感染有关。间歇性低热或中度热常见，少数呈弛张高热伴毒血症。少数患者以发热为主要症状，甚至较长时间不明原因发热之后才出现消化道症状。

（2）营养障碍：由慢性腹泻、食欲减退及慢性消耗等因素所致。主要表现为体重下降，可有贫血、低蛋白血症和维生素缺乏等表现。青春期前患者常有生长发育迟滞。

3. 肠外表现

本病肠外表现与溃疡性结肠炎的肠外表现相似，但发生率较高，据我国统计报道以口腔黏膜溃疡、皮肤结节性红斑、关节炎及眼病为常见。

（四）护理

1. 护理目标

患者腹泻、腹痛缓解，营养改善，体重恢复，无并发症。

2. 护理措施

（1）一般护理。a. 休息与活动：在急性发作期或病情严重时均应卧床休息，缓解期适当休息，注意劳逸结合。必须戒烟。b. 合理饮食：一般给高营养低渣饮食，适当给予叶酸、维生素 B_{12} 等多种维生素。重症患者酌用要素饮食或全胃肠外营养，除营养支持外还有助诱导缓解。

（2）病情观察：观察患者腹泻的次数、性质，腹泻伴随症状，如发热、腹痛等，监测粪便检查结果。严密观察腹痛的性质、部位以及生命体征的变化，测量患者的体重，监测血红蛋白、血清电解质和清蛋白的变化，了解营养状况的变化。

（3）用药护理：遵医嘱腹痛、腹泻可使用抗胆碱能药物或止泻药，合并感染者静脉途径给予广谱抗生素。给予柳氮磺吡啶（SASP）、糖皮质激素、免疫抑制剂等治疗，以控制病情，使腹痛缓解。注意避免药物的不良反应，如应嘱患者餐后服药，服药期间定期复查血象，不可随意停药，防止反跳现象等。

（4）心理护理：向患者解释病情，使患者树立战胜疾病的信心，自觉地配合治疗。

（5）健康指导。a. 疾病知识指导：指导患者合理休息与活动，戒烟，食用质软、易消化、少纤维素又富含营养、有足够热量的食物，避免食用冷饮、水果、多纤维的蔬菜及其他刺激性食物，忌食牛乳和乳制品。b. 安慰鼓励患者：使患者树立信心，积极地配合治疗。c. 用药指导：嘱患者坚持服药并了解药物的不良反应，病情有异常变化要及时就诊。

3. 护理评价

患者腹泻、腹痛缓解，无发热、营养不良，体重增加。

第五节　肝硬化

肝硬化是一种由不同病因引起的慢性进行性弥漫性肝病。病理特点为广泛的肝细胞变性坏死、再生结节形成、结缔组织增生，致使正常肝小叶结构破坏和假小叶形成。临床可有多系统受累，主要表现为肝功能损害和门静脉高压，晚期出现消化道出血、肝性脑病、感染等严重并发症。在我国，肝硬化是常见疾病和主要死因之一。本病占内科总住院人数的 4.3% ~ 14.2%。

一、病因与发病机制

1. 病毒性肝炎

主要为乙型病毒性肝炎，其次为丙型肝炎，或乙型加丁型重叠感染，甲型和戊型一般不发展为肝硬化。

2. 日本血吸虫痛

我国长江流域血吸虫病流行区多见。反复或长期感染血吸虫病者，虫卵及其毒性产物在肝脏汇管区刺激结缔组织增生，导致肝纤维化和门脉高压，称为血吸虫病性肝纤维化。

3. 酒精中毒

长期大量饮酒者，乙醇及其中间代谢产物（乙醛）直接引起酒精性肝炎，并发展为肝硬化，酗酒所致的长期营养失调也对肝脏起一定损害作用。

4. 药物或化学毒物

长期服用双醋酚丁、甲基多巴等药物，或长期反复接触磷、砷、四氯化碳等化学毒物，可引起中毒性肝炎，最终演变为肝硬化。

5. 胆汁淤积

持续存在肝外胆管阻塞或肝内胆汁淤积时，高浓度的胆汁酸和胆红素损害肝细胞，导致肝硬化。

6. 循环障碍

慢性充血性心力衰竭、缩窄性心包炎、肝静脉或下腔静脉阻塞等使肝脏长期淤血，肝细胞缺氧、坏死和结缔组织增生，最后发展为肝硬化。

7. 遗传和代谢疾病

由于遗传性或代谢性疾病，某些物质或其代谢产物沉积于肝，造成肝损害，并可致肝硬化，如肝豆状核变性、血色病、半乳糖血症和 α_1- 抗胰蛋白酶缺乏症。

8. 营养失调

食物中长期缺乏蛋白质、维生素、胆碱等，以及慢性炎症性肠病，可引起营养不良和吸收不良，降低肝细胞对致病因素的抵抗力，成为肝硬化的直接或间接病因。

此外，部分病例发病原因难以确定，称为隐源性肝硬化，其中部分病例与无黄疸型病毒性肝炎，尤其是丙型肝炎有关。自身免疫性肝炎也可发展为肝硬化。各种病因引起的肝硬化，其病理变化和发展演变过程是基本一致的。特征为广泛肝细胞变性坏死，结节性再生，弥漫性结缔组织增生，假小叶形成。上述病理变化造成肝内血管扭曲、受压、闭塞而致血管床缩小，肝内门静脉、肝静脉和肝动脉小分支之间发生异常吻合而形成短路，导致肝血循环紊乱。这些严重的肝内血循环障碍，是形成门静脉高压的病理基础，且使肝细胞营养障碍加重，促使肝硬化病变进一步发展。

二、临床表现

肝硬化的病程发展通常比较缓慢，可隐伏 3 ~ 5 年或更长时间。临床上分为肝功能代偿期和失代偿期。

（一）代偿期

早期症状轻，以乏力、食欲不振为主要表现，可伴有恶心、厌油腻、腹胀、上腹隐痛及腹泻等。

症状常因劳累或伴发病而出现，经休息或治疗可缓解。患者营养状况一般或消瘦，肝轻度大，质地偏硬，可有轻度压痛，脾轻至中度大。肝功能多在正常范围内或轻度异常。

（二）失代偿期

主要为肝功能减退和门静脉高压所致的全身多系统症状和体征。

1. 肝功能减退

（1）全身症状和体征：一般状况与营养状况均较差，乏力、消瘦、不规则低热、面色灰暗黝黑（肝病面容）、皮肤干枯粗糙、水肿、舌炎、口角炎等。

（2）消化道症状：食欲减退甚至畏食、进食后上腹饱胀不适、恶心、呕吐，稍进油腻肉食易引起腹泻，因腹水和胃肠积气而腹胀不适。肝细胞有进行性或广泛性坏死时可出现黄疸。

（3）出血倾向和贫血：常有鼻出血、牙龈出血、皮肤紫癜和胃肠出血等倾向，系肝合成凝血因子减少、脾功能亢进和毛细血管脆性增加所致。贫血可因缺铁、缺乏叶酸和维生素 B_{12}、脾功能亢进等因素引起。

（4）内分泌失调：a. 雌激素增多，雄激素和糖皮质激素减少，肝对雌激素的灭活功能减退，故体内雌激素增多。雌激素增多时，通过负反馈抑制腺垂体分泌促性腺激素及促肾上腺皮质激素的功能，致雄激素和肾上腺糖皮质激素减少。雌激素与雄激素比例失调，男性患者常有性欲减退、睾丸萎缩、毛发脱落及乳房发育；女性患者可有月经失调、闭经、不孕等。部分患者出现蜘蛛痣，主要分布在面颈部、上胸、肩背和上肢等上腔静脉引流区域；手掌大小鱼际和指端腹侧部位皮肤发红称为肝掌。肾上腺皮质功能减退，表现为面部和其他暴露部位皮肤色素沉着。b. 醛固酮和抗利尿激素增多，肝功能减退时对醛固酮和抗利尿激素的灭活作用减弱，致体内醛固酮及抗利尿激素增多。醛固酮作用于远端肾小管，使钠重吸收增加；抗利尿激素作用于集合管，使水的重吸收增加。水钠潴留导致尿少、水肿，并促进腹水形成。

2. 门静脉高压

（1）脾大：门静脉高压致脾静脉压力增高，脾淤血而肿大，一般为轻、中度大，有时可为巨脾。上消化道大量出血时，脾脏可暂时缩小，待出血停止并补足血容量后，脾脏再度增大。晚期脾大常伴有对血细胞破坏增加，使周围血中白细胞、红细胞和血小板减少，称为脾功能亢进。

（2）侧支循环的建立和开放：正常情况下，门静脉系与腔静脉系之间的交通支很细小，血流量很少。门静脉高压形成后，来自消化器官和脾脏的回心血液流经肝脏受阻，使门腔静脉交通支充盈扩张，血流量增加，建立起侧支循环（图6-1）。

临床上重要的侧支循环有：a. 食管下段和胃底静脉曲张，主要是门静脉系的胃冠状静脉和腔静脉系的食管静脉、奇静脉等沟通开放，常因恶心、呕吐、咳嗽、负重等使腹内压突然升高，或因粗糙食物机械损伤、胃酸反流腐蚀损伤时，导致曲张静脉破裂出血，出现呕血、黑便及休克等表现。b. 腹壁静脉曲张，由于脐静脉重新开放，与附脐静脉、腹壁静脉等连接，在脐周和腹壁可见迂曲静脉以脐为中心向上及下腹壁延伸。c. 痔核形成，为门静脉系的直肠上静脉与下腔静脉系的直肠中、下静脉吻合扩张形成，破裂时引起便血。

（3）腹水：是肝硬化肝功能失代偿期最为显著的临床表现。腹水出现前，常有腹胀，以饭后明显。大量腹水时腹部隆起，腹壁绷紧发亮，患者行动困难，可发生脐疝，膈抬高，出现呼吸困难、心悸。部分患者伴有胸腔积液。

腹水形成的因素有：a. 门静脉压力增高使腹腔脏器毛细血管床静水压增高，组织间液回吸收减少而漏入腹腔。b. 低清蛋白血症系指血浆清蛋白 $< 30\ g/L$，肝功能减退使清蛋白合成减少及蛋白质摄入和吸收障碍，低清蛋白血症时血浆胶体渗透压降低，血管内液外渗。c. 肝淋巴液生成过多，肝静脉回流受阻时，肝内淋巴液生成增多，超过胸导管引流能力，淋巴管内压力增高，使大量淋巴液自肝包膜和肝门淋巴管渗出至腹腔。d. 抗利尿激素及继发性醛固酮增多，引起水钠重吸收增加。e. 肾脏因素，有效循环血容量不足致肾血流量减少，肾小球滤过率降低，排钠和排尿量减少。

3. 肝脏情况

早期肝脏增大，表面平滑，质中等硬；晚期肝脏缩小，表面可呈结节状，质地坚硬；一般无压痛，但在肝细胞进行性坏死或并发肝炎和肝周围炎时可有压痛与叩击痛。

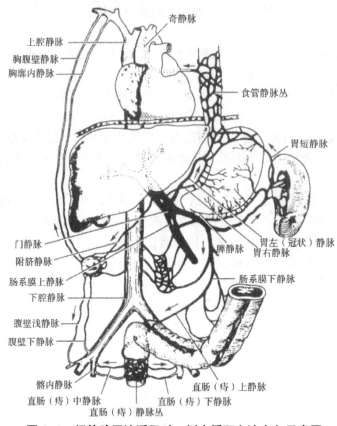

图6-1　门静脉回流受阻时，侧支循环血流方向示意图

三、并发症

（一）上消化道出血

上消化道出血为本病最常见的并发症。由于食管下段或胃底静脉曲张破裂，引起突然大量的呕血和黑便，常引起出血性休克或诱发肝性脑病，死亡率高。

（二）感染

由于患者抵抗力低下、门腔静脉侧支循环开放等因素，细菌入侵繁殖机会增加，易并发感染如肺炎、胆道感染、大肠杆菌败血症、自发性腹膜炎等。自发性腹膜炎系指无任何邻近组织炎症的情况下发生的腹膜和／或腹水的细菌性感染。其主要原因是肝硬化时单核吞噬细胞的噬菌作用减弱，肠道内细菌异常繁殖并经由肠壁进入腹膜腔，以及带菌的淋巴液漏入腹腔引起感染，致病菌多为革兰阴性杆菌。患者可出现发热、腹痛、腹胀、腹膜刺激征、腹水迅速增长或持续不减，少数病例发生中毒性休克。

（三）肝性脑病

肝性脑病是晚期肝硬化的最严重并发症。

（四）原发性肝癌

肝硬化患者短期内出现肝脏迅速增大、持续性肝区疼痛、腹水增多且为血性、不明原因的发热等，应考虑并发原发性肝癌，需做进一步检查。

（五）功能性肾衰竭

功能性肾衰竭又称肝肾综合征，表现为少尿或无尿、氮质血症、稀释性低钠血症和低尿钠，但肾无明显器质性损害。主要由于肾血管收缩和肾内血液重新分布，导致肾皮质血流量和肾小球滤过率下降等因素引起。

（六）电解质和酸碱平衡紊乱

1. 低钠血症

长期低钠饮食致原发性低钠，长期利尿和大量放腹水等致钠丢失，抗利尿激素增多使水潴留超过钠潴留而致稀释性低钠。

2. 低钾低氯血症与代谢性碱中毒

进食少、呕吐、腹泻、长期应用利尿剂或高渗葡萄糖液、继发性醛固酮增多等可引起低钾低氯，而低钾低氯血症可致代谢性碱中毒，诱发肝性脑病。

四、护理

（一）护理目标

患者能描述营养不良的原因，遵循饮食计划，保证各种营养物质的摄入；能叙述腹水和水肿的主要原因，腹水和水肿有所减轻，身体舒适感增加；能了解常见并发症防治知识，尽力避免并发症；无皮肤破损或感染，焦虑减轻或消失。

（二）护理措施

1. 一般护理

（1）休息和活动：休息代偿期患者宜适当减少活动、避免劳累、保证休息，当失代偿期出现并发症时患者需卧床休息。

（2）饮食护理：饮食以高热量、高蛋白（肝性脑病除外）和维生素丰富且易消化的食物为原则。盐和水的摄入视病情调整，有腹水者应低盐或无盐饮食，钠限制在每日 500～800 mg（氯化钠 1.2～2.0 g），进水量限制在每日 1 000 mL 左右。应向患者介绍各种食物的成分，例如高钠食物有咸肉、酱菜、酱油、罐头食品、含钠味精等，应尽量少食用；含钠较少的食物有粮谷类、瓜茄类、水果等；含钾多的食物有水果、硬壳果、马铃薯、干豆、肉类等。评估患者有无不恰当的饮食习惯而加重水钠潴留，切实控制钠和水的摄入量。限钠饮食常使患者感到食物淡而无味，可适量添加柠檬汁、食醋等，改善食品的调味，以增进食欲。禁酒，忌用对肝有损害药物。有食管静脉曲张者避免进食粗糙、坚硬食物。避免损伤曲张静脉，食管胃底静脉曲张者应食菜泥、肉末、软食，进餐时细嚼慢咽，咽下的食团宜小且外表光滑，切勿混入糠皮、硬屑、鱼刺、甲壳等，药物应磨成粉末，以防损伤曲张的静脉导致出血。

2. 体液过多的护理

（1）休息和体位：多卧床休息，卧床时尽量取平卧位，以增加肝、肾血流量，改善肝细胞的营养，提高肾小球滤过率。可抬高下肢，以减轻水肿。阴囊水肿者可用托带托起阴囊，以利水肿消退。大量腹水者卧床时可取半卧位，以使膈下降，有利于呼吸运动，减轻呼吸困难和心悸。

（2）避免腹内压骤增：大量腹水时，应避免使腹内压突然剧增的因素，例如剧烈咳嗽、打喷嚏、用力排便等。

（3）用药护理：使用利尿剂时应特别注意维持水电解质和酸碱平衡。利尿速度不宜过快，以每日体重减轻不超过 0.5 kg 为宜。

（4）病情监测：观察腹水和下肢水肿的消长，准确记录出入量，测量腹围、体重，并教会患者正确的测量和记录方法。进食量不足、呕吐、腹泻者，或遵医嘱应用利尿剂，放腹水后更应密切观察。监测血清电解质和酸碱度的变化，以及时发现并纠正水电解质、酸碱平衡紊乱，防止肝性脑病、功能性肾衰竭的发生。

（5）腹腔穿刺放腹水的护理：术前说明注意事项，测量体重、腹围、生命体征，排空膀胱以免误伤；术中及术后监测生命体征，观察有无不适反应；术毕用无菌敷料覆盖穿刺部位，如有溢液可用吸收性明胶海绵处置；术毕缚紧腹带，以免腹内压骤然下降；记录抽出腹水的量、性质和颜色，标本及时送检。

3. 活动无耐力护理

肝硬化患者的精神、体力状况随病情进展而减退，疲倦乏力、精神不振逐渐加重，严重时衰弱而卧床不起。应根据病情适当安排休息和活动。代偿期患者无明显的精神、体力减退，可参加轻工作，避免过度疲劳；失代偿期患者以卧床休息为主，但过多的躺卧易引起消化不良、情绪不佳，故应视病情安排适量的活动，活动量以不感到疲劳、不加重症状为度。

4. 有皮肤完整性受损危险的护理

肝硬化患者因常有皮肤干燥、水肿，有黄疸时可有皮肤瘙痒和长期卧床等因素，易发生皮肤破损和继发感染。除常规的皮肤护理、预防压疮措施外，应注意沐浴时避免水温过高，或使用有刺激性的皂类和沐浴液，沐浴后可使用性质柔和的润肤品，以减轻皮肤干燥和瘙痒；皮肤瘙痒者给予止痒处理，嘱患者勿用手抓搔，以免皮肤破损。

5. 心理护理

及时了解并减轻各种焦虑，护理人员应关心患者，鼓励其说出心中的顾虑与疑问，护士应耐心倾听并给予解答。

6. 健康指导

（1）心理指导：护士应帮助患者和家属掌握本病的有关知识和自我护理方法，分析和消除不利于个人和家庭应对的各种因素，家属应理解和关心患者，细心观察、及早识别病情变化，例如当患者出现性格、行为改变等可能为肝性脑病的前驱症状时，或消化道出血等其他并发症时，应及时就诊。定期门诊随诊。

（2）休息指导：保证身心两方面的休息，应有足够的休息和睡眠，生活起居有规律。活动量以不加重疲劳感和其他症状为度。应十分注意情绪的调节和稳定。在安排好治疗、身体调理的同时，勿过多考虑病情，遇事豁达开朗。

（3）生活指导：注意保暖和个人卫生，预防感染。切实遵循饮食治疗原则和计划，安排好营养食谱。

（4）用药指导：按医师处方用药，加用药物需征得医师同意，以免服药不当而加重肝脏负担和肝功能损害。应向患者详细介绍所用药物的名称、剂量、给药时间和方法，教会其观察药物疗效和不良反应。例如服用利尿剂者，如出现软弱无力、心悸等症状时，提示低钠、低钾血症，应及时就医。

（三）护理评价

患者能自己选择符合饮食治疗计划的食物，保证每日所需热量、蛋白质、维生素等营养成分的摄入；能陈述减轻水钠潴留的有关措施，正确测量和记录出入量、腹围和体重，腹水和皮下水肿及其引起的身体不适有所减轻；能按计划进行活动和休息，活动未致疲乏感加重，活动耐力增加；皮肤无破损和感染，瘙痒感减轻或消失。

第六节　原发性肝癌

原发性肝癌指原发于肝细胞和肝内胆管细胞的癌肿，为我国常见恶性肿瘤之一，其死亡率在消化系统恶性肿瘤中列第三位，仅次于胃癌和食管癌。

一、病因与发病机制

原发性肝癌病因与发病机制尚未完全肯定，可能与多种因素的综合作用有关。

（一）病毒性肝炎

流行病学调查发现约1/3的原发性肝癌患者有慢性肝炎史，肝癌高发区人群的HBsAg阳性率高于低发区，肝癌患者血清HBsAg及其他乙型肝炎标志的阳性率可达90%，显著高于健康人群；提示乙型肝炎病毒与肝癌发病有关。近年研究发现肝细胞癌中5%～8%患者抗HCV阳性，提示丙型病毒性肝炎与肝癌的发病关系密切。因此，乙型和丙型肝炎病毒均为肝癌的促发因素。

（二）肝硬化

原发性肝癌合并肝硬化者占50%～90%，多数为乙型或丙型病毒性肝炎发展成肝硬化。肝细胞恶变可能在肝细胞受损害后引起再生或不典型增生的过程中发生。在我国，肝癌主要在病毒性肝炎后肝硬化的基础上发生。一般认为，胆汁性和淤血性肝硬化、血吸虫病性肝纤维化与原发性肝癌的发生无关。

（三）黄曲霉毒素

黄曲霉素的代谢产物黄曲霉毒素 B_1 有强烈的致癌作用。流行病学调查发现，在粮油、食品受黄曲霉毒素 B_1 污染严重的地区，肝癌发病率也较高，提示黄曲霉毒素 B_1 与肝癌的发生有关。

（四）其他因素

近年发现池塘中生长的蓝绿藻产生的藻类毒素可污染水源，造成饮用水污染而致肝癌。此外，遗传、酒精中毒、有机氯类农药、亚硝胺类化学物、寄生虫等，可能与肝癌发生有关。

原发性肝癌可经血行转移、淋巴转移、种植转移造成癌细胞扩散。肝内血行转移发生最早、最常见，很容易侵犯门静脉分支形成肝内多发性转移灶，并在肝外转移至肺、肾上腺、骨等形成肝外转移灶。

二、临床表现

（一）症状

早期缺乏典型症状，中晚期主要特征如下。

1. 肝区疼痛

半数以上患者有肝区疼痛，多呈持续性钝痛或胀痛，由癌肿迅速生长使肝包膜绷紧所致。若肿瘤侵犯膈，疼痛可放射至右肩；如肿瘤生长缓慢，则无或仅有轻微钝痛。当肝表面癌结节包膜下出血或向腹腔破溃，腹痛突然加剧，可有急腹症的表现，如出血量大，则引起昏厥和休克。

2. 消化道症状

患者常有食欲减退、腹胀，也可有恶心、呕吐、腹泻等。

3. 全身症状

全身症状有乏力、进行性消瘦、发热、营养不良，晚期患者可呈恶病质等。少数患者由于癌肿本身代谢异常，进而对机体产生影响引起内分泌或代谢异常，可有自发性低血糖、红细胞增多症、高血钙、高血脂等伴癌综合征。对肝大伴有此类表现的患者，应警惕肝癌的存在。

4. 转移灶症状

肿瘤转移之处有相应症状，如转移至肺可引起胸痛和血性胸腔积液；胸腔转移以右侧多见，可有胸水征；骨骼和脊柱转移，可引起局部压痛或神经受压症状；颅内转移可有相应的神经定位症状和体征。

（二）体征

1. 肝大

肝呈进行性肿大，质地坚硬，表面及边缘不规则，有大小不等的结节或巨块，常有不同程度的压痛。如癌肿突出于右肋弓下或剑突下，上腹可呈现局部隆起或饱满；如癌肿位于膈面，则主要表现为膈抬高而肝下缘可不大；如压迫血管，致动脉内径变窄，可在腹壁上听到吹风样血管杂音。

2. 黄疸

黄疸一般在晚期出现，由肝细胞损害，或癌肿压迫、侵犯肝门附近的胆管，或癌组织和血块脱落引起胆道梗阻所致。

3. 肝硬化征象

肝癌伴肝硬化门脉高压者可有脾大、静脉侧支循环形成及腹水等表现。腹水一般为漏出液，也有血性腹水出现。

三、并发症

1. 肝性脑病

肝性脑病常为肝癌终末期的并发症，约 1/3 的患者因此死亡。

2. 上消化道出血

上消化道出血约占肝癌死亡原因的 15%。肝癌常因合并肝硬化或门静脉、肝静脉癌栓致门静脉高压，引起食管胃底静脉曲张破裂出血，也可因胃肠道黏膜糜烂、凝血功能障碍等而出血。

3. 肝癌结节破裂出血

约 10% 的肝癌患者因癌结节破裂出血致死。肝癌组织坏死、液化可致自发破裂，或因外力作用而破裂。如限于包膜下，可形成压痛性包块，破入腹腔可引起急性腹痛和腹膜刺激征。

4. 继发感染

本类患者在长期消耗或因放射、化学治疗而致白细胞减少的情况下，抵抗力减弱，加之长期卧床等因素，容易并发各种感染，如肺炎、败血症、肠道感染等。

四、护理

（一）护理目标

患者疼痛缓解，情绪稳定；能配合治疗；营养状况改善；未发生感染及并发症或出现并发症被及时控制。

（二）护理措施

1. 一般护理

（1）休息与活动：患者应保持生活规律，注意劳逸结合，避免情绪剧烈波动和劳累。

（2）合理饮食：鼓励患者进食。安排良好的进食环境，保持患者口腔清洁，以增加患者的食欲。饮食以高蛋白、适当热量、高维生素为宜，避免摄入高脂、高热量和刺激性食物，使肝脏负担加重。如疼痛剧烈应暂停进食，待疼痛减轻再进食。有恶心、呕吐时，于服用止吐剂后进少量食物，增加餐次，尽量增加摄入量。如有肝性脑病倾向，应减少蛋白质摄入，以免诱发肝昏迷。对晚期肝癌患者，可根据医嘱静脉补充营养，维持机体代谢需要。应及时根据患者营养状况，调整饮食计划。

2. 治疗护理

（1）指导并协助患者减轻疼痛，根据医嘱给予止痛药物。根据医嘱给患者应用抗肿瘤的化学药物治疗，注意药物疗效及不良反应。

（2）减少感染的机会：病房应减少探视，定期空气、衣物消毒，保持室内空气新鲜。严格遵循无菌原则进行各项操作，防止交叉感染。指导并协助患者做好皮肤、口腔护理，注意会阴部及肛门的清洁，减少感染的机会。

3. 病情观察

观察患者感染征象，密切观察患者体温、脉搏、呼吸及血象改变，询问患者有无咽痛、咳嗽、尿痛等不适，及时发现感染迹象并协助医生进行处理。注意经常评估患者疼痛的程度、性质、部位及伴随症状，及时发现和处理异常情况。

4. 心理护理

（1）充分认识患者的心理 – 社会反应，给予正确的心理疏导，安慰解释，使患者消除焦虑和恐惧，接受疾病诊断的事实，积极配合治疗。

（2）建立良好的护患关系，多与患者交谈以深入了解其内心活动，鼓励患者说出其内心感受，给予适当的解释。对于由于极度恐惧可能有危险行为发生的患者，应加强患者的监护，并尽快将患者的心理状况与患者亲属沟通，取得患者亲属的配合，避免意外发生。

5. 健康指导

（1）指导患者保持乐观情绪，保持生活规律，注意劳逸结合，避免情绪剧烈波动和劳累。

（2）指导患者和家属熟悉肝癌的有关知识和并发症的预防和识别，以便随时发现病情变化，及时就诊，调整治疗方案。

（3）指导患者合理进食，增强机体抵抗力。注意环境卫生及饮食卫生。防止合并感染。

（三）护理评价

患者疼痛得到控制，营养改善，情绪稳定，及时发现并处理并发症。

第七章 心胸外科疾病护理

第一节 胸部损伤

胸廓由胸椎、胸骨、肋骨和肋间组织组成，外有胸壁和肩部肌肉，内有胸膜。上口由胸骨上缘和第1肋组成，下口为膈所封闭，主动脉、胸导管、奇静脉、食管和迷走神经以及下腔静脉穿过各自裂孔进入腹腔。膈是重要呼吸肌，呼气时变为圆顶形，吸气时变为扁平以增加胸腔容量。

纵隔为两肺间的胸内空隙，前为胸骨，后为胸椎，两侧为左右胸膜。除两肺外，胸内器官均居于纵隔。纵隔的位置有赖于两侧胸膜腔压力的平衡。

胸膜腔左右各一。胸膜有内外两层，即脏层和壁层，两层间为潜在的胸膜腔，只有少量浆液。腔内压力约 $-0.79 \sim -0.98\,kPa\,(-8 \sim -10\,cmH_2O)$，如负压消失肺即萎陷，故在胸部损伤或开胸手术后，保持胸膜腔内的负压至关重要。

一、病因与发病机制

胸部损伤（chest trauma）一般根据是否穿破壁层胸膜，造成胸膜腔与外界相通而分为闭合性和开放性损伤两类。闭合性损伤多由暴力挤压、冲撞或钝器打击胸部引起，轻者造成胸壁软组织挫伤或单根肋骨骨折，重者可发生多根多处肋骨骨折或伴有胸腔内器官损伤；开放性损伤多为利器或枪弹伤所致，胸膜的完整性遭到破坏，导致开放性气胸或血胸，并常伴有胸腔内器官损伤，若同时伤及腹部脏器，称之为胸腹联合伤。

二、临床表现

1. 胸痛

胸痛是胸部损伤的主要症状，常位于受损处，伴有压痛，呼吸时加剧。

2. 呼吸困难

胸部损伤后，疼痛可使胸廓活动受限、呼吸浅快。血液或分泌物堵塞气管、支气管，肺挫伤导致肺水肿、出血或淤血，气、血胸使肺膨胀不全等均致呼吸困难。多根多处肋骨骨折，胸壁软化引起胸廓反常呼吸运动，则加重呼吸困难。

3. 咯血

小支气管或肺泡破裂，出现肺水肿及毛细血管出血者，痰中常带血或咯血；大支气管损伤者，咯血量较多，且出现较早。

4. 休克

胸内大出血、张力性气胸、心包腔内出血、疼痛及继发感染等，均可导致休克的发生。

5. 局部体征

因损伤性质和轻重而不同，可有胸部挫裂伤、胸廓畸形、反常呼吸运动、皮下气肿、骨摩擦音、伤口出血、气管和心脏向健侧移位征象。胸部叩诊呈鼓音或浊音，听诊呼吸音减低或消失。

三、护理

（一）护理目标

（1）患者能采取有效的呼吸方式或维持氧的供应，肺内气体交换得到改善。

（2）患者掌握正确的咳嗽排痰方法，保持呼吸道通畅和胸腔闭式引流的效果。

（3）维持体液平衡和血容量。

（4）疼痛缓解或消失。

（5）患者情绪稳定，解除或减轻心理压力。

（6）防治感染，并发症及时发现或处理。

（二）护理措施

1. 严密观察生命体征和病情变化

如患者出现烦躁、口渴、面色苍白、呼吸短促、脉搏快弱、血压下降等休克时，应针对导致休克的原因加强护理。失血性休克的患者，应在中心静脉压的监测下，迅速补充血容量，维持水、电解质和酸碱平衡。对开放性气胸，应立即在深呼气末用无菌凡士林纱布及厚棉垫加压封闭伤口，以避免纵隔扑动。张力性气胸则应迅速在患者锁骨中线第 2 肋间行粗针头穿刺减压，置管行胸腔闭式引流术，以降低胸膜腔压力，减轻肺受压，改善呼吸和循环功能。

经以上措施处理后，病情无明显好转，血压持续下降或一度好转后又继续下降，血红蛋白、红细胞计数、血细胞比容持续降低，胸穿抽出血很快凝固或因血凝固抽不出血液，X 线显示胸膜腔阴影继续增大，胸腔闭式引流抽出血量 ≥ 200 mL/h，并持续 > 3 h，应考虑胸膜腔内有活动性出血；咯血或咯大量泡沫样血痰，呼吸困难加重，胸腔闭式引流有大量气体溢出，常提示肺、支气管严重损伤，应迅速做好剖胸手术准备工作。

2. 多肋骨骨折

应紧急行胸壁加压包扎固定或牵引固定，矫正胸壁凹陷，以消除或减轻反常呼吸运动，维持正常呼吸功能，促使伤侧肺膨胀。

3. 保持呼吸道通畅

严密观察呼吸频率、幅度及缺氧症状，给予氧气吸入，氧流量 2 ~ 4 L/min。鼓励和协助患者有效咳嗽排痰，痰液黏稠不易排出时，应用祛痰药以及超声雾化或氧气雾化吸入。疼痛剧烈者，遵医嘱给予止痛剂。及时清除口腔、上呼吸道、支气管内分泌物或血液，可采用鼻导管深部吸痰或支气管镜下吸痰，以防窒息。必要时行气管切开呼吸机辅助呼吸。

4. 解除心包压塞

疑有心脏压塞患者，应迅速配合医生施行剑突下心包穿刺或心包开窗探查术，以解除急性心包压塞，并尽快准备剖胸探查术。术前快速大量输血、抗休克治疗。对刺入心脏的致伤物尚留存在胸壁，手术前不宜急于拔除。如发生心搏骤停，须配合医生急行床旁开胸挤压心脏，解除心包压塞，指压控制出血，并迅速送入手术室继续抢救。

5. 防治胸内感染

胸部损伤尤其是胸部穿透伤引起血胸的患者易导致胸内感染，要密切观察体温的变化，定时测体温。在清创、缝合、包扎伤口时注意无菌操作，防止伤口感染，合理使用抗生素。高热患者，给予物理或药物降温。患者出现寒战、发热、头痛、头晕、疲倦等中毒症状，血象示白细胞计数升高，胸穿抽出血性混浊液体，并查见脓细胞，提示血胸已继发感染形成脓胸，应按脓胸处理。

6. 行闭式引流

行胸穿或胸腔闭式引流术患者，按胸穿或胸腔闭式引流常规护理。

7. 做好生活护理

因伤口疼痛及带有各种管道，患者自理能力下降，护士应关心体贴患者，根据患者需要做好生活护理。协助患者床上排大小便，做好伤侧肢体及肺的功能锻炼，鼓励患者早期下床活动。

8. 做好心理护理

患者由于意外创伤的打击，对治疗效果担心，对手术恐惧，患者表现为心情紧张、烦躁、忧虑等。护士应加强与患者沟通，做好心理护理。向患者及其家属解释各项治疗、护理过程，愈后情况及手术的必要性，提供有关疾病变化及各种治疗信息，鼓励患者树立信心，积极配合治疗。

第二节 血胸

一、概述

胸部穿透性或非穿透性创伤，由于损伤了肋间或乳内血管、肺实质、心脏或大血管而形成血胸。成人胸腔内积血量在 0.5 L 以下，称为少量血胸；积血 0.5 ~ 1 L 为中量血胸；胸积血 1 L 以上，称为大量血胸。内出血的速度和量取决于出血伤口的部位及大小。肺实质的出血常常能自行停止，但心脏或其他动脉出血需要外科修补。根据出血的量分为少量血胸、中量血胸、大量血胸，见图 7-1。

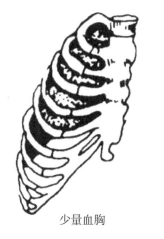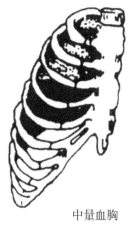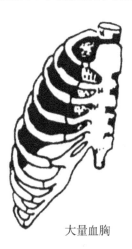

少量血胸　　　　　　　　　　中量血胸　　　　　　　　　　大量血胸

图 7-1　血胸示意图

二、护理评估

1. 临床症状的评估与观察

患者多因失血过多处于休克状态，胸膜腔内积血压迫肺及纵隔，导致呼吸系统循环障碍，患者严重缺氧。血胸还可能继发感染引起中毒性休克，如合并气胸，则上胸部叩诊鼓音，下胸部叩诊浊音，呼吸音下降或消失。

2. 辅助检查

根据病史体征可做胸穿，如抽出血液即可确诊，行 X 线胸片检查可进一步证实。

三、护理问题

1. 低效性呼吸形态

与胸壁完全受损及可能合并有肺实质损伤有关。

2. 气体交换障碍

与肺实质损伤有关。

3. 恐惧

与呼吸窘迫有关。

4. 有感染的危险

与污染伤口有关。

5. 有休克的危险

与有效循环血量缺失及其他应激生理反应有关。

四、护理措施

1. 维持有效呼吸

（1）半卧位，卧床休息。膈肌下降利于肺复张，减轻疼痛及非必要的氧气需要量。如有休克应采取中凹卧位。

（2）吸氧：根据缺氧状态给予鼻导管及面罩吸氧，并及时发现患者有无胸闷、气短、烦躁、发绀等缺氧症状以及皮肤、黏膜的情况。

（3）协助患者翻身，鼓励深呼吸及咳痰。为及时排出痰液可给予雾化吸入及化痰药，必要时吸痰以排出呼吸道分泌物，预防肺不张及肺炎的发生。

2. 维持正常心排血量

（1）迅速建立静脉通路，保证通畅。

（2）在监测中心静脉压的前提下，遵医嘱快速输液、输血、给予血管活性药物等综合抗休克治疗。

（3）严密观察有无胸腔内出血征象：脉搏增快，血压下降；补液后血压虽短暂上升，又迅速下降；胸腔闭式引流量，＞ 200 mL/h，并持续 2 ~ 3 h 以上。必要时开胸止血。

3. 病情观察

（1）严密监测生命体征，注意神志、瞳孔、呼吸的变化。

（2）抗休克：观察是否有休克的征象及症状，如皮肤苍白、湿冷、不安、血压过低、脉搏浅快等情形。若有立即通知医生并安置一条以上的静脉通路输血、补液，并严密监测病情变化。

（3）如出现心脏压塞（呼吸困难、心前区疼痛、面色苍白、心音遥远）应立即抢救。

4. 胸腔引流管的护理

严密观察失血量，补足失血及预防感染。如有进行性失血、生命体征恶化应做开胸止血手术，清除血块以减少日后粘连。

5. 心理护理

（1）提供安静舒适的环境。

（2）活动与休息：保证充足睡眠，劳逸结合，逐渐增加活动量。

（3）保持排便通畅，不宜下蹲过久。

第三节　气胸

一、概述

胸膜腔内积气称为气胸（图 7-2）。气胸是由于利器或肋骨断端刺破胸膜、肺、支气管或食管后，空气进入胸腔所造成。气胸分三种。

（1）闭合性气胸：即伤口伤道已闭，胸膜腔与大气不相通。

（2）开放性气胸：胸膜腔与大气相通。可造成纵隔扑动：吸气时，健侧胸膜腔负压升高，与伤侧压力差增大，纵隔向健侧移位；呼气时，两侧胸膜腔压力差减少，纵隔移向正常位置，这样纵隔随呼吸来回摆动的现象，称为纵隔扑动。

（3）张力性气胸：即有受伤的组织起活瓣作用，空气只能入不能出，胸膜腔内压不断增高如抢救不及时，可因急性呼吸衰竭而死亡。

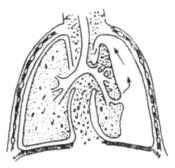

图 7-2　气胸示意图

二、护理评估

1. 临床症状评估与观察

（1）闭合性气胸：小的气胸多无症状。超过 30% 的气胸，可有胸闷及呼吸困难；气管及心脏向健侧偏移；伤侧叩诊呈鼓音，呼吸渐弱，严重者有皮下气肿及纵隔气肿。

（2）开放性气胸：患者有明显的呼吸困难及发绀，空气进入伤口发出"嘶嘶"的响声。

（3）张力性气胸：重度呼吸困难，发绀常有休克，颈部及纵隔皮下气肿明显。

2. 辅助检查

根据上述指征，结合 X 线胸片即可确诊，必要时做患侧第 2 肋间穿刺，常能确诊。

三、护理问题

1. 低效性呼吸形态

与胸壁完全受损及可能合并有肺实质损伤有关。

2. 疼痛

与胸部伤口及胸腔引流管刺激有关。

3. 恐惧

与呼吸窘迫有关。

4. 有感染的危险

与污染伤口有关。

四、护理措施

1. 维持或恢复正常的呼吸功能

（1）半卧位，卧床休息。膈肌下降利于肺复张、疼痛减轻及增加非必要的氧气需要量。

（2）吸氧：根据缺氧状态给予鼻导管及面罩吸氧，并及时发现患者有无胸闷、气短、烦躁、发绀等缺氧症状以及皮肤、黏膜的情况。

（3）协助患者翻身，鼓励其深呼吸及咳痰，及时排出痰液，可给予雾化吸入及化痰药，必要时吸痰，排出呼吸道分泌物，预防肺不张及肺炎的发生。

2. 皮下气肿的护理

皮下气肿在胸腔闭式引流第 3 ~ 7 d 可自行吸收，也可用粗针头做局部皮下穿刺，挤压放气。纵隔气肿加重时，要在胸骨柄切迹上做一 2 cm 的横行小切口。

3. 胸腔引流管的护理

（1）体位：半卧位，利于呼吸和引流。鼓励患者进行有效的咳嗽和深呼吸运动，利于积液排出，恢复胸膜腔负压，使肺复张。

（2）妥善固定：下床活动时，引流瓶位置应低于膝关节，运送患者时双钳夹管。引流管末端应在水平线下 2 ~ 3 cm，保持密封（图 7-3）。

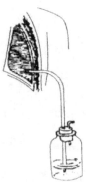

图 7-3　胸腔闭式引流

（3）保持引流通畅：闭式引流主要靠重力引流，水封瓶液面应低于引流管胸腔出口平面 60 cm，任何情况下不得高于胸腔，以免引流液逆流造成感染。高于胸腔时，引流管要夹闭。定时挤压引流管以免阻塞。水柱波动反映残腔的大小与胸腔内负压的大小。其正常时上下可波动 4 ~ 6 cm。如无波动，患者出现胸闷气促、气管向健侧移位等肺受压的症状，应疑为引流管被血块堵塞，应挤捏或用负压间断抽吸引流瓶短玻璃管，促使其通畅，并通知医生。

（4）观察记录：观察引流液的量、性状、颜色、水柱波动范围，并准确记录。若引流量多 ≥ 200 mL/h，并持续 2 ~ 3 h 以上，颜色为鲜红色或红色，性质较黏稠、易凝血则疑为胸腔内有活动性出血，应立即报告医生，必要时开胸止血。每天更换水封瓶并记录引流量。

（5）保持管道的密闭和无菌：使用前注意引流装置是否密封，胸壁伤口、管口周围用油纱布包裹严密，更换引流瓶时双钳夹管，严格执行无菌操作。

（6）脱管处理：如引流管从胸腔滑脱，立即用手捏闭伤口处皮肤，消毒后油纱封闭伤口协助医生做进一步处理。

（7）拔管护理：24 h 引流液 < 50 mL，脓液 < 10 mL，X 线胸片示肺膨胀良好、无漏气，患者无呼吸困难即可拔管。拔管后严密观察患者有无胸闷、憋气、呼吸困难、切口漏气、渗液、出血、皮下气肿等症状。

4. 急救处理

（1）积气较多的闭合性气胸：经锁骨中线第 2 肋间行胸膜腔穿刺，或行胸膜腔闭式引流术，迅速抽尽积气，同时应用抗生素预防感染。

（2）开放性气胸：用无菌凡士林纱布加厚敷料封闭伤口，再用宽胶布或胸带包扎固定，使其转变成闭合性气胸，然后穿刺胸膜腔抽气减压，解除呼吸困难。

（3）张力性气胸：立即减压排气。在危急情况下可用一粗针头在伤侧第 2 肋间锁骨中线处刺入胸膜腔，尾部扎一橡胶手指套，将指套顶端剪一约 1 cm 开口起活瓣作用（图 7-4）。

5. 预防感染

（1）密切观察体温变化，每四小时测体温一次。

（2）有开放性气胸者，应配合医生及时清创缝合。更换伤口及引流瓶应严格无菌操作。

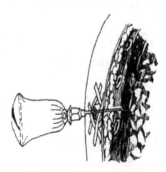

图 7-4　气胸急救处理

（3）遵医嘱合理应用化痰药及抗生素。

6. 健康指导

（1）教会或指导患者腹式呼吸及有效排痰。

（2）加强体育锻炼，增加肺活量和机体抵抗力。

第四节　冠心病

一、概述

冠状动脉粥样硬化性心脏病，是指冠状动脉发生严重粥样硬化性狭窄或阻塞，或在此基础上合并痉挛，以及血栓形成，造成管腔阻塞，引起冠状动脉供血不足、心肌缺血或心肌梗死的一种心脏病，简称冠心病。我国虽是冠心病的低发国家，但近年来冠心病发病率和死亡率的逐年上升趋势是不容忽视的。目前，在我国每年估计新发生的心肌梗死的患者就高达 300 万之多。

冠状动脉的病变主要在动脉内膜，病变发展缓慢（一般需要 10 ～ 15 年才能发展成为典型的动脉粥样硬化斑块），在早期无症状，临床不易检出。发病时通常表现为胸骨后的压榨感、闷胀感，持续 3 ～ 5 min，常发散到左臂、左肩、下颌、咽喉部、背部，也可放射到右臂。用力、情绪激动、受寒、饱餐等增加心肌耗氧情况下发作的称为劳力性心绞痛，休息或含服硝酸甘油缓解。若表现为持续性剧烈压迫感、闷塞感，甚至刀割样疼痛，伴有低热、烦躁不安、多汗和冷汗、恶心、呕吐、心悸、头晕、极度乏力、呼吸困难、濒死感，休息和含服硝酸甘油不能缓解，此种情况称为心肌梗死型。冠状动脉阻塞性病变主要位于冠状动脉前降支的上、中 1/3，其次为右冠状动脉，再次为左回旋支及左冠状动脉主干，后降支比较少见。

冠心病的外科治疗主要是应用冠状动脉旁路移植术(coronary artery bypass grafting, CABG)，简称"搭桥"。CABG 为缺血心肌重建血运通道，改善心肌的供血和供氧，缓解和消除心绞痛症状，改善心肌功能，延长寿命。目前，CABG 已成为治疗冠心病最常用和最有效的方法之一。自从美国临床上首例将大隐静脉应用在冠状动脉旁路移植术中取得成功后，大隐静脉作为冠状动脉旁路移植物被广泛应用，从 1968 年起，作为新发展的外科技术，乳内动脉（internal mammary artery，IMA）得到了广泛的应用。由于动脉移植物的远期通畅率明显高于自体大隐静脉，可提高手术的远期效果，因此，近年来大力提倡用动脉如胸廓内动脉、胃网膜右动脉、桡动脉等作为冠状动脉旁路移植术的移植物。并且，不用体外循环，在心脏跳动下进行的冠状动脉旁路移植术取得较大进展，加快了患者的恢复，缩短了住院时间，取得了良好的效果（图 7-5）。冠状动脉旁路移植术后有 90％以上的患者症状消失或减轻，心功能改善，可恢复工作，延长寿命。

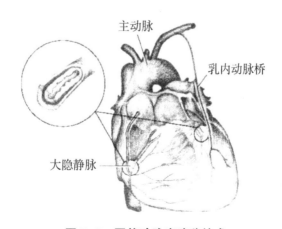

图 7-5　冠状动脉旁路移植术

二、术前护理

（一）一般准备

1. 完成各项检查

各项血标本的化验，包括全血常规、血型、凝血象、生化系列、血气分析、尿常规，如近期有心肌梗死者，加做血清酶学检查。辅助检查包括 18 导联心电图、胸部 X 线片、超声心动图、核素心肌显像和冠状动脉选择性造影。

2. 呼吸道准备

患者入院 3 d 后，可教会患者练习深呼吸和有效咳嗽，每日进行训练直到手术。病情较平稳的患者（重度左主干狭窄和药物不能控制心绞痛的患者可先不参与此项训练），可进行吹气球训练。患者取卧位或坐位，吸氧（氧流量 4 ~ 5 L/min），深吸气后平稳呼气，吹鼓气球。吹的时间尽量长，但以不感憋气为度，以免诱发心绞痛，每次 5 ~ 10 min，每天 6 ~ 8 次。训练期间，应鼓励患者做腹式呼吸。吹气球训练是一种深呼吸运动操，在吸氧的情况下进行，可增加肺活量和肺部功能残气量，提高血氧饱和度，改善心肌缺氧。

3. 术前功能训练

冠状动脉搭桥术常取用大隐静脉作为移植用材料，因此，术前必须保证其完好无损。患者入院后，向其健康宣教，了解保护好大隐静脉的重要性。同时指导患者切勿用手抓挠下肢，以免造成表面皮肤的损伤。如有下肢损伤、局部炎症等情况，需制订相应的护理方案。术前进行静脉注射时，为保证手术安全，禁忌选用双下肢血管进行静脉穿刺。对于长时间站立工作的患者，嘱咐其穿长筒弹力袜，休息时双下肢适当抬高，以预防下肢静脉曲张。对已发生下肢静脉曲张的患者，应及早治疗。对于长期卧床的患者，应适当协助其进行床上运动、按摩，经常用温水泡脚，以促进血液循环。

4. 常规准备

向患者介绍病情及注意事项，讲清楚避免情绪激动的重要性，向家属讲清手术的必要性及手术中、手术后可能发生的危险情况，术前请家属签字备同种血型。术野备皮，取下肢静脉，包括颈部以下所有部位均需准备，术前晚常规清洁灌肠。保证术前良好睡眠，必要时遵医嘱口服用药。

（二）其他疾病的治疗

患者如合并其他疾病，应内科治疗，做好如下准备。择期手术患者术前应停用抗血小板药 5 d，防止术后出血，糖尿病的患者术前应控制血糖在 6 ~ 8 mmol/L。高血压是冠心病的诱发原因之一，尤其是舒张压与冠心病的发作呈因果关系，故保持血压稳定至关重要，理想血压控制在 120/75 mmHg。药物控制血压同时，避免紧张、激动。不宜用力咳嗽、排便，注意卧床休息。

有心绞痛发作的患者，应将硝酸甘油片放置于患者易拿取的地方，并指导患者硝酸甘油的正确保存方法和重要性。吸烟患者，术前三周戒烟。呼吸功能不全者或出现呼吸道感染的患者，给予相应的治疗，控制感染、改善呼吸功能后方可手术。

对于急诊入院患者，应即给予吸氧 2 ~ 3 L/min，限制活动，绝对卧床休息。床边心电监测，维持静脉通道，按医嘱使用硝酸甘油 0.5 ~ 2 μg/（kg·min）持续微量注射泵泵入，使用时需用避光注射器、避光延长管及避光头皮针，定时巡视。严格控制液体的入量，避免加重心脏负荷。保持环境安静舒适，减少对患者的不良刺激，以免诱发心绞痛发作。紧急做好配血及备皮准备。

（三）术前心理准备

现代医学模式认为，冠心病是一种心身疾病，其发病、转归均与心理社会因素有关。因此，充分认识冠心病性格、心理特点，在冠心病的围术期过程中加强心理护理，对促进冠心病患者的康复有着重要意义。我们需要做到以下几个方面：a. 热情接待新入院的患者。b. 关心体贴患者。c. 帮助患者：满足患者的需要，遵医嘱，坚持治疗，树立患者恢复健康的信心，增加应变能力。帮助患者合理使用健康的适应行为，制止不良的适应行为。d. 防止消极情绪：解除紧张情绪，避免因过度焦虑、恐惧而引起疾病的变化。

（四）术前访视

冠心病旁路移植术后的患者都需要进入ICU进行监护，待生命体征等各项指标平稳，符合转出标准时再返回普通病房。研究表明，不少患者进入ICU后，难以适应这个陌生、密闭而且与外界隔绝的环境，往往容易产生恐惧、焦虑甚至谵妄等一系列精神障碍现象，这种现象在医学界被称为"ICU综合征"。ICU综合征即监护室综合征，是指患者在ICU监护期间出现的以精神障碍为主兼具其他一系列表现，如谵妄状态、思维紊乱、情感障碍、行为和动作异常等的一组临床综合征。国内相关文献报道其发生率为20%～30%，而机械通气患者的发生率高达60%～80%。对ICU患者进行研究表明，发生谵妄的机械通气患者病死率较其他患者明显增高。ICU综合征的出现不但影响患者的康复治疗，也会影响医护人员的工作效率和诊疗工作的开展。有关资料显示，加强术前访视的力度，应用人文护理可避免或减轻ICU综合征的发生。ICU护士可于术前1 d前往心外病房访视，尽量避开患者进餐、治疗、休息的时候。首先，阅读病历，了解患者的一般情况。对患者的身体状况、个人性格、文化程度、经济条件有所掌握，对患者做出评估诊断。接下来再到床旁向患者做自我介绍，发放自制卡片，标明术前应注意的相关事项，具体为术前禁食水，防止着凉感冒并戒烟，术晨更换清洁病号服，义齿需在术前取下，贵重物品如首饰、手机、钱、物勿带入手术室，可在术前交家属妥善保管，术前一夜保证充足的睡眠，可遵医嘱适当应用艾司唑仑等药物，晨起排空大小便等，待手术室的护理员来接等内容。

请患者及家属翻阅ICU自制宣传画报，与患者逐条讲解，让患者充分理解术前准备的必要性，解除思想顾虑，轻松等待手术。由于冠心病患者以中老年患者为主，可交由患者自己阅读，记住照办。如果年纪很大，可让家人阅读解释、逐条落实。另外，画报可采用通俗易懂的少量文字，配以颜色鲜艳、生动的图片，可提高患者的阅读兴趣，使患者及家属了解ICU的工作流程，术后可能出现的不舒服、不适应症状，心理准备。同时，在宣传册中可加入针对患者家属的宣教内容，包括：指导患者家属在患者入住ICU期间需要准备的物品和询问病情的方式，知道应该如何配合医护人员的工作等。另外，还可以集中患者和家属观看ICU自制宣传片，以消除对ICU环境的陌生和恐惧。有需要时，可带领患者更换隔离服进入ICU病房内，熟悉各种监护仪器设备，包括监护仪、呼吸机的报警声音，以免在术后导致患者恐惧。

耐心询问了解患者对手术的认知和顾虑，评估患者的心理状态，并根据评估内容针对患者的职业特点、文化程度、心理素质以及对健康和疾病的不同认识对症下药，有的放矢地进行心理疏导。介绍病房中的成功病例，树立患者的信心。详细解答患者提出的各种问题以提高术前访视的效果，可使患者准备充分积极主动应对手术。

随着医疗改革和医保的普及，患者对医院收费问题很敏感和很重视，所以术前应向患者及患者家属交代有关自费项目，让患者准备好这一部分费用，做到收费合理、实事求是、一视同仁，减少不必要的费用，避免经济纠纷的发生。

术前访视的工作是至关重要的，ICU的术前访视已开展了很多年。并且，ICU护士会不定时地对术前术后患者进行问卷调查，以便随时了解患者及家属关心和感兴趣的内容。根据内容随时调整和扩充访视所用的卡片和宣传手册。通过对患者的术前访视并进行护理干预，我们发现该方法可有效地减轻患者的焦虑和恐惧情绪，让患者主动配合医护人员并平稳度过在ICU的监护阶段，增强了患者对医护人员的依从性和配合程度，同时也提高了患者及家属的满意度，有利于构建和谐的医患、护患关系。

三、术中配合

提前将手术室温度调至24℃，等待患者进入手术室，防止术中低温引起心室颤动，备好各种抢救器材、药品。用亲切的语言缓解患者的紧张情绪，取得其信任与支持，尽量避免患者由于过分紧张出现亢进症状，如心悸、出汗、烦躁不安、呼吸困难等，以免增加心肌耗氧量，诱发心绞痛甚至心肌梗死。患者入室后建立有效静脉通路，协助患者取仰卧位，胸骨正中对应的背部用小方软垫抬高15°～20°，双腿微屈，膝关节外展，臀下贴好电极板。安全、合理、舒适的体位是手术成功的保障。术中严密观察手术进展，及时提供手术所需物品，调节无影灯及手术床角度，并保证吸引器及血液回收机管道通畅。随时调节压力大小，及时、准确地调整电凝输出功率，取乳内动脉时调至 30 W/s，开胸和取大隐静脉时调至 50 W/s。备好 30～35℃生理盐水冲洗吻合口，术中采取有效保暖措施，使患者体温维持在 36℃以上，避免由于患者体温过低引起心室颤动。

手术室护士应熟练掌握冠状动脉旁路移植术手术特殊器械的性能、用途及使用方法，熟悉冠状动脉解剖及手术程序，术中主动积极配合医生操作，使手术迅速、顺利完成。术中注意妥善保管血管桥，轻拿轻放，保持湿润，防止牵拉及锐器伤，静脉瓣方向应做好标记，剩余血管桥应保留至手术结束。术中搭桥器械精细、尖锐、昂贵，应注意防止损坏或误伤手术人员。积极的护理配合是手术顺利进行的保障，有利于促进患者康复。

四、术后护理

（一）术后常规处理

ICU 近年有了重大的发展，已成为临床医学的一门新兴学科，专业技术队伍不断壮大，仪器设备不断更新，监测项目更加完善。冠状动脉搭桥术后患者均被安置在心外监护室内进行严密监护。术后监护的目的是让患者尽快恢复到正常的生理状态，可转至普通病房开展治疗护理，并尽可能避免术后并发症的发生。

1. 术后早期处理

（1）术后患者入 ICU 前：应做好准备工作。包括：清洁防压疮床垫的床单位，准备妥当；运行正常的治疗和监测设备，如呼吸机（按照公斤体重已完成初调，并试用无误）、监护仪、负压吸引器、人工呼吸器、氧气装置、吸痰管等，使患者及时地处于监测条件下，一旦出现意外，能及时发现和得到处理；配备控制升压药或血管扩张剂的微量输液泵、急救复苏的电除颤等装置、急救或常规必用的药物、常用的输液及冲洗管道的肝素液、主动脉球囊反搏机，各种观察记录表格。

（2）术终回室：患者手术结束后会由手术室送至 ICU。回室后，由平车搬到病床之前，要注意血压是否平稳，各管道是否连接牢固。搬动患者时要分工明确，专人托住患者头部，轻抬轻放，避免管道脱落。抬到病床上后，马上连接呼吸机、心电导线、动脉血压、血氧饱和度，听诊双肺呼吸音以确定呼吸机送气正常。待血压处于平稳状态后，更换术中带回药物至 ICU 输液泵上，理清并保持每条输液管道的通畅。选择中心置管较粗的分支监测中心静脉压，三通连接口处应标示该路输注液体。标示引流刻度，记录各项指标。回室 30 min 后采集血气分析，根据化验回报再次调节呼吸机。

（3）与术中工作人员的交接班：向麻醉师与外科医生了解手术过程是否平稳，术中所见冠状动脉病变程度、分布，冠状动脉血运重建的满意度以及是否经过体外循环。同时需要交接术中血压、心功能情况、尿量、电解质和酸碱，以及用药的反应及其用量，手术过程的特殊情况，目前正在使用的药物剂量及配制方法。与手术室护士交接患者的衣物，带回的血制品和药品，交接患者的皮肤情况，各管路是否通畅等内容，并共同填写交接记录单。冠心病患者在 ICU 的监护项目见表 7-1。

表 7-1 冠心病患者在 ICU 的监护项目

生命体征	血流动力学	特殊检查	化验检查	出入量	其他
体温	动脉压	心电图	血尿常规	尿量	血氧饱和度
脉搏	中心静脉压	床旁胸片	电解质	胸腔引流量	呼气末二氧化碳
呼吸	肺动脉嵌压 / 左心房压	床旁心脏彩超	血气		
神志	心排血量 / 心排血指数		血尿素氮 / 肌酐		
	外周血管阻力		心肌酶 / 肌钙蛋白		

2. 冠状动脉旁路移植术后处理

冠状动脉旁路移植术后处理与一般心脏手术后的处理原则相同，即维持生命体征的平稳，其特殊性是必须保持心脏血氧供需平衡、水与电解质平衡及酸碱平衡。针对左心功能状态不同的患者，术后处理侧重点有所不同。左心功能良好的患者，术后生命体征大多平稳，处理的重点是保持心脏血氧供需平衡，减慢心率和放宽负性肌力药物的运用。左心功能不全的患者，如缺血性心肌病，合并大的室壁瘤及严重的瓣膜病变，术后着重维护和提高心功能，通过维持适当的血压水平及保证心脏供血来实现心脏血氧供需平衡，减慢心率。

（1）保持心脏血氧供需平衡，补充血容量：冠心病的病理基础是由于冠状动脉发生严重粥样硬化性狭窄或阻塞而引起的心脏氧供需不平衡，因此术后保证心脏氧供，减少氧的消耗非常重要。导致心脏供氧量减少的原因通常包括血容量不足、低心排综合征、心包填塞、循环负荷过重、呼吸道阻塞、胸腔积液等。而血压高、心率快、躁动、高热等原因导致了搭桥术后患者的氧耗量增多。针对上述原因，冠状动脉搭桥术后早期应控制收缩压在 90 ~ 120 mmHg，观察患者引流量的多少，如无出血倾向，可控制收缩压至 150 mmHg 以下。由于冠心病患者术前多有高血压病史，术后可静脉应用硝酸甘油、亚宁定、硝普钠等药物控制血压。维持 CVP 在 6 ~ 12 cmH$_2$O，保持容量平衡，纠正低心排，保持呼吸道通畅，给予患者充分的镇静、镇痛，必要时可应用肌松剂。持续监测体温，如体温过高时，给予物理降温，若降温效果不佳，可遵医嘱用药退热。

（2）保持电解质和酸碱平衡：冠状动脉搭桥术后，维持电解质平衡对于预防心律失常非常重要。通常每 4 h 查血钾 1 次，如果有异常，应 1 ~ 2 h 复查 1 次。血清钾的浓度应控制在 4.0 ~ 5.0 mmol/L 之间。低血钾症应在短时间内纠正，可在中心静脉处持续泵入 6% 氯化钾溶液，在肾功能不良和尿量较少时，应适当减速。成人患者，每补给 2 mmol 氯化钾可提高血钾 0.1 mmol/L。当血钾高于 6.0 mmol/L 时，有心脏骤停的危险，应给予利尿剂、高渗葡萄糖加胰岛素、钙剂、碱性药物，使血钾迅速降至正常水平。临床上一般容易忽视对镁剂的补充，它对室性心律失常有抑制作用，并能扩张冠状动脉。血清镁应维持在 1.3 ~ 2.1 mmol/L 范围，在 2 ~ 4 h 内可补充硫酸镁 5 g。

（3）呼吸系统的管理：搭桥术后患者，通常给予呼吸模式的设置为容量控制。术后早期，如果患者病情稳定，清醒并配合治疗，可应用间歇通气，潮气量设置为 8 ~ 12 mL/kg，频率 10 次/min，呼气末正压（PEEP）5 ~ 8 cmH$_2$O，以防止肺不张。使用呼吸机期间必须加强气道湿化，湿化液须使用蒸馏水，有利于肺部气体交换，防止纤毛干燥而不利于痰液的排除。若湿化使用生理盐水，会导致氯化钠颗粒沉积在气管壁上，影响纤毛活动。湿化吸入温度要求控制在 28 ~ 32℃，相对湿度 < 70%。调整呼吸机参数后，应定时复查血气分析。冠状动脉搭桥术后的患者，清醒，循环稳定时，应使患者尽早拔除气管插管，脱离呼吸机，脱机过程太长是最常见的错误。搭桥术后早期拔管可改善静脉回流，降低右心负荷，并增加左心室充盈，从而增加心排血量。可促进患者更早咳痰，排出痰液，减少肺部并发症，缩短住 ICU 时间，最终节省医疗开支。拔除气管插管的指标，应根据患者的具体临床表现及各项监测指标决定，当患者神志清醒，可完全配合治疗，肌力正常后，即可考虑拔除气管插管。另外，需要血流动力学稳定、无出血并发症、无酸中毒及电解质紊乱，具体拔管指征见表 7-2。

表 7-2　拔管指征

神经系统	意识清醒
	服从命令
	没有脑卒中并发症
血流动力学	稳定
	无出血并发症或胸腔引流量 < 200 mL/h
	平均动脉压 70 ~ 100 mmHg
	适量肌松药物或主动脉球囊反搏并非禁忌证
呼吸系统	pH ⩾ 7.32
	PaO$_2$ > 80 mmHg（FiO$_2$=50%）
	自主呼吸时 PaCO$_2$ < 55 mmHg
	潮气量 > 5 mL/kg
	吸气负压 > − 25 cmH$_2$O
放射影像学	无大量积液、积气
	无大面积肺不张
生化指标	血清钾浓度 4.0 ~ 4.5 mmol/L

据文献报道，冠状动脉搭桥术后患者常于术后 16 ~ 18 h 拔管。对于非体外循环下心脏不停跳搭桥患者，由于没有体温循环的打击，机体生理影响不大，平均拔管时间可缩短至术后 4 ~ 6 h。拔除气管插管后，可给予鼻导管吸氧或储氧面罩吸氧。每日给予雾化吸入 2 ~ 3 次，每次 15 min。在不影响患者休息的情况下，间断给予体疗。对于术前患有慢性阻塞性肺病患者，由于痰液多且黏稠，往往较难咳出，可遵医嘱静脉应用大剂量氨溴索化痰。拔除气管插管的患者，早期要严密观察生命体征。注意呼吸形态，观察是否存在鼻翼扇动、呼吸浅快、呼吸困难、三凹征、发绀、烦躁不安等缺氧现象。对于呼吸状态不佳的患者，可考虑使用序贯通气。序贯通气时，患者感觉舒适，可以经口进食，避免了气管插管带来的相关损伤，保护了气道的防御功能，降低了院内肺部感染的发生率。

（4）血流动力学的监测：冠状动脉搭桥术后患者常需植入 Swan-Ganz 导管监测血流动力学和持续监测心排量。对于血流动力学改变和处理见表 7-3。

表 7-3　血流动力学改变和处理

血流动力学改变				处理	
MAP	CO	PCWP	SVR	首先	其次
↓	↓	↓	↓↑	补充容量	
↓	↓	↑	↑	补充容量	扩张血管药
↓↑	↓	↑	↑	扩血管药	正性肌力药 IABP
↓	↓	↑	N↑	正性肌力药	
↓	N↑	N	↓	缩血管药	
N	N	↑	↑↓	利尿剂	

（二）术后并发症的观察与处理

1. 低心排血量综合征

冠状动脉搭桥术后出现 LOCS 是非常危险的，它会引起血管收缩或移植血管的痉挛，加之血管移植物内血流量的减少，从而加重心肌缺血，进一步导致心排血量的减少，最后造成难以扭转的低血压状态。低心排量可增加手术死亡率和术后并发症发生率，如呼吸衰竭、肾衰竭、神经系统并发症等。冠状动脉搭桥术后，发生 LOCS 的最常见原因为低血容量，可由过度利尿、失血、外周血管过度扩张、心肌收缩功能不良、外周循环阻力增强等原因造成。其他常见原因还包括心包压塞、心律失常和张力性气胸。

（1）临床表现：烦躁或精神不振、四肢湿冷发绀、甲床毛细血管在充盈减慢、呼吸急促、血压下降、心率加快、尿量减少 < 0.5 mL/（kg·h）、血气分析提示代谢性酸中毒。

（2）预防和处理：术后早期应用正性肌力药物（如多巴胺、多巴酚丁胺）等扩血管药，补足血容量，纠正酸中毒，预防 LOCS 的发生。一旦临床表现提示出现低心排血量综合征，应立即报告医生，详细分析，找出原因，尽早做出相应处理。补充血容量，纠正酸中毒，减轻组织水肿，保持容量平衡。每隔 30 ~ 60 min 复查血气，观察分析器发展趋势，给予相应治疗。若药物治疗无效，要及时应用 IABP，改善冠状动脉灌注，保护左心功能。

2. 心律失常

（1）心房颤动和扑动：心房颤动是冠状动脉搭桥术后最常见的心律失常。美国胸外科学会（STS）报道，房颤发生率为 20% ~ 30%。一般发生在术后 2 ~ 3 d，通常为阵发性，但可反复发作。多数心脏外科医生认为，冠状动脉搭桥术后房颤是一个较严重的问题，它对血流动力学有一定的影响。心房颤动通常由以下几个方面引起：外科损伤；手术引起的交感神经兴奋；术后电解质和体液失平衡；缺血性损伤；体外循环时间过长等。

预防和处理：a. 心律的监测：术后心律、心率的变化，对高龄、术前有心功能不良或房颤病史等的高危患者进行重点监护。b. 术后尽早应用 β 肾上腺素能受体拮抗剂，预防性给予镁剂。若患者已出现房颤，治疗的首要任务是控制心室率，然后再进行复律治疗，尽量恢复并维持室性心律。

（2）室性心律失常：冠状动脉搭桥术后的偶发室性期前收缩，其通常不需要治疗。而出现室性心律失常如室性心动过速、心室颤动，术后并不常见，一般发生在术后 1 ~ 3 d。产生的主要原因如下：a. 围术期心肌缺血和心肌梗死；b. 电解质紊乱，如低血钾和低血镁症；c. 血肾上腺素浓度过高；d. 术前已有左心室室壁瘤和严重的收缩功能减退。对大多数患者来说，术后室性心律失常及其诱发因素是能被纠正的。

预防和处理：a. ①维持水、电解质及酸碱平衡：术后早期常规每 4 h 检查血气离子一次，根据化验回报补充离子、调整内环境。常规应用镁剂，即使血镁正常，应用镁剂不仅可有效控制室性心律失常，还可以扩张冠状动脉，增加冠状动脉血流。b. 给予患者充分镇静，由于强心药物，并应用利多卡因等抗心律失常药物。

3. 急性心肌梗死

由于手术技术和心肌保护技术的改善，冠状动脉搭桥术后的心肌梗死已不常见。不稳定性心绞痛患者其术后心肌梗死发生率高于稳定性心绞痛患者。发生的原因可能与以下因素有关：心肌血管重建不彻底；术后血流动力学不稳定；移植血管病变。

预防和处理：减少心肌氧耗，保证循环平稳；血流动力学支持、标准的药物治疗、纠正电解质紊乱和心律失常。术后早期，给予患者保暖有利于改善末梢循环并稳定循环，继而保护心肌供血，能有效防止心绞痛及降低心肌梗死再发生。对于心肌梗死继发低心排血量的患者，应尽早放置主动脉内球囊反搏或心室辅助装置，提供血流动力学支持，减轻心脏负荷。

4. 出血

冠状动脉搭桥术后的出血发生率为 1% ~ 5%，主要原因为外科手术因素和患者凝血机制障碍、长时间体外循环、高血压和低温等。患者引流量大于每小时 200 mL，持续 3 ~ 4 h，临床上即认为有出血并发症。

预防和处理：术前对于稳定性心绞痛患者，提前一周停用抗血小板药物。对于不稳定性心绞痛患者，可改为低分子肝素抗凝。术后严格控制收缩压在 90 ~ 100 mmHg。定时挤压引流，观察引流的色、质、量，静脉采血检查 ACT（活化凝血酶原时间），使其达到基础值范围，确认肝素已完全中和。若出现大量快速出血，血压下降，应立即床旁紧急开胸止血。

5. 急性肾衰竭

患者行冠状动脉搭桥术之前，若存在肾功能不全、高龄、瓣膜手术、糖尿病、严重左心室功能不全等情况，术后极易出现急性肾衰竭的并发症。它在术前血清肌酐正常的患者的发生率为 1.1%，而术前血清肌酐升高患者的发生率为 16%，其中 20% 的患者需行 CRRT 治疗。急性肾衰竭增加手术死亡率，可高达 40% 左右，并延长住院时间，增加患者负担。

预防和处理：对于有肾衰竭危险因素的患者，术前应避免使用肾毒性的药物。若术前出现血清肌酐升高者，在病情允许的情况下，可适当延迟手术时间，待血清肌酐值控制在较合适的范围内时，再行手术治疗。术前需合理限制液体入量以减少肾脏损害。术后小剂量应用多巴胺 2 ~ 3 μg/(kg·min)，可扩张肾动脉，增加肾灌注。若患者出现严重的急性肾衰竭症状，应及早给予 CRRT 支持，不能等到出现血流动力学紊乱、多脏器功能衰竭时才开始应用，宜早不宜迟。

6. 脑卒中

脑卒中是造成冠状动脉搭桥术后并发症和死亡的主要原因之一。据 Puskas 多中心调查研究，脑卒中发生率为 6% ~ 13%。临床上将脑损害分为 Ⅰ 型和 Ⅱ 型。Ⅰ 型为严重的永久的神经系统损伤，发生率为 3%，死亡率可达到 21%。Ⅱ 型为轻度脑卒中，患者出院时可恢复神经系统和肢体功能，发生率为 3%，死亡率为 10%。

预防和处理：早期的脑卒中治疗只是支持疗法，预防才是关键。造成术后脑卒中的原因有：升主动脉粥样硬化；房颤；术前近期心肌梗死和脑血管意外；颈动脉狭窄；体外循环等。术后需每小时观察并记录瞳孔及对光反射，麻醉清醒患者，观察其四肢活动情况；出现脑卒中的患者，需给予头部冰帽降温，降低氧耗，防止或减轻脑水肿，使用甘露醇、激素、利尿剂、清蛋白、神经细胞营养剂和全身营养支持。若患者出现抽搐，应立即给予镇静剂和肌松剂抑制抽搐。定时给予患者翻身、叩背，促进痰液排除防止肺部感染。

7. 主动脉球囊反搏的应用

主动脉球囊反搏（IABP）是机械辅助循环方法之一，系通过动脉系统植入一根带气囊的导管到降主动脉内作锁骨下动脉开口远端，在舒张期气囊充气，主动脉舒张压升高，冠状动脉流量增加，心肌供氧增加；在心脏收缩前气囊排气，主动脉压力下降，心脏后负荷下降，心脏射血阻力减少，心肌耗氧量下降，以此起到辅助衰竭心脏的作用。对于冠状动脉搭桥术后出现心力衰竭、心肌缺血及室性心律失常等并发症而药物不能控制者，应及早使用 IABP。但是由于 IABP 是有创植入性操作，并且使用期间需维持 ACT 在较高的水平。因此，在使用 IABP 期间易出现并发症，延长患者的住院时间。据文献报道，应用 IABP 的并发症发生率为 13.5% ~ 36%，可出现下肢缺血、球囊破裂、感染、出血、血肿、栓塞、动脉穿孔、主动脉夹层等并发症。

预防与处理如下。

（1）下肢缺血：下肢缺血为多见的并发症，与 IABP 管堵塞动脉管腔或血管内血栓脱落栓塞影响下肢供血有关，表现为 IABP 术后，患侧疼痛、肌肉萎缩、颜色苍白、末梢变凉、足背动脉消失。

术前应选用搏动较好的一侧植入导管；选择合适的型号；适当抗凝；持续搏动，不能停，以防止停搏时在气囊表面形成血栓在搏动时脱落。术后每 15 min 对比观察双侧足背或胫后动脉搏动，注意患肢皮肤的温度、颜色变化。抬高下肢，4 ~ 6 h 行功能锻炼，以促进下肢血液循环。遵医嘱给予肝素化，每 2 ~ 4 h 监测 ACT，调整 ACT 在正常值的 1.5 倍左右。给予患者翻身时，避免患侧屈膝屈髋，防止球囊管打折引起停搏。若出现机器报警，应立即处理，避免机器停搏导致患者出现生命体征变化。

（2）球囊破裂：主要原因为在插入气囊导管时，尖锐物擦划气囊；动脉粥样硬化斑块刺破气囊；动脉内壁有突出的硬化斑块，气囊未全部退出鞘管或植入锁骨下动脉内形成打折、弯曲，该部位膜易打折破裂。

术前应常规检查气囊有无破裂，避免接受尖锐、粗糙物品。了解患者血管造影是否有斑块，了解术中置 IABP 管是否困难。临床表现为反搏波形消失，导管内有血液流出。一旦发现，需立即停止反搏，拔出气囊导管，否则进入气囊内的血液凝固，气囊将无法拔出，只能通过动脉切开取出。

（3）感染：常见于动脉切开植入导管。术后需加强无菌操作，及时更换被血、尿污染的敷料，并密切观察 IABP 置管处伤口有无红、肿、热、痛等感染征象。同时每日监测体温、血象的动态变化情况，如有异常及时报告。遵医嘱全身及切口局部应用抗生素。

（三）术后康复护理

冠状动脉搭桥术后患者，尽早进行科学的康复锻炼对术后顺利恢复有很大的帮助。有效的康复锻炼可以扩张冠状动脉，在一定程度上预防冠脉搭桥的狭窄和闭塞，促进血液循环，促进伤口愈合，促进心功能恢复，预防肺部、消化道等各器官并发症发生，使患者尽快恢复正常生活。并且，随着患者活动量的逐步增加可有效预防深静脉血栓形成，还能改善血流动力学状态。患者在由 ICU 转回病房后，病情趋于平稳，除进行必要的抗生素和相关药物治疗外，需加强康复护理。

为了有效地进行肺部扩张，尽早恢复吹气球训练，方法同术前，可防止肺不张，减轻肺间质水肿。据报道，此项训练能明显改善缺氧和二氧化碳潴留。吹气球训练的同时，配合定时雾化吸入每日 4 次，每次 15 min。雾化吸入后痰液稀释，较易咳出，此时可鼓励患者咳嗽，惧怕切口疼痛是患者不愿意咳嗽的主要原因，可采取胸带固定伤口、护士协助按压伤口等方法缓解咳嗽时引起的疼痛。同时，可教会患者采取"抱胸式"咳嗽的方法，即鼓励患者深吸气后双手交叉抱于胸前，每当用力咳出时，双手用力向身体内抱胸，此方法可减轻咳嗽时震动引起的疼痛，并且患者可自行控制抱胸的时机和力度。

鼓励患者进食高蛋白、高热量饮食，既为康复训练储备能量也可促进手术刀口的愈合。由 ICU 转回病房 24 ~ 48 h 后，在患者体力允许情况下，护士协助患者在床上慢慢坐起，待适应后再缓慢移到床边，直到搀扶站起。切记，患者由于卧床时间较长，初次活动会感到乏力、头晕、四肢无力，同时还要谨防体位性低血压的发生。早期活动可搀扶离床短距离步行，72 h 后根据患者体力和心功能的恢复情况逐渐加大活动量，可沿病房走廊步行。若扩胸运动导致患者牵拉伤口引起疼痛，为防止关节僵硬，可鼓励患者多做一些柔软的伸展运动，例如，上肢缓慢抬起，举过头顶或者两手缓慢平举，以不引起疼痛为宜，逐步增加动作幅度。

鼓励患者生活自理包括洗脸、刷牙、自己进餐和大小便等，可促进上肢功能锻炼，又在一定程度上增加了运动量。此时，嘱患者多进食蔬菜、水果等易消化饮食，排便时切勿用力，如厕时动作宜迟缓，防止血压骤升骤降发生意外。患者一旦生活自理能力恢复后，既满足了患者自我实现的需求，也增加了患者的自信心，利于患者心态的调整、病情的恢复。

在进行康复锻炼时，要求患者逐渐加大运动量，不可急于求成，应以患者能自我耐受、不感过度疲劳、无心慌气短、不诱发心律失常和剧烈胸痛为度。

五、健康指导

患者术后状态平稳，复查心电图、X 线胸片、心脏超声如无异常，即可出院。向患者宣讲和发放出院健康指导手册，包括指导患者饮食、功能锻炼、合理用药、定期复诊等内容。

1. 饮食指导

冠状动脉搭桥术后患者饮食宜清淡、高营养，应限制饮食中的高热量、高胆固醇食品如肥肉、动物脂肪、动物内脏、甜食等，可多食蔬菜、水果等富含维生素和膳食纤维的食物。一日三餐要规律，切勿暴饮暴食，合理控制体重，戒烟酒。

2. 功能锻炼

散步是一种全身性运动，可加快血流速度，保持血流畅通，防止冠状动脉狭窄，降低心脏并发症与再次手术率。对于冠状动脉搭桥术的患者，这是很好的一项运动，鼓励患者出院后养成散步的好习惯，可根据自行情况和耐受程度逐渐延长散步时间，增加散步的距离。在完全恢复体力前，会感觉乏力是正常的，如果出现胸痛、气短、轻度头晕、脉搏不规则应立即停止锻炼，及时到医院复查。

3. 用药指导

患者即将出院，很多患者会认为手术过后，症状消失或改善了就万事大吉了，此时需强调出院后定时服用口服药的重要性：减轻动脉硬化程度，延缓和控制病变的进程和冠状动脉再狭窄的发生。

服用口服药应注意：清楚了解和熟悉常用药物的名称和剂量；遵照医生医嘱按时服药，禁忌自行调整服药剂量或擅自停药；按照药品的使用说明合理保存药物，防止药物在阳光下暴晒影响药效，延误治疗。

4. 定期复查

一般术后 3 ~ 6 个月回手术医院复查一次，以后 1、3、5、10 年复查一次，复查项目包括心电图、X 线胸片、心脏超声、生化系列等。

5. 维持情绪稳定

实践表明，脾气暴躁、易怒、易紧张的人很容易出现血压增高、冠脉血管张力增加而患心脏病。经历了手术的治疗后，应指导患者时刻保持愉快的心情，避免争吵和过度兴奋。让患者多听音乐，参加社会活动达到精神放松，从而提高生活质量，延长寿命。

第八章 泌尿科疾病护理

第一节 前列腺增生

良性前列腺增生（benign prostatic hyperplasia）简称前列腺增生，为老年男性常见病。前列腺增生是细胞增多，不是肥大。男性自35岁以上前列腺可有不同程度增生，50岁以后出现临床症状。

病因尚不完全清楚，目前公认的与男性激素代谢异常有关。前列腺腺体分为围绕尿道腺体、外周腺体两部分，整个腺体分为五叶即前叶、后叶、左侧叶、右侧叶和中叶。前列腺的增生从围绕尿道精阜部的这部分腺体的纤维细胞增生开始，逐渐向其他部分腺体延伸，增生部分的腺体将周围组织压扁形成假包膜（外科包膜），两部分腺体有明显分界线。腺体增生后压迫尿道或含有丰富 α – 肾上腺素能受体的平滑肌收缩引起机械性和功能性排尿困难。

由于增生的前列腺组织压迫膀胱出口，膀胱逼尿肌代偿性肥大，引起逼尿肌不稳定的收缩，使膀胱出口梗阻，膀胱内压力增大，甚至出现尿失禁。若逼尿肌失代偿，则不能排空膀胱内尿液，出现残余尿，严重者可有膀胱收缩无力，出现充溢性尿失禁或无症状慢性尿潴留，尿液的反流导致上尿路积水、肾功能损害等。梗阻后的膀胱内尿潴留，易形成膀胱结石，也可继发感染。

前列腺增生致轻度梗阻或不能耐受手术的病人可用非手术方法治疗，如药物、射频、微波、超声聚焦、激光等措施。对非手术治疗效果不佳、尿路梗阻较重或残余尿量超过50 mL者，应酌情选用手术治疗，如经尿道前列腺切除术、耻骨上经膀胱前列腺切除术、耻骨后前列腺切除术、经会阴前列腺切除术及姑息性膀胱造瘘术。

一、护理评估

（一）病史

包括年龄、发病诱因，既往排尿困难情况及治疗经过，有无其他伴随疾病，如心脑血管疾病：肺气肿、糖尿病等。

（二）身体状况

1. 尿频

尿频是最初症状，夜间较明显。早期因前列腺充血刺激引起，随梗阻加重，残余尿量增多，膀胱有效容量减少，尿频更加明显。

2. 排尿困难

进行性排尿困难是前列腺增生最重要的症状，发展缓慢。轻度梗阻时排尿迟缓、断续、尿后滴沥。梗阻严重时排尿费力、射程缩短，尿线细而无力，终呈滴沥状。

3. 尿潴留

梗阻严重者膀胱残余尿增多，长期可导致膀胱收缩无力，发生尿潴留，并可出现充溢性尿失禁。

前列腺增生的任何阶段，可因受凉、劳累、饮酒等使前列腺突然充血、水肿，发生急性尿潴留。

4. 其他症状

前列腺增生时因局部充血可发生无痛血尿。若并发感染或结石，可有尿急、尿痛等膀胱刺激症状，少数病人晚期可出现肾积水和肾功能不全表现。

5. 国际前列腺症状评分（IPSS）

询问患者有关排尿的7个问题，根据症状严重程度对每个问题进行评分（0～5分），总分为0～35分（无症状至非常严重的症状）。其中0～7分为轻度症状，8～19分为中度症状，20～35分为重度症状。尽管IPSS分析力图使症状改变程度得以量化，但仍会受到主观因素的影响。

体格检查：急性尿潴留时，下腹部膨隆；耻骨上区触及充盈的膀胱；直肠指检，前列腺增大、表面光滑，富于弹性，中央沟变浅或消失。可按照腺体增大的程度把前列腺增生分成三度。Ⅰ度肿大：前列腺较正常增大1.5～2倍，中央沟变浅，突入直肠的距离为1～2 cm。Ⅱ度肿大：腺体呈中度肿大，大于正常2～3倍，中央沟消失或略突出，突入直肠2～3 cm。Ⅲ度肿大：腺体肿大严重，突入直肠超过3 cm，中央沟明显突出，检查时手指不能触及上缘。

（三）实验室及其他检查

1. 超声波检查

在耻骨上探查，可以测得膀胱内的残余尿量。而残余尿量的存在是前列腺增生患者在疾病发展过程中的重要参考指标。通常残余尿在20～40 mL时多为轻度增生，41～60 mL为中度增生，60 mL以上为重度增生。采用特制超声波探头插入直肠5～8 cm处可探及前列腺，前列腺增生时，回声图上进出波距离增宽，尿道波之外尚可见少许微波。声像图上可见前列腺横径和纵径都增大，前列腺中叶增生明显者，可见有突向膀胱的暗区。

2. 尿道膀胱镜检查

尿道膀胱镜检查可了解尿道、前列腺、膀胱颈及膀胱的情况，但不宜作为前列腺增生的常规检查。当临床表现为下尿路梗阻而直肠指诊前列腺无明显增大或出现肉眼血尿时，应进行尿道膀胱镜检查。前列腺增生镜下可见尿道延长，颈部凹面消失，输尿管口间距离增大，输尿管口与膀胱颈距离增宽，膀胱内壁可有小梁、憩室或结石形成。两侧叶增生时，膀胱颈部两侧呈圆弧状凸起，致使尿道内口变为纵行裂缝时，膀胱三角隆起。中叶增生时，膀胱颈下唇边缘呈半圆弧状隆起，或为一球状物突出膀胱内，而膀胱颈其他部位窥镜视野均呈半月形。三叶增生时，增生的前列腺突出于膀胱颈口，形成三个肥厚、光滑的半圆形弧状隆起，使整个膀胱颈呈"V"形。

3. 尿流率测定

一般认为，尿量在200～500 mL时，正常男性最大尿流率（MFR）≥20 mL/s。MFR≤15 mL/s提示排尿功能异常，MFR≤10 mL/s则为排尿功能明显异常。前列腺增生所致的膀胱出口梗阻，除表现为最大尿流率明显降低外，并可见低丘斜坡型、不规则低平曲线或重度低平曲线，且梗阻愈严重，曲线高度愈低。

4. 泌尿道X线检查

腹部平片可了解有无前列腺及膀胱结石；排泄性尿路造影可了解尿路梗阻以及肾功能情况；膀胱造影可显示膀胱颈部或底部受压变形情况；尿道造影可显示前列腺尿道段的狭窄程度等。

二、护理目标

（1）维持生命体征平稳。

（2）维持尿路通畅。

（3）促进身心的安适。

（4）预防手术后的并发症。

（5）减少手术疼痛与不适。

（6）预防感染，促进伤口愈合。

三、护理措施

（一）术前护理

（1）心理护理：向患者讲解疾病的相关知识，取得信任。同时讲解做好充分的术前准备的重要性，消除其对疾病的疑虑。

（2）对于急性尿潴留患者，及时配合医生行导尿或耻骨上膀胱穿刺抽出尿液。有较重的排尿困难或残余尿多的患者，行导尿术，以持续引流膀胱。

（3）对于合并有心血管、肺部疾病患者，按医嘱积极治疗。嘱患者戒烟、忌饮酒，减少急性尿潴留的发生。

（4）按医嘱使用抗生素预防或治疗感染。

（5）鼓励患者多起床活动、加强营养，以提高机体对手术的耐受能力。

（二）术后护理

（1）执行泌尿外科手术后护理常规。

（2）取平卧位，3 d 后改半卧位。

（3）手术后，病人常安有气囊导尿管，需接膀胱冲洗装置，进行持续膀胱冲洗，以免血液在膀胱内凝固，堵塞导尿管。一般持续冲洗 6 ~ 12 h，后改为每日冲洗 2 ~ 4 次。

（4）密切观察血压、脉搏的变化，血压降低，脉搏加快，通知医师及时处理。术后手术野出血不止，可随尿液引出。应检查留置气囊导尿管气囊内充液情况，一般可充水 20 ~ 30 mL，以压迫前列腺窝，达到止血作用。出血较多时可在膀胱冲洗液中加入氨甲苯酸或凝血质，注入后夹管保留药物 30 min 左右，并可重复用药。亦可用 4℃ ~ 5℃ 低温生理盐水冲洗，或注射止血剂。如气囊导尿管已拔除，则应再置入。

（5）术后 5 d 内一般不作肛管排气或灌肠，避免因用力排便而引起前列腺窝出血。便秘时可按医嘱给缓泻剂。

（6）术后按医嘱应用抗菌药物防治感染。要定时清洁尿道外口的分泌物。

（7）加强口腔和皮肤护理，鼓励和协助病人咯痰，定时翻身，保持皮肤清洁干燥，预防并发症。

（8）在拔尿管前 2 d，夹闭导尿管，每 3 ~ 4 h 间断放尿一次，训练膀胱的排尿功能。

（9）拔除耻骨上膀胱造瘘者，注意是否有漏尿情况，敷料浸湿者应及时更换。

（10）持续导尿 10 ~ 14 d 后拔除尿管。拔除尿管 1 周后，作尿道扩张，预防尿道狭窄。

四、健康教育

（1）保持大便通畅，避免用力排便引起腹压增高，导致继发性出血，便秘时可口服缓泻剂。

（2）术后漏尿为暂时现象，应注意保护造瘘口周围皮肤清洁、干燥，及时更换浸湿的敷料，减少尿液对周围组织的刺激。

（3）前列腺切除术后 6 周内应避免性生活、持重物、长途步行，禁烟酒。

（4）导尿管拔除后可有暂时性尿失禁现象，告知病人可能与手术或炎症有关；指导病人按时服用抗生素，同时进行肛门括约肌收缩锻炼，尽快恢复排尿功能。

第二节　肾结核

泌尿系结核（renal tuberculosis）是全身结核的一部分，包括肾、输尿管、膀胱和尿道结核，其中主要是肾结核。肾结核多发生于 20 ~ 40 岁的青壮年，男性多于女性。约 90% 为单侧性，10% 为双侧性。泌尿系结核大多继发于肺结核，少数继发于骨关节结核和肠结核。

一、护理评估

1. 健康史

询问病人时应了解其年龄、性别、生存的环境、营养状况、发病时间，既往有无肺结核及骨关节结核或消化道结核病史。

2. 身体状况

肾结核病程较长，早期常无明显症状，仅尿中可发现结核杆菌。当病变进一步发展，可有典型临床症状。

（1）尿频、尿急、尿痛是肾结核的典型症状之一。尿频往往是最早出现的症状，随病变发展再逐步出现尿急和尿痛。此症呈进行性加重，初期以夜尿次数增多为主，后发展到白天排尿次数也增多，晚期膀胱挛缩，容量小到 50 mL 以下者可出现严重的尿频，每日可达数十次，甚至出现尿失禁，与尿液中结核杆菌及其毒素刺激膀胱、结核性膀胱炎、结核性溃疡、膀胱挛缩有关。

（2）血尿是肾结核的另一常见症状，部分病人也可以是最初症状。常于尿频、尿痛后发生，可为肉眼或镜下血尿。大多数病人表现为终末血尿，为排尿时膀胱收缩引起膀胱结核性溃疡出血所致；少数病人因肾脏病变而出血，表现为全血尿。

（3）脓尿也是常见症状，由于继发感染及病肾不断排出干酪样物质，尿液混浊，严重者呈洗米水样，显微镜下可见大量脓细胞。

（4）腰痛和肿块肾结核一般无明显腰痛；当病变累及肾被膜或成为结核性脓肾时，可出现腰酸及腰部隐痛；当血块、脓块或坏死细胞堵塞输尿管时，可引起绞痛。较大肾积脓或肾积水时，可出现腰部肿块。

（5）全身症状大多不明显。晚期肾结核或合并有其他器官的活动性结核病灶时，可有发热、盗汗、贫血、消瘦、乏力、食欲不振和血沉快等典型结核症状。严重时影响肾功能，可出现尿毒症表现。

3. 辅助检查

（1）尿液检查：尿液性质呈酸性，尿蛋白阳性，镜下可见大量红、白细胞。将尿沉渣涂片做抗酸染色查结核杆菌，阳性率为 50% ~ 70%；普通培养无细菌生长，尿结核杆菌培养阳性率为 80% ~ 90%，虽培养时间需 6 ~ 8 周，但对肾结核的诊断有决定性意义。

（2）影像学检查：

①X 线泌尿系统平片可见到病肾斑点状钙化影，甚至全肾钙化。

②排泄性尿路造影及逆行性肾盂造影可显示病变部位和范围，也可以显示肾功能。早期肾结核表现为肾盏、肾盂边缘模糊不整，如虫蛀状；继而出现空洞或空洞部分不充盈；肾实质广泛破坏、肾功能丧失时，则不显影。输尿管常有狭窄、僵硬或继发性扩张。

③B 超可了解肾的大小、轮廓，有无空洞、钙化和肾积水。

④CT 和 MRI：CT 对中晚期肾结核能清楚地显示扩大的肾盏、肾盂、皮质空洞及钙化灶；MRI 成像对诊断肾结核对侧肾积水有特殊意义。

（3）膀胱镜检查：可见膀胱黏膜充血、水肿和结核结节，以患侧输尿管口附近及三角区为显著。后期出现结核性溃疡及瘢痕，患侧输尿管口呈"洞穴状"改变。必要时取活组织检查，以明确诊断。若病变严重，形成容量小于 50 mL 的挛缩膀胱，则忌行膀胱镜检查。

4. 治疗与效果

根据病人全身情况和肾结核病变程度，综合应用全身支持疗法、抗结核药物治疗和手术治疗。抗结核药物治疗适用于早期肾结核。凡药物治疗 6 ~ 9 个月无效，肾破坏严重者，应在药物治疗的配合下行手术治疗。常用的手术有肾病灶清除术、肾部分切除术、肾切除术、输尿管狭窄段切除术及挛缩膀胱扩大术等。

5. 心理 – 社会状况

由于泌尿系结核病程长，迁延难愈，病人常有悲观、焦虑等心理反应。部分病人和家属对泌尿系结核治疗和预后的认知程度不够。因晚期病变需多次手术治疗，病人也可能会缺乏心理和经济承受能力。

二、常见护理诊断／问题

（1）排尿型态异常：与结核性膀胱炎、膀胱挛缩有关。

（2）营养失调，低于机体需要量：与结核病消耗及不能摄入足够营养有关。

（3）焦虑／恐惧：与病情迁延不愈，担心手术有关。

（4）有药物中毒的危险：与药物毒副作用大和疗程长有关。

（5）潜在并发症：肾功能不全、手术后出血、手术后感染等。

三、护理目标

能维持正常的排尿型态；营养不良情况改善，机体抵抗力增强；病人焦虑或恐惧减轻；药物毒副作用得到及时防治；并发症不发生或发生可能够及时发现和处理。

四、护理措施

1. 非手术治疗与术前护理

（1）一般护理：加强营养，给予高蛋白、高热量、高维生素易消化饮食；注意休息，适当进行户外活动，避免劳累；多饮水，以减轻结核性脓尿对膀胱的刺激。

（2）心理护理：告诉病人综合应用全身支持疗法、抗结核药物治疗和手术治疗的重要性，鼓励病人主动配合治疗。关心、体贴、安慰病人，消除病人的焦虑情绪，使病人保持愉快的心情更有利于结核病的康复。

（3）病情观察：应定期协助病人做好尿液常规和尿结核杆菌检查、泌尿系造影、B 超及肝、肾功能检查等，以观察药物治疗效果。

（4）用药护理：使用抗结核药物治疗期间，应长期观察药物的副作用和对肝、肾的损害，测听力、视力等。若出现恶心、呕吐、耳鸣、听力下降等症状，及时报告医生并作相应处理。

（5）术前准备：除做好术前常规准备外，还需行重要脏器功能检查，了解肾外有无结核，有则对症治疗和护理，增强病人对手术的耐受力。肾全切除术前需用抗结核药物 2 周以上，肾部分切除术前需用抗结核药物 3 ~ 6 个月，以控制感染灶。

2. 术后护理

（1）一般护理：

①体位与休息：肾切除病人血压平稳后，可取半卧位，早期下床活动，促进胃肠功能恢复，减轻腹胀。肾结核病灶清除或肾部分切除的病人，为防止继发性出血或肾下垂，应卧床休息 7 ~ 14 d，减少活动。

②饮食：若肛门排气，可进营养丰富、易消化的食物。

（2）病情观察：

①肾部分切除术后易并发出血，应密切观察病人的血压、脉搏、伤口引流液、尿液的变化。可表现为：a. 大量血尿；b. 伤口内引流出的血性液体不断增多，每小时超过 100 mL 或总量达到 300 ~ 500 mL；c. 术后 7 ~ 14 d 因咳嗽、便秘等引起腹内压增高时，突然出现虚脱、血压下降、脉搏加快等症状。以上情况，均提示有内出血可能，应尽快通知医师并作相应处理。

②观察健肾功能：病肾切除后，观察健肾功能非常重要。术后连续 3 d 准确记录 24 h 尿量，特别要观察第一次排尿的时间、尿量、颜色。若手术后 6 h 仍无排尿或 24 h 尿量较少，说明健侧可能有肾功能不全，应通知医师处理。

（3）引流护理：对留置有肾盂、输尿管等引流管的病人。

（4）并发症的观察预防及护理：术后 3 d 内每日测体温 4 次；定期复查血白细胞计数的变化；切口敷料若渗湿要及时更换；保持引流通畅，适时拔管，严格无菌操作；正确使用抗生素。

五、健康指导

（1）指导病人加强营养和锻炼，保证睡眠和休息，增强机体抵抗力。

（2）告知病人术后继续抗结核治疗 6 个月以上，不得随意减药或停药，以免复发和病灶扩散；用药期间须注意药物副作用；勿用和慎用对肾有害的药物。

（3）强调需遵医嘱定期复查尿常规、尿细菌学检查等。术后每月检查尿常规和尿结核杆菌，连续半年尿中无结核杆菌称为稳定阴转。5 年不复发可认为治愈。单纯药物治疗者也必须重视定期复查尿液检查和泌尿系造影的变化。

第三节　精索静脉曲张

精索静脉曲张（varicocele）是泌尿外科的常见疾病，由阴囊内精索蔓状静脉丛异常迂曲、扩张、伸长所致。多见于青少年。

一、病因和病理

精索静脉曲张与先天性解剖因素和后天性因素有关。左精索内静脉长，呈直角进入肾静脉，受到前方乙状结肠的压迫，而且左肾静脉在主动脉和肠系膜上动脉之间通过，进一步影响左精索内静脉的回流。正常左精索内静脉进入左肾静脉的入口处有瓣膜防止逆流，如静脉瓣膜发育不全、静脉壁的平滑肌或弹力纤维薄弱，也可导致精索静脉曲张。腹膜后肿瘤、左肾肿瘤压迫精索内静脉，癌栓栓塞使静脉血回流受阻，可引起继发性精索静脉曲张。严重的精索静脉曲张可引起睾丸萎缩，影响精子的正常生长。

二、临床表现

病情轻者可无不适。主要症状是站立较久、行走过多和重体力劳动时出现阴囊下坠、胀痛，休息、平卧休息后症状可缓解或消失。严重者可引起不育。

三、处理原则

根据其症状、体征，一般可明确诊断。无症状或症状较轻者，可穿紧身内裤或用阴囊托带。症状较重，并有精子异常，影响生育功能者应行精索内静脉高位结扎术。

四、护理诊断及医护合作性问题

（1）恐惧／焦虑：与担心手术、预后及生育功能有关。

（2）疼痛：与手术有关。

（3）有感染的危险：与手术切口、术后免疫能力低下有关。

五、护理措施

（1）无症状或症状较轻者，除穿紧身内裤或用阴囊托带外，须注意以下几点：性生活要有规律，避免纵欲；洗澡时不宜热水浸泡过久；避免激烈运动和强体力劳动，以防腹压升高，加重病情。

（2）精索内静脉高位结扎术患者术前保持会阴部清洁，术前一日常规备皮。术后注意观察伤口渗血情况，如发现阴囊急速肿大、发紫或持续性高热应立即向医师报告。注意保持伤口敷料清洁干燥。术后 2 周内，应避免抬举重物或激烈运动。

第四节　鞘膜积液

鞘膜积液（hydrocele）是阴囊鞘膜腔内液体增多形成的囊肿。

一、病因和病理

鞘膜积液有原发和继发两种。原发者无明显诱因，病程缓慢，可能与慢性炎症和创伤有关，积液为淡黄色清亮液；继发者可继发于急性睾丸炎、急性附睾炎、创伤丝虫病血吸虫病等，积液多浑浊，甚至呈血性、脓性或乳糜性。根据鞘膜积液所在的部位与鞘突闭锁的情况分为以下四种类型（图8-1）。

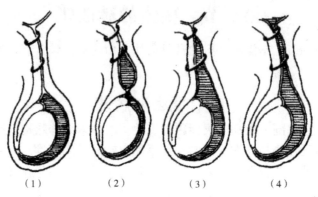

（1）　　　（2）　　　（3）　　　（4）

图8-1　鞘膜积液类型

1. 睾丸鞘膜积液

睾丸鞘膜积液最常见，鞘状突闭合正常，积液发生在睾丸鞘膜腔内，呈球形或卵圆形。

2. 精索鞘膜积液

鞘状突的两端闭合，但精索部鞘状突未闭合而形成的囊性积液，又称精索囊肿。

3. 睾丸、精索鞘膜积液（婴儿型）

鞘状突在内环处闭合而远端其他部分未闭合，精索部分鞘膜与睾丸鞘膜腔相通形成的积液，呈梨形，肿物与腹腔不相通。

4. 交通性鞘膜积液（先天性）

鞘状突完全未闭合，鞘膜腔与腹腔相通，鞘膜腔内积液为腹腔内液体，积液量随体位改变而变化。

二、临床表现

一侧多见，一般无自觉症状，常在体检时偶然发现。积液量少时无不适，积液量多时才感到阴囊下坠、胀痛和牵扯痛。巨大鞘膜积液时阴茎缩入包皮内，影响排尿、行走和劳动。

三、处理原则

根据病史、体征，鞘膜积液的诊断一般不困难。但应与腹股沟斜疝、睾丸肿瘤、精液囊肿、鞘膜积血鉴别。

婴儿鞘膜积液常可自行消退，不需治疗；成人无症状的少量鞘膜积液，亦可不治疗。积液量多，体积大伴有明显症状，应行手术治疗，方法包括：鞘膜翻转术、高位结扎鞘状突。

四、护理诊断及医护合作性问题

（1）恐惧/焦虑：与害怕手术、担心预后有关。

（2）有感染的危险：与手术切口、术后免疫能力低下有关。

（3）潜在并发症：阴囊血肿，与手术损伤有关。

五、护理措施

术前保持会阴部清洁。术后应绝对卧床休息，托起阴囊，注意观察切口有无渗血，切口处置沙袋压迫 6～12 h，以防血肿形成。阴囊肿胀者，可使用冰袋外敷，减轻肿胀，防止出血。注意保持伤口敷料清洁干燥，尤其是小患儿，应避免大小便污染伤口。

第五节　肾移植

肾移植是所有的同种大器官移植中完成最多、成功率最高的一种。

一、器官移植分类

（1）按照遗传学观念，器官移植分为

①自体移植：指供者和受者为同一个体，移植物可永久存活。如烧伤后病人的自体皮肤植皮，移植后不引起排斥反应。

②同质移植：指相同基因的不同个体间的移植。如人类的同卵双生子之间的移植，基本无排斥反应。

③同种异体移植：指供、受者属于同一种族，如人与人之间的组织和器官移植，是目前临床上最常采用的移植方法；但由于供、受者的组织相容性抗原的不同，移植后会发生排斥反应。

④异种移植：为不同种族之间的组织或器官的移植，如动物的器官移植于人体，移植后可引起强烈的排斥反应。

（2）根据移植方法，分为

①原位移植：移植物移植到受者该器官原来的解剖位置。

②异位移植或辅助移植：移植物移植到非该器官的解剖位置。

③原位旁移植：移植物移植到该器官解剖位置旁边。

（3）根据移植过程中移植物有无活力，分为

①活体移植：移植物在移植过程中始终有活力，移植后较快地恢复其原有的生理功能。

②结构移植或支架移植：移植物不要求有活力，如血管、骨、软骨等通过移植提供支持性基质和解剖结构，使来自宿主的同类细胞得以生长，移植后不会出现排斥反应。

二、移植物的贮存

器官移植要求移植有活力的器官，移植器官活力，必须迅速改变热缺血（在常温下无血液供应）为冷缺血（在低温下无血液供应），也就是应用"低温"原则。目前通用的方法是冷贮存法，也叫单纯灌洗保存法，将切取的器官用一种特制的冷溶液（0～4℃）先作短暂的冲洗，使其中心降温到10℃以下，然后保存于 2～4℃，直至移植。

三、供者的选择

1. 免疫学方面的选择

为防止超急性排斥反应，移植前必须进行下列检查：

（1）血型：ABO 血型必须相同，不同血型的肾移植会引起超急性排斥反应。

（2）交叉配合与细胞毒性试验：交叉配合即受者与供者间血清与淋巴细胞的相互交叉配合；细胞毒性试验是指受者的血清与供者淋巴细胞之间的配合，淋巴细胞毒性试验必须小于 10% 或为阴性才能施行肾移植手术。

（3）混合淋巴细胞培养：将供者和受者的淋巴细胞放在一起培养，观察其转化率，如转化率低于6～10，可以移植。因培养需 5～7 d，故仅适用于活体肾移植。

（4）人类白细胞抗原（HLA 抗原）的血清学测定（HLA 配型）：HLA-A、B 和 DR 完全相符时，一年移植肾存活率高达 93%；而 HLA-DR 相符，而 HIA-A、B 有一位点相符时，一年移植肾存活率

仍为 89%；但如 HLA-A、B 完全相符而 HLA-DR 位点不符时，一年肾存活率下降至 70%。

（5）皮肤移植试验：只能提供初筛组织兼容性供者，而不能说明组织兼容性的程度。

2. 活体供者

（1）年龄在 60 岁以下、18 岁以上的健康者。未患有肾病、肾血管畸形、代谢性疾病、高血压、癌症、心肌梗死、血栓或其他栓塞病史和其他全身性疾病（如糖尿病、全身性红斑狼疮）。

（2）尿液和肾功能检查正常，尤其两侧肾具有正常功能。

（3）经由组织兼容性试验，显示移植肾有很高的存活率或具有血缘关系，并经临床的常规检查未发现异常。

（4）没有其他的缺陷或感染存在，可安全地施行肾摘除术。

（5）经心理分析，确定捐肾的动机纯出于爱心、自愿，而非受人情、舆论或传统观念所驱使。

3. 尸体供者

（1）年龄与活体供者相同，最好来自外伤而非器质性病变死亡者。

（2）血液循环停止时间越短越好。有合适的场所可以无菌施行肾摘除术。

（3）尽可能获得死者生前的健康和疾病史资料，以便帮助了解其死亡前肾功能情况。未患有全身性疾病或恶性肿瘤以及重症感染。

四、护理评估

1. 术前评估

（1）健康史：了解病人肾脏疾病的发生、发展、诊治情况及有无其他慢性疾病史。

（2）身体状况：了解病人的症状、体征，有无其他部位的感染灶。了解病人的生命体征，特别注意血压，有无水肿、贫血及营养不良等情况，了解病人肾移植术前的常规及特殊检查结果，心、肝、肾及呼吸功能，及尿、咽拭培养的结果。

（3）心理-社会状况：了解病人的心理特征，对肾移植相关知识的了解程度及是否愿意接受亲属肾或尸体肾，对手术的期望程度。了解家属对肾移植的风险、术后并发症的认知程度及心理承受能力；家庭及社会支持系统对肾移植所需的昂贵费用的承受能力。

2. 术后评估

（1）了解肾排泄情况和体液代谢变化，以及移植术后病人生命体征、消化道功能、营养及全身状况。

（2）了解病人及家属对有关肾移植术后健康教育内容的掌握程度和出院前的心理状态。

（3）根据病人的临床表现、实验室检查结果，评估肾移植的效果及并发症发生情况。

五、护理诊断及医护合作性问题

（1）焦虑：与陌生的医院环境、医疗费用昂贵、担心肾移植效果及恐惧术后疼痛等因素有关。

（2）营养失调：低于机体需要量与长期低蛋白饮食、胃肠道吸收不良和食欲不振致营养素摄入不足等因素有关。

（3）有口腔黏膜受损的危险：与应用免疫抑制剂及感染易感因素增加有关。

（4）潜在并发症：排斥反应、移植肾功能衰竭、感染、出血、尿瘘及尿路梗阻等。

六、护理目标

（1）病人焦虑程度减轻或缓解。

（2）营养状态得到改善。

（3）口腔黏膜完整无损。

（4）移植术后并发症得到预防或被及时发现及治疗。

七、护理措施

（一）术前护理

1. 一般护理

在保证热量供给的前提下，给予低钠、低蛋白饮食。行血液透析者，根据其血尿素氮水平，补充蛋白质和必需氨基酸。

2. 心理护理

术前应向接受肾移植病人及家属耐心地介绍手术方案和将采取的治疗措施，使之了解有关肾移植的基本知识，以减少或消除病人对手术的焦虑和恐惧，术前能保持良好的情绪，对手术后可能出现的不良情况或并发症有充分的思想准备。

（二）术后护理

1. 严格消毒隔离

肾移植病人术后因大量应用激素和免疫抑制药物，导致机体免疫力下降，容易感染。应采取严格的消毒隔离措施预防感染。

（1）禁止非工作人员进入病室，有感染灶的工作人员不宜参与移植病人的治疗护理工作。工作人员进入病室前应换隔离鞋，用消毒液洗手，戴口罩、帽子，穿好隔离衣。接触病人前，须用消毒液洗手。

（2）每日用消毒液擦拭病室门、窗、桌椅、一切用物及地板。每日紫外线照射消毒室、病室 3 次，每次 30 min。

（3）病人的衣物、床单等均需经高压灭菌后使用；病人的餐具均需经煮沸消毒后使用；病人的血压计、听诊器、便器等物品，不得交叉使用。

（4）病人不得随意外出，若需外出检查、治疗等，必须戴口罩及帽子。

（5）严禁家属随意携带物品进入病室，食品必须经护士检查认可后食用。对于非单人病室，必须做好床边隔离，防止交叉感染。若病人发生感染，尽量安排单人病室。

2. 一般护理

（1）体位：病人术后取平卧位，肾移植侧下肢髋、膝关节各屈曲15°～25°，禁止突然变化体位，以减少切口疼痛和血管吻合处的张力，有利于愈合。待手术切口拆线后可起床适当活动，活动量应从室内逐渐扩展至室外。

（2）饮食：a. 术后半年内病人以低盐饮食为主。若无高血压、水肿、少尿等现象，可适当增加食盐量至每日 6 ～ 8 g；若病人出现腹泻、多尿，则给予正常食盐量的饮食，防止低钠血症。b. 蛋白质的摄入量不宜过高，以免增加肾的负担。若病人无感染和排斥反应，成人 1 ～ 1.2 g/（kg·d），儿童为 2 ～ 3 g/（kg·d）。c. 宜清淡饮食，忌油腻，不食油煎食物，限制摄入胆固醇含量高的食物，多食维生素含量高的新鲜水果和有利尿功能的食品，如冬瓜、米仁、鲫鱼、黑鱼等，鼓励病人多饮水。

（3）输液护理：肾移植后病人静脉输液时，原则上不经手术侧的下肢及血液透析的动静脉造瘘的上肢选择穿刺点。

（4）口腔护理：肾移植病人术后服用免疫抑制药物，机体抵抗力较差，易发生口腔溃疡和真菌感染，每日给予口腔护理 2 次，应根据病人口腔 pH 而选择适宜的漱口液，pH 过高，易发生细菌感染；pH 过低，易发生真菌感染。

（5）保持大便通畅：若病人术后 2 ～ 3 d 未解大便，应给予少量缓泻剂，防止因大便干结而屏气，增高腹压，以致血管吻合处的张力增加，不利于吻合口愈合。

3. 病情观察

（1）监测生命体征：术后 3 d 内每小时监测并记录一次，以后根据病情改为每 4 h 一次。对血压、体温异常者，应高度重视，仔细寻找原因，

（2）监测尿液颜色、比重、pH：术后 3 ～ 5 d 内常有一定程度的血尿，术后 3 d 内每 1 ～ 2 h 测尿比重及 pH 一次，以后改为每日 1 ～ 2 次。正常情况下，尿比重与尿量成反比，与尿中固体成分成正比。

新鲜尿液的 pH 为 6 ~ 7。

（3）监测体重：术后每日测体重 1 次；若无条件，则在术后 7 d 协助病人在床边测量体重。

4. 引流管的护理

术后通常有负压引流管及导尿管等。护理人员要经常检查各种导管是否通畅，防止扭曲、堵塞、脱落等现象。保持引流管的正确位置，经常挤压引流管并保证其处于负压状态。

5. 多尿的护理

约 60% 的病人在移植肾的血循环建立后出现多尿现象，每小时尿量可达 800 ~ 1 000 mL 或以上，一般发生于手术后 24 h 内。若处理不当，将引起电解质紊乱和严重脱水等并发症，甚至危及病人生命。因此，应加强对病人出入水量的管理，维持水、电解质平衡。

6. 少尿或无尿的护理

术后有些病人由于手术前透析过度致脱水、术中渗血较多又未及时补足，术后常表现为少尿甚至无尿。若病人每小时尿量 < 30 mL，首先考虑血容量问题。若在短时间内增加输液量后，尿量随之增加，常表示液体不足，必须经遵医嘱调整输液速度、补足血容量后再应用呋塞米等利尿剂，尿量即可明显增加。若经上述处理后尿量仍不增加，而血压有上升趋势，则应减慢输液速度，甚至停止输液，及时报告医师，并协助处理。

7. 排斥反应的护理

最常见的是急性排斥反应，可以发生在术后任何时候，故应加强对肾移植术后病人的观察，以及时发现和处理。主要症状包括：a. 发热：体温多在 38 ~ 39℃，体温常突然增高或为清晨低热，以后逐渐升高。b. 尿量减少：病人尿量突然减至原来（移植术后）尿量的 1/2 时，应报告医师，并协助处理。若减至原来尿量的 1/3，应警惕排斥反应的发生。c. 血压增高：根据病人原有基础血压加以判断。d. 发生排斥反应时，由于水、钠潴留，体重往往增加。e. 移植肾区闷胀感、肾肿胀、变硬、压痛。B 超检查显示肾体积增大、皮质与髓质分界清、锥体水肿。f. 无明显诱因的头痛、乏力、食欲减退或情绪变化。g. 加强观察血肌酐、尿素氮有无上升、内生肌酐清除率有无下降等。

8. 并发症的护理

注意观察有无并发症的发生，以便及时发现并处理，确保移植肾的功能正常。

（1）感染：是导致移植病人死亡的主要原因之一，可发生在移植术后全过程，但以后期为多。好发部位为伤口、肺部、尿路、皮肤、口腔等。注意事项：a. 加强消毒隔离措施。b. 严密监测感染的征兆，及时发现体温和分泌物的变化，及时治疗。c. 预防肺部感染，协助病人翻身、叩背；雾化吸入；鼓励病人咳嗽；观察痰液的变化。每周做 1 ~ 2 次痰、咽拭子培养。d. 定时口腔护理，注意观察咽峡、上颌及舌根部有无白膜黏附，发现异常及时涂片寻找真菌，阳性者可应用制霉菌素或克霉唑等处理；若有口腔溃疡，可涂以碘甘油或服用维生素 B_2。e. 对呼吸急促病人应及时作肺部 X 线。

（2）消化道出血：多发生在急性排斥反应、用大量激素"冲击"治疗后。为防止消化道应激性溃疡出血，移植术后必须遵医嘱应用保护胃黏膜及抗酸类药物，如氢氧化铝凝胶、白苏芨、胃舒平、西咪替丁等。消化道出血时可遵医嘱用云南白药、西咪替丁治疗，必要时输血，严重者手术治疗。

（3）尿瘘和尿路梗阻：a. 尿瘘：一旦出现尿瘘，做负压吸引，保持伤口敷料干燥；留置导尿，保持导尿管通畅。尿瘘一般能自行愈合，若不能自行愈合，则经手术处理。b. 尿路梗阻：移植肾排尿自正常转为尿闭，应疑有尿路梗阻，需立即报告医师及时处理。

（4）移植肾血管吻合处血肿：术后血管吻合处渗血量多时，可形成血肿，出现血压下降、心率增快等低血容量症状，局部有压痛，若血肿压迫输尿管可出现尿闭，如出现以上情况，应报告医师及时处理。预防措施为病人术后平卧一周，以减少血管吻合处张力。

（5）蛋白尿：肾移植术后病人可因肾小管缺血损害而出现不同程度的蛋白尿，故应每天观察和做尿蛋白定量测定。一般在术后 2 周，尿蛋白下降至 10 mg 以下。若出现纤维蛋白尿，一般持续 2 ~ 3 周后渐渐消失；若为排斥反应引起，可以再度出现，此系移植肾毛细血管内纤维蛋白原溶解作用增强所致。

（6）高血压：多数尿毒症病人伴有高血压，移植后部分病人血压可降至正常，但由于大量使用类固醇药物，对血压有一定影响。当移植肾存在下列因素时，血压不易下降：肾供血不足，尤其是动脉吻合口狭窄；肾缺血时间过长；肾功能未立即恢复或功能不佳；出现排斥反应，必要时可作移植肾穿刺活检或肾动脉造影以明确诊断。

（7）精神方面：术后病人因应用大量抗排斥药物等因素，可出现精神症状，表现为兴奋、情绪波动、烦躁、多疑、敏感、迫害妄想或拒绝治疗等。病人有精神失常表现时，应耐心做好心理疏导和护理，并严密观察，加强看护，防止意外。

（三）健康教育

1. 自我监测

每日晨起和午睡后测量体温并记录。每日准确测量体重 1 次，最好在早饭前，大小便后。每日记录日尿量、夜尿量及 24 h 总尿量，以便判断移植肾的浓缩功能。指导病人掌握检查移植肾的方法，包括检查移植肾的大小、软硬度及触痛等。

2. 预防感染

外出时戴口罩，尽量不到公共场所或人多嘈杂的环境。防止着凉、感冒，气温下降时，及时添加衣服。饭前、便后洗手，饭后漱口，早晚刷牙。注意饮食卫生，生吃水果要洗净，饭菜要烧热，不吃变质食物。勤换内衣裤，注意外阴清洁，保持被褥清洁干爽。

3. 用药指导

根据医嘱，指导病人掌握服用药物的方法和剂量、注意事项及不良反应的观察。告知病人不能随意增减服用药物的剂量，必须根据医师的意见，修改药物剂量。出现不良反应，及时就诊。

4. 注意保护

移植肾一般置于髂窝内，距体表较近。因此，病人在外出活动乘车时，注意选择位置，不靠近座位扶手站立，以防在车辆急转弯或急刹车时铁扶手碰到腹部而挫伤移植肾。

5. 定期复查

一般出院后第 1 个月每周复查 2 次，第 2 个月每周复查 1 次，第 3 个月每 2 周复查 1 次，至术后半年每月复查 1 次。若病情有变化，随时就诊。

八、护理评价

（1）病人焦虑是否减轻，有无充分的心理准备接受肾移植。

（2）营养状况是否得到改善或纠正，能否耐受手术。

（3）口腔黏膜是否完整，是否发生溃疡或愈合。

（4）是否发生移植肾功能衰竭、排斥反应、感染、出血、尿瘘及尿路梗阻等并发症，是否得到及时发现并处理。

第九章　妇科疾病护理

第一节　子宫颈肿瘤

子宫颈肿瘤包括良性肿瘤与恶性肿瘤。子宫颈良性肿瘤以肌瘤为主,恶性肿瘤最常见的是宫颈癌,起源于宫颈上皮内瘤变。

一、子宫颈上皮内瘤变

子宫颈上皮内瘤变（cervical intraepithelial neoplasia, CIN）是与子宫颈浸润癌密切相关的一组子宫颈病变。大部分低级别病变可自然消退,但高级别病变具有癌变潜能,可能发展成浸润癌,被视为宫颈癌的癌前病变。通过筛查发现宫颈病变,及时治疗高级别病变,是预防宫颈癌的有效措施。

（一）病因

一种或多种高危型人乳头瘤病毒（HPV）的持续感染是子宫颈上皮内瘤变和宫颈鳞癌的主要致病因素。HPV 是最常见的性传播病毒,分型很多,但大部分和宫颈癌及其癌前病变无关,属低危型,最常见的高危型为 HPV16 和 HPV18,流行病学调查显示 70% 的宫颈癌和这两种亚型有关。

HPV 感染在有性生活的男性和女性中均很常见,但大部分是暂时的,一般两年内均可自然消失。只有少数妇女会有持续性的高危型 HPV 感染,其中更少部分能继续发展成 CIN 和宫颈癌。促进 HPV 感染的因素均可成为 CIN 和宫颈鳞癌的危险因素,如多个性伴侣、早年性生活、早年分娩、多次分娩史、与高危男子（阴茎癌、前列腺癌病人或其性伴侣曾患子宫颈癌）性接触等。青春期子宫颈发育尚未成熟,对致癌物较敏感。分娩次数增多,子宫颈创伤概率增加。另外,免疫力下降、慢性感染、合并其他性传播疾病、吸烟等可为协同因素。流行病学调查显示:地理位置、种族、经济状况不同,CIN 和宫颈癌发病率亦不同。

（二）发病机制

子宫颈上皮由子宫颈阴道部的多层鳞状上皮和子宫颈管内的单层高柱状上皮组成。子宫颈鳞状上皮与柱状上皮交界部,又称为鳞 – 柱状交界部或鳞 – 柱交界（squamo columnar junction, SCJ）。鳞 – 柱状交界部会随着妇女年龄、性激素分泌状态、分娩情况和避孕药使用情况等而不停变换位置。胎儿期的原始鳞 – 柱状交界部位于宫颈外口附近。青春期后,在雌激素作用下,宫颈发育增大,子宫颈管柱状上皮及其间质到达子宫颈阴道部,使得原始鳞 – 柱状交界部外移。在阴道酸性环境下,外移的柱状上皮被鳞状上皮替代,由此形成新的鳞 – 柱状交界部,即生理鳞 – 柱状交界部。原始鳞 – 柱状交界部和生理鳞 – 柱状交界部之间的区域称为转化区（transformation zone）,也称移行带。绝经后雌激素水平下降,宫颈萎缩,原始鳞 – 柱状交界部退回至宫颈管内。

转化区表面覆盖的柱状上皮被鳞状上皮替代的机制有两种:a. 鳞状上皮化生（squamous metaplasia）:暴露于子宫颈阴道部的柱状上皮受阴道酸性影响,柱状上皮下未分化的储备细胞开始增殖,并逐渐转化为鳞状上皮,继之柱状上皮脱落,被复层鳞状细胞所代替。b. 鳞状上皮化（squamous epithelization）：子宫颈阴道部鳞状上皮直接长入柱状上皮与其基底膜之间，直至柱状上皮完全脱落而被鳞状上皮替代，多见于宫颈糜烂愈合过程中。

转化区是宫颈癌及其癌前病变的好发部位。转化区成熟的化生鳞状上皮对致癌物的刺激相对不敏感，但未成熟的化生鳞状上皮却代谢活跃，在人乳头瘤病毒等的刺激下，发生细胞异常增生、分化不良、排列紊乱、细胞核异常、有丝分裂增加，最后形成 CIN。

（三）病理学诊断和分级

CIN 分为 3 级：

Ⅰ级：即轻度不典型增生。上皮下 1/3 层细胞核增大，核染色稍加深，核分裂象少，细胞极性正常。

Ⅱ级：即中度不典型增生。上皮下 1/3 ~ 2/3 层细胞核明显增大，核质比例增大，核深染，核分裂象较多，细胞极性尚存在。

Ⅲ级：即重度不典型增生和原位癌。病变细胞几乎或全部占据上皮全层，细胞核异常增大，核形不规则，核质比例显著增大，染色较深，核分裂象增多，细胞排列紊乱，极性消失。原位癌的基本特点是癌细胞仅限于上皮内，基底膜完整，无间质浸润。

CIN Ⅰ 属于低级别病变，转换为宫颈癌的风险较低，而 CIN Ⅱ 和 CIN Ⅲ 则属于高级别病变，是真正意义的宫颈癌前病变。

（四）宫颈癌的预防和筛查策略

由于 HPV 的持续感染是导致宫颈癌发生的主要因素，目前全球范围内已在开展宫颈癌及其癌前病变的预防，包括一级预防和二级预防。一级预防的主要措施是对青少年女性接种预防性 HPV 疫苗，从源头控制宫颈癌的发生。尽管 HPV 疫苗在我国大陆地区尚未使用，但是已被社会人群广泛关注。

二级预防即开展宫颈病变的筛查，目的是早期发现、及时治疗高级别病变，从而阻断子宫颈癌的发生。主要的筛查方法如下：

1. 宫颈细胞学检查

是宫颈病变筛查的基本方法。相对 HPV DNA 检测，细胞学检查特异性高，但敏感性较低。可选用传统巴氏涂片或液基细胞学（liquid-based cytology，LBC）。宫颈细胞学检查的报告形式主要有巴氏分类法和 TBS 分类系统（the Bethesda system）。近年来更推荐应用 TBS 分类系统，该系统较好地结合了细胞学、病理学和临床处理方案。一般来说，低度鳞状上皮内病变（lowgrade squamous intraepithe lesions，LSIL）对应 CIN Ⅰ；高度鳞状上皮内病变（high-grade squamous intraepithelial lesions，HSIL）对应 CIN Ⅱ 和 CIN Ⅲ，两者的临床处理方法不同。鳞状上皮内病变分类变化详见表 9-1。

表 9-1 鳞状上皮内病变分类变化

传统分类	2003 年 WHO 分类	2014 年 WHO 分类
轻度非典型增生	CIN Ⅰ	LSIL
中度非典型增生	CIN Ⅱ	HSIL
重度非典型增生	CIN Ⅲ	HSII

2. HPV DNA 检测

HPV 感染是导致 CIN 和宫颈癌最主要的因素，目前国内外已将高危型 HPV DNA 检测作为常规的宫颈癌筛查手段，可与细胞学检查联合应用于宫颈癌筛查。相对于宫颈细胞学检查，HPV 检测敏感性较高，但特异性较低。

3. 醋酸染色肉眼观察法

异常宫颈组织被涂以 2% ~ 5% 的醋酸后 1 ~ 2 min，会暂时变白，肉眼即可立即判断正常与否，无须放大，在资源缺乏的地区建议使用。此方法仅可用于整个宫颈转化区可见的妇女，不适合绝经后妇女，因为转化区已退至宫颈管内，阴道窥器检查时肉眼无法看见。

目前宫颈癌被认为是可预防的癌症。通过筛查和对癌前病变及时有效的治疗可以预防大部分的宫颈癌。各个国家和地区可根据当地具体情况决定筛查的年龄、频率和方法。

根据世界卫生组织（WHO）推荐，30 ~ 65 岁的妇女应进行宫颈癌及其癌前病变的筛查，有 HPV 感染、器官移植、长期应用皮质醇激素的高危妇女筛查的起始年龄应提前。由于 HPV 感染在年轻女性中普遍存在，且大多为暂时性的，可自行消除，所以对年轻女性特别是青春期女孩不推荐 HPV 检测作为筛查方法。在 30 ～ 65 岁无高危因素的妇女中，若细胞学及 HPV 检测均为阴性，筛查间隔时间可为 5 年，若仅行宫颈细胞学检查，则筛查间隔时间为 3 年。有高危因素的妇女则可根据具体情况增加筛查频次。既往无 CIN Ⅱ 或更高病变的全子宫切除术的妇女不再需要进行筛查。

（五）CIN 的诊断方法

CIN 的诊断方法和宫颈癌基本相同。

1. 阴道镜检查

若宫颈细胞学检查结果是 ASC-US 伴高危型 HPV DNA 阳性，或 LSIL 及以上病变，应做阴道镜进一步检查。可放大宫颈，观察上皮层细胞的排列和周围血管情况。

2. 子宫颈活组织检查

是确诊 CIN 和宫颈癌的可靠方法。任何肉眼可见病灶均应做单点或多点活检。使用醋酸或碘染色（碘试验）可帮助发现宫颈异常。正常宫颈阴道部鳞状上皮含丰富糖原，可被碘液染成棕色。宫颈管柱状上皮、瘢痕、宫颈糜烂部位及异常鳞状上皮区均无糖原，故不着色。采用碘试验或醋酸染色法，在碘不着色区或醋酸白区取材行活检可提高诊断率。若无明显病变，可选择在宫颈转化区 3、6、9、12 点处取材活检。阴道镜辅助可提高确诊率。

3. 子宫颈管内膜刮取术

如果宫颈刮片细胞学检查阳性但阴道镜检查宫颈无异常或宫颈活检为阴性时，病变可能位于宫颈管，需用小刮匙搔刮宫颈管将刮出物送检。

4. 宫颈锥切术

适用于宫颈细胞学检查多次阳性而宫颈活检阴性者；或宫颈活检为 CIN Ⅱ 及以上病变需要确切了解病灶浸润情况者。可采用冷刀切除等方法行宫颈锥切，切除组织送连续病理切片检查。

（六）处理原则

1. CIN Ⅰ

约 60% CIN Ⅰ 会自然消退，若细胞学检查为 LSIL 及以下病变，可仅观察随访。若在随访过程中病变发展或持续存在 2 年，宜进行治疗。

2. CIN Ⅱ 和 CIN Ⅲ

约 20% CIN Ⅱ 会发展为 CIN Ⅲ，5% 发展成浸润癌。故所有的 CIN Ⅱ 和 CIN Ⅲ 均需要治疗。阴道镜检查满意的 CIN Ⅱ 可用物理治疗或子宫锥切术。阴道镜检查不满意的 CIN Ⅱ 和所有 CIN Ⅲ 通常采用子宫锥切术，包括子宫颈环行电切除术（loop electrosurgical excision procedure，LEEP）和冷刀锥切术。经子宫颈锥切确诊、年龄较大、无生育要求、合并有其他手术指征的妇科良性疾病的 CIN Ⅲ 也可行全子宫切除术。治疗后 1 年均需随访。

二、子宫颈癌

子宫颈癌（cervical cancer）简称宫颈癌，在发展中国家是最常见的妇科恶性肿瘤。高发年龄为50 ～ 55 岁，近年来发病有年轻化趋势。自 20 世纪 50 年代以来，由于宫颈细胞学筛查的普遍应用，宫颈癌及癌前病变得以早期发现和治疗，宫颈癌发病率和死亡率已有明显下降。越来越多证据显示：大部分宫颈癌是可以预防的。

（一）病因

一种或多种高危型人乳头瘤病毒（HPV）的持续感染是子宫颈上皮内瘤变和宫颈鳞癌的主要致病因素。HPV 是最常见的性传播病毒，分型很多，但大部分和宫颈癌及其癌前病变无关，属低危型，最常见的高危型为 HPV16 和 HPV18，流行病学调查显示 70% 的宫颈癌和这两种亚型有关。

HPV 感染在有性生活的男性和女性中均很常见，但大部分是暂时的，一般两年内均可自然消失。只有少数妇女会有持续性的高危型 HPV 感染，其中更少部分能继续发展成 CIN 和宫颈癌。促进 HPV

感染的因素均可成为 CIN 和宫颈鳞癌的危险因素，如多个性伴侣、早年性生活、早年分娩、多次分娩史、与高危男子（阴茎癌、前列腺癌病人或其性伴侣曾患子宫颈癌）性接触等。青春期子宫颈发育尚未成熟，对致癌物较敏感。分娩次数增多，子宫颈创伤概率增加。另外，免疫力下降、慢性感染、合并其他性传播疾病、吸烟等可为协同因素。流行病学调查显示：地理位置、种族、经济状况不同，CIN 和宫颈癌发病率亦不同。

（二）发病机制

CIN 形成后随着病变继续发展，癌细胞突破上皮下基底膜并浸润间质则形成宫颈浸润癌（图 9-1）。

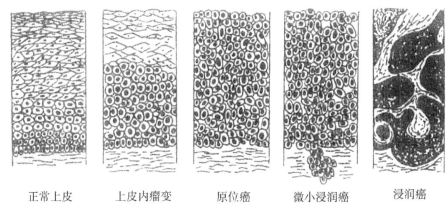

| 正常上皮 | 上皮内瘤变 | 原位癌 | 微小浸润癌 | 浸润癌 |

图 9-1　子宫颈正常上皮，上皮内瘤变 – 浸润癌

（三）病理

1. 鳞状细胞浸润癌

鳞状细胞浸润癌占宫颈癌的 75% ~ 80%，以具有鳞状上皮分化（即角化）、细胞间桥，而无腺体分化或黏液分泌为病理要点。多数起源于移行带区的非典型增生上皮和原位癌。

（1）巨检：微小浸润癌经肉眼观察无明显异常，或类似宫颈柱状上皮异位。随着病程的发展，表现为以下四种类型。

①外生型：又称菜花型，此型最常见。癌组织向外生长，最初呈息肉样或乳头状隆起，继而发展为向阴道内突出的菜花样赘生物，质脆易出血。癌瘤体积大，常累及阴道，较少浸润宫颈深部组织及宫旁组织。

②内生型：又称浸润型。癌组织向宫颈深部组织浸润，宫颈肥大、质硬，表面光滑或仅有表浅溃疡，整个宫颈段膨大如桶状；常累及宫旁组织。

③溃疡型：不论外生型或内生型病变进一步发展，癌组织坏死脱落，可形成溃疡或空洞，形如火山口。

④颈管型：癌灶发生在子宫颈管内，常侵入宫颈管及子宫峡部的供血层，并转移到盆腔淋巴结。

（2）显微镜检：

①镜下早期浸润癌：指在原位癌的基础上镜检发现小滴状，锯齿状癌细胞团突破基底膜浸润间质。

②宫颈浸润癌：癌灶浸润间质的范围已超过镜下早期浸润癌，多呈网状或团块浸润间质。根据细胞分化程度可分为：Ⅰ级，高分化鳞癌（角化性大细胞型）；Ⅱ级，中分化鳞癌（非角化性大细胞型）；Ⅲ级，低分化鳞癌（小细胞型）。

2. 腺癌

近年来腺癌的发病率有上升趋势，占到宫颈癌的 20% ~ 25%。

（1）巨检：来自宫颈管内，浸润管壁；或自颈管内向颈管外口突出生长，常可侵犯宫旁组织。病灶向宫颈管内生长时宫颈外观可正常，但因宫颈管膨大形如桶状。

（2）显微镜检：主要有两种组织学类型。

①黏液腺癌：最常见，来源于宫颈管柱状黏液细胞，镜下见腺体结构，腺上皮细胞增生呈多层，

异型性明显，可见核分裂象，癌细胞呈乳突状突入腺腔，可分为高、中、低分化腺癌。

（2）恶性腺瘤：又称微偏腺癌，属于高分化宫颈管黏膜腺癌。腺上皮细胞无异型性，但癌性腺体多，大小不一形态多变，常伴有淋巴结转移。

3. 腺鳞癌

少见，占宫颈癌3%～5%，是由储备细胞同时向腺细胞和鳞状细胞分化发展而成，癌组织中含有腺癌和鳞癌两种成分。

4. 其他

非常少见，如神经内分泌癌、未分化癌、混合性上皮/间叶肿瘤、间叶肿瘤、黑色素瘤、淋巴瘤等。

（四）转移途径

以直接蔓延和淋巴转移为主，血行转移极少见。

1. 直接蔓延

是最常见的转移途径。癌组织直接侵犯邻近组织，向下波及阴道壁；向上由宫颈管累及宫腔，向两侧可扩散至子宫颈旁及阴道旁组织，甚至延伸至骨盆壁；晚期向前、后蔓延，可侵犯膀胱或直肠，甚至造成生殖道瘘。

2. 淋巴转移

癌组织局部浸润后侵入淋巴管形成癌栓，随淋巴液引流到达局部淋巴结，并在淋巴管内扩散。淋巴转移一级组包括宫旁、宫颈旁、闭孔、髂内、髂外、髂总、骶前淋巴结；二级组为腹股沟深浅淋巴结、腹主动脉旁淋巴结。

3. 血行转移

极少见，晚期可转移至肺、肝或骨骼。

（五）临床分期

根据国际妇产科联盟（Federation International of Gynecology and Obstetrics，FIGO）2009年的分期标准（表9-2），临床分期应在治疗前进行，治疗后不再更改。

表9-2 子宫颈癌的临床分期（FIGO，2001年）

Ⅰ期	癌灶局限于宫颈
ⅠA	肉眼未见病变，仅在显微镜下可见浸润癌
ⅠA₁	间质浸润深度≤3 mm，宽度≤7 mm
ⅠA₂	间质浸润深度＞3 mm且＜5 mm，宽度＜7 mm
ⅠB	肉眼可见癌灶局限于宫颈，或显微镜下可见病变＞ⅠA2
ⅠB₁	肉眼可见癌灶最大直径≤4 cm
ⅠB₂	肉眼可见癌灶最大直径＞4 cm
Ⅱ期	癌灶已超越宫颈，但未达盆壁。癌累及阴道，但未达阴道下1/3
ⅡA	癌灶侵犯阴道上2/3，无宫旁浸润
ⅡA₁	肉眼可见癌灶最大直径≤4 cm
ⅡA₂	肉眼可见癌灶最大直径＞4 cm
ⅡB	有宫旁浸润，但未达盆壁
Ⅲ期	癌灶扩散盆壁和（或）累及阴道下1/3，导致有肾盂积水或肾无功能
ⅢA	癌累及阴道下1/3，但未达盆壁
ⅢB	癌已达盆壁和（或）引起肾盂积水或无功能肾
Ⅳ期	癌播散超出真骨盆或癌浸润膀胱黏膜或直肠黏膜
ⅣA	癌灶侵犯邻近的盆腔器官
ⅣB	有远处转移

（六）临床表现

早期病人常无明显症状和体征，随着病变发展可出现以下表现：

1. 阴道流血

早期多为接触性出血，即性生活或妇科检查后阴道流血；后期则为不规则阴道流血。出血量多少与病灶大小、侵及间质内血管情况有关，若侵蚀大血管可引起大出血。年轻病人也可表现为经期延长、周期缩短、经量增多等；老年病人常诉绝经后不规则阴道流血；子宫颈癌合并妊娠者常因阴道流血而就医。一般外生型癌出血较早、量多；内生型癌出血较晚。

2. 阴道排液

多数病人有白色或血性、稀薄如水样或米泔样排液，伴有腥臭味。晚期癌组织坏死继发感染时则出现大量脓性或米泔样恶臭白带。

3. 晚期症状

根据癌灶累及范围出现不同的继发性症状。病变累及盆壁、闭孔神经、腰骶神经等，可出现严重持续性腰骶部或坐骨神经痛；侵犯膀胱或直肠，可出现尿频、尿急、便秘等；癌肿压迫或累及输尿管时，可引起输尿管梗阻、肾盂积水及肾功能衰竭；当盆腔病变广泛时，可因静脉和淋巴回流受阻，导致下肢肿痛。晚期还可有贫血、恶病质等全身衰竭症状。

（七）处理原则

根据临床分期、病人年龄、生育要求和全身情况等综合分析后给予个体化的治疗方案。一般采用手术和放疗为主、化疗为辅的综合治疗方案。

1. 手术治疗

主要适用于 I A ~ II A 的早期病人，无严重内外科并发症，无手术禁忌证者。根据病情选择不同术式，如筋膜外全子宫切除术、改良广泛性子宫切除术或广泛性子宫切除术及盆腔淋巴结切除术，必要时行腹主动脉旁淋巴结清扫或取样。对于未生育的年轻病人可根据病情选择子宫颈锥形切除术或广泛性子宫颈切除术及盆腔淋巴结清扫术。手术治疗的优点是使年轻的病人可以保留卵巢和阴道的功能。

2. 放射治疗

适用于部分 I B$_2$ 期和 II A$_2$ 期及 II B ~ IV A 期病人；全身情况不适宜手术的早期病人；宫颈局部病灶较大者术前放疗；手术后病理报告显示存在高危因素需辅助放疗者。放疗包括腔内照射和体外照射。早期病例以局部腔内照射为主，体外照射为辅；晚期病人则以体外照射为主，腔内照射为辅。放疗的优点是疗效高，危险少；缺点是个别病人对放疗不敏感，并能引起放射性直肠炎、膀胱炎等并发症。

3. 化学药物治疗

主要用于宫颈癌灶 > 4 cm 的手术前新辅助化疗；与放疗同步化疗，增强放疗的敏感性；不能耐受放疗的晚期或复发转移病人的姑息治疗。常采用以铂类为基础的联合化疗，常用的药物有顺铂、卡铂、紫杉醇、吉西他滨、托泊替康。

（八）护理评估

一般认为，子宫颈癌有较长癌前病变阶段，通常从 CIN 发展为浸润癌需要 10 ~ 15 年，子宫颈癌病人在发生浸润前几乎可以全部治愈。因此，在全面评估基础上，力争早期发现、早期诊断、早期治疗是提高病人 5 年存活率的关键。

1. 健康史

在询问病史时应注意病人的婚育史、性生活史以及与高危男子有性接触的病史。聆听有关主诉，如年轻病人可诉说月经期和经量异常；老年病人常主诉绝经后不规则阴道流血。注意识别与发病有关的高危因素及高危人群。详细记录既往妇科检查发现、子宫颈刮片细胞学检查结果及处理经过。

2. 身心状况

早期病人一般无自觉症状，多由普查中发现异常的子宫颈刮片报告。病人随病程进展出现典型的临床症状，表现为点滴样出血或因性交、阴道灌洗、妇科检查而引起接触性出血，出血量增多或出血时间延长可致贫血；恶臭的阴道排液使病人难以忍受；当恶性肿瘤穿透邻近器官壁时可形成瘘管；晚期病人则出现消瘦、贫血、发热等全身衰竭症状。

通过双合诊或三合诊进行盆腔检查可见不同临床分期病人的局部体征：宫颈上皮内瘤样病变、镜下早期浸润癌及极早期宫颈浸润癌病人局部无明显病灶，宫颈光滑或与慢性宫颈炎无明显区别。随着宫颈浸润癌的生长发展，根据不同类型，宫颈局部表现不同。外生型癌可见宫颈表面有呈息肉状或乳头状突起的赘生物向外生长，继而向阴道突起形成菜花状赘生物；合并感染时表面有灰白色渗出物，触之易出血。内生型则表现为宫颈肥大、质硬、宫颈管膨大如桶状，宫颈表面光滑或有表浅溃疡。晚期病人因癌组织坏死脱落，宫颈表面形成凹陷性溃疡或被空洞替代，伴恶臭。癌灶浸润阴道壁时，局部见有赘生物；宫旁组织受侵犯时，妇科检查可扪及宫旁双侧增厚，结节状，质地与癌组织相似；浸润盆腔者形成冰冻骨盆。

早期宫颈癌病人在普查中发现报告异常时会感到震惊和疑惑，常激发进一步确诊的多次就医行为。确诊后病人会产生恐惧感，会害怕疼痛、被遗弃和死亡等。与其他恶性肿瘤病人一样会经历分别称之为否认、愤怒、妥协、忧郁、接受期等心理反应阶段。

3. 辅助检查

宫颈癌的诊断方法基本同宫颈上皮内瘤变，早期病例的诊断应采用子宫颈细胞学检查和 / 或高危 HPV DNA 检测、阴道镜检查、子宫颈活组织检查的"三阶梯"诊断程序，组织学诊断为确诊依据。同时，根据病人具体情况进行胸部 X 线摄片、静脉肾盂造影、膀胱镜及直肠镜检查、超声检查以及 CT、MRI、PET-CT 等影像学检查评估病情。

（九）常见护理诊断

1. 恐惧

与确诊宫颈癌需要进行手术治疗有关。

2. 排尿障碍

与宫颈癌根治术后影响膀胱正常张力有关。

（十）护理目标

（1）病人住院期间，能接受与本疾病有关的各种诊断、检查和治疗方案。

（2）病人适应术后生活方式。

（十一）护理措施

1. 协助病人接受各种诊治方案

评估病人目前的身心状况及接受诊治方案的反应，利用挂图、实物、宣传资料等向病人介绍有关宫颈癌的医学常识；介绍各种诊治过程、可能出现的不适及有效的应对措施。为病人提供安全、隐蔽的环境，鼓励病人提问与护理对象共同讨论健康问题，解除其疑虑，缓解其不安情绪，使病人能以积极态度接受诊治过程。

2. 鼓励病人摄入足够的营养

评估病人对摄入足够营养的认知水平、目前的营养状况及摄入营养物的习惯。注意纠正病人不良的饮食习惯，兼顾病人的嗜好，必要时与营养师联系，以多样化食谱满足病人需要，维持体重不继续下降。

3. 以最佳身心状态接受手术治疗

按腹部、会阴部手术护理内容，认真执行术前护理活动，并让病人了解各项操作的目的、时间、可能的感受等，以取得主动配合。尤其注意于手术前 3 d 选用消毒剂或氯己定等消毒宫颈及阴道。菜花型癌病人有活动性出血可能，需用消毒纱条填塞止血，并认真交班、按医嘱及时取出或更换。手术前夜认真做好清洁灌肠，保证肠道呈清洁、空虚状态。发现异常及时与医师联系。

4. 协助术后康复

宫颈癌根治术涉及范围广，病人术后反应也较一般腹部手术者大。为此，更要求每 15 ~ 30 min 观察并记录一次病人的生命体征及出入量，平稳后再改为每 4 h 一次。注意保持导尿管、腹腔引流管通畅，认真观察引流液性状及量。通常按医嘱于术后 48 ~ 72 h 取出引流管，术后 7 ~ 14 d 拔除尿管。

拔除尿管前 3 d 开始夹管，每 2 h 开放一次，定时间断放尿以训练膀胱功能，促使恢复正常排尿功能。病人于拔管后 1 ~ 2 h 自行排尿 1 次；如不能自解应及时处理，必要时重新留置尿管。拔尿管后 4 ~ 6 h 测残余尿量 1 次，若超过 100 mL 则需继续留置尿管；少于 100 mL 者每日测 1 次，2 ~ 4 次均在 100 mL 以内者说明膀胱功能已恢复。对于有条件的医院，可采用生物电反馈治疗仪预防和治疗宫颈癌术后尿潴留，促进膀胱功能恢复。指导卧床病人进行床上肢体活动，以预防长期卧床并发症的发生。注意渐进性增加活动量，包括参与生活自理。术后需接受放疗、化疗者按有关内容进行护理。

5. 做好出院指导

护士要鼓励病人及家属积极参与出院计划的制订过程，以保证计划的可行性。凡接受手术治疗的病人，必须见到病理报告单才可决定出院日期。根据病理报告中显示的高危因素决定后续是否需要接受放疗和 / 或化疗。向出院病人说明按时随访的重要性，一般认为，出院后 1 个月行首次随访，治疗后 2 年内每 3 个月复查 1 次；3 ~ 5 年内，每半年复查 1 次；第 6 年开始，每年复查 1 次。随访内容包括盆腔检查、阴道涂片细胞学检查和高危型 HPV 检测、胸片、血常规及子宫颈鳞状细胞癌抗原（SCCA）等。护士注意帮助病人调整自我，协助其重新评价自我能力，根据病人具体状况提供有关术后生活方式的指导，包括根据机体康复情况，逐渐增加活动量和强度，适当参加社会交往活动或恢复日常工作。性生活的恢复需依术后复查结果而定，护士应认真听取病人对性问题的看法和疑虑，提供针对性帮助。

（十二）结果评价

（1）病人住院期间能以积极态度配合诊治全过程。

（2）病人能掌握出院后的自我护理内容和康复计划。

第二节　子宫肌瘤

子宫肌瘤（myoma of uterus）是女性生殖器官中最常见的良性肿瘤，多见于育龄妇女。据尸检统计，30 岁以上的妇女约 20% 患有子宫肌瘤，但因病人多无或少有临床症状，所以临床报道的子宫肌瘤发病率远低于实际发病率。

一、病因

确切的发病因素尚不清楚，一般认为其发生和生长可能与女性性激素长期刺激有关。雌激素能使子宫肌细胞增生肥大，肌层变厚，子宫增大；雌激素还通过子宫肌组织内的雌激素受体起作用。近年来发现，孕激素也可以刺激子宫肌瘤细胞核分裂，促进肌瘤生长。细胞遗传学研究显示 25% ~ 50% 子宫肌瘤存在细胞遗传学的异常，包括 12 号和 14 号染色体易位、7 号染色体部分缺失等。分子生物学研究结果提示，子宫肌瘤是由单克隆平滑肌细胞增殖而成，多发性子宫肌瘤是由不同克隆细胞形成。此外，由于卵巢功能、激素代谢均受高级神经中枢的调节控制，故有人认为神经中枢活动对肌瘤的发病也可能起作用。

二、分类

按肌瘤生长部位可分为子宫体部肌瘤和子宫颈部肌瘤，前者尤为常见，约占 90%。根据肌瘤与子宫肌壁的不同关系，可分为以下 3 类。

1. 肌壁间肌瘤

肌瘤位于子宫肌壁间，周围均为肌层包绕，为最常见的类型，占总数的 60% ~ 70%。

2. 浆膜下肌瘤

肌瘤向子宫浆膜面生长，并突出于子宫表面，由浆膜层覆盖，占总数的 20%。若浆膜下肌瘤继续向浆膜面生长，基底部形成细带与子宫相连时称为带蒂的浆膜下肌瘤，营养由蒂部血管供应，若血供不足，肌瘤可变性坏死。若肌瘤向阔韧带两叶腹膜间伸展，则形成阔韧带肌瘤。

3. 黏膜下肌瘤

肌瘤向宫腔方向生长，突出于宫腔，表面由子宫黏膜层覆盖，称为黏膜下肌瘤，占总数的10%～15%。黏膜下肌瘤容易形成蒂，在宫腔内生长犹如异物刺激引起子宫收缩，肌瘤可被挤出宫颈外口而突入阴道。

子宫肌瘤常为多发性，有时几种类型的肌瘤可以同时发生在同一子宫上，称为多发性子宫肌瘤。

三、病理

1. 巨检

多为球形实质性包块，表面光滑，质地较子宫肌层硬；单个或多个，大小不一。肌瘤外表有被压缩的肌纤维束和结缔组织构成的假包膜（pseudocapsule）覆盖。肌瘤切面呈灰白色，可见漩涡状或编织状结构。肌瘤的颜色和硬度则与所含纤维组织的多少有关。

2. 镜检

可见肌瘤主要由梭形平滑肌细胞和不等量的纤维结缔组织相互交织而成，细胞大小均匀，排列成漩涡状或栅状，核为杆状。极少情况下有特殊的组织学类型，如富细胞性、奇异型、核分裂活跃、上皮样平滑肌瘤及静脉内和播散性腹膜平滑肌瘤。

四、肌瘤变性

肌瘤变性是指肌瘤失去原有的典型结构。常见的变性包括：

1. 玻璃样变

也叫透明变性，最为常见。肌瘤剖面漩涡状结构消失，代之以均匀透明样物质。

2. 囊性变

玻璃样变继续发展，肌细胞坏死液化即可发生囊性变。此时子宫肌瘤变软，内部出现大小不等的囊腔，内含清亮液体，或呈胶冻状。

3. 红色变性

常发生于妊娠期或产褥期，是一种特殊类型的坏死，发生机制不清，可能与肌瘤内小血管退行性变引起血栓和溶血、血红蛋白渗入肌瘤有关。病人可发生剧烈腹痛伴恶心呕吐、发热，白细胞计数升高，检查可发现肌瘤迅速增大，有压痛。

4. 肉瘤样变

肌瘤恶变成肉瘤非常少见。对于绝经后妇女的肌瘤增大，需要警惕恶变的可能。

5. 钙化

多见于蒂部细小、血供不足的浆膜下肌瘤以及绝经后妇女的肌瘤。

五、临床表现

多数病人无明显症状，仅在体检时偶然发现。症状与肌瘤部位、有无变性相关，与肌瘤大小、数目关系不大。常见症状有：

1. 经量增多及经期延长

是子宫肌瘤最常见的症状。多见于大的肌壁间肌瘤及黏膜下肌瘤，肌瘤使宫腔及内膜面积增大，影响子宫收缩可有经量增多、经期延长症状。黏膜下肌瘤伴坏死感染时，可有不规则阴道流血或脓血性排液等。长期经量过多可继发贫血。

2. 下腹部肿块

肌瘤较小时在腹部摸不到肿块，当肌瘤逐渐增大致使子宫超过3个月妊娠大小时，于下腹正中扪及肿块，实性、可活动、无压痛。巨大的黏膜下肌瘤脱出阴道外时，病人会因外阴脱出肿物就医。

3. 白带增多

肌壁间肌瘤使宫腔面积增大，内膜腺体分泌增加，并伴盆腔充血致白带增多；脱出于阴道内的黏膜下肌瘤表面极易感染、坏死，可产生大量脓血性排液或有腐肉样组织排出，伴有恶臭的阴道溢液。

4. 压迫症状

子宫前壁下段肌瘤可压迫膀胱引起尿频、尿急；宫颈肌瘤可引起排尿困难、尿潴留；子宫后壁肌瘤可引起下腹坠胀、便秘等症状。阔韧带肌瘤或宫颈巨型肌瘤向侧方发展嵌入盆腔内压迫输尿管，可形成输尿管扩张甚至发生肾盂积水。

5. 其他

包括腰酸背痛、下腹坠胀，经期加重。浆膜下肌瘤发生蒂扭转时可出现急性腹痛；肌瘤红色样变时有急性下腹痛，并伴发热、恶心；黏膜下肌瘤由宫腔向外排出时也可引起腹痛；黏膜下和引起宫腔变形的肌壁间肌瘤可引起不孕或流产。

六、处理原则

根据病人的年龄、症状、肌瘤大小和数目、生长部位及对生育功能的要求等情况进行全面分析后选择处理方案。

（一）保守治疗

1. 随访观察

肌瘤小、症状不明显，或已近绝经期的妇女，可每 3 ~ 6 个月随访一次，若肌瘤明显增大或出现症状可考虑进一步治疗。

2. 药物治疗

适用于症状不明显或较轻者，尤其近绝经期或全身情况不能手术者，在排除子宫内膜癌的情况下，可采用药物对症治疗。常用雄激素如丙酸睾酮注射液用以对抗雌激素，促使子宫内膜萎缩；直接作用于平滑肌，使其收缩而减少出血。还可选用促性腺激素释放激素类似物，通过抑制 FSH 和 LH 的分泌作用，降低体内雌激素水平，以缓解症状并抑制肌瘤生长使其萎缩，但停药后又逐渐增大到原来大小。米非司酮可作为术前用药或提前绝经使用，但不宜长期使用，因其拮抗孕激素后，子宫内膜长期受雌激素刺激，增加子宫内膜增生的风险。此外，某些中药制剂也可用于子宫肌瘤的药物治疗，如桂枝茯苓胶囊、宫瘤消胶囊等。

（二）手术治疗

手术仍然是目前子宫肌瘤的主要治疗方法。适应证包括：月经过多致继发贫血，药物治疗无效；严重腹痛、性交痛或慢性腹痛、由蒂肌瘤扭转引起的急性腹痛；有膀胱、直肠压迫症状；能确定肌瘤是不孕或反复流产的唯一原因者；肌瘤生长较快，怀疑有恶变者。

手术途径可经腹、经阴道或采用宫腔镜及腹腔镜进行，术式有：

1. 肌瘤切除术

年轻又希望保留生育功能的病人，术前排除子宫及宫颈的癌前病变后可考虑经腹或腹腔镜下切除肌瘤，保留子宫。

2. 子宫切除术

肌瘤大、个数多、临床症状明显者，或经保守治疗效果不明显又无须保留生育功能的病人可行全子宫切除术或次全子宫切除术。术前应行常规检查排除宫颈恶性病变；术中根据具体情况决定是否保留附件。

3. 其他

随着医学科学的发展，目前出现了许多新的微创治疗手段，例如：冷冻疗法、射频消融技术、高强度聚焦超声、子宫动脉栓塞术等，各有优缺点，疗效还不确实。

七、护理评估

1. 健康史

追溯病史应注意既往月经史、生育史，是否有（因子宫肌瘤所致的）不孕或自然流产史；评估并记录是否存在长期使用女性性激素的诱发因素；发病后月经变化情况；曾接受的治疗经过、疗效及用药后机体反应。同时，注意收集因子宫肌瘤压迫所伴随其他症状的主诉，并排除因妊娠、内分泌失调及癌症所致的子宫出血。虽然子宫肌瘤恶变的机会极少，但当肌瘤迅速增大或停经后仍有症状出现者应排除其他可能。

2. 身心状况

多数病人无明显症状或没有自觉症状，仅在妇科检查时偶然发现。当肌瘤大到使腹部扪及包块时，病人会有"压迫"感，尤其是浆膜下肌瘤病人下腹部可扪及包块，清晨膀胱充盈时尤为显著。肌瘤长大向前方突起压迫膀胱可致排尿困难、尿潴留；向后方突起压迫直肠可致排便困难。病人因长期月经量过多导致继发性贫血，并伴有倦怠、虚弱和嗜睡等症状。

通过双合诊/三合诊发现，不同类型子宫肌瘤有相应的局部体征。检查时可发现子宫为不规则或均匀增大，表面呈结节状，质硬、无压痛。黏膜下肌瘤突入子宫颈口或阴道内，呈红色，表面光滑；伴有感染时表面则有渗出液覆盖或形成溃疡。

当病人得知患有子宫肌瘤时，首先害怕患了恶性肿瘤，随之会为如何选择处理方案而显得无助，或因接受手术治疗而恐惧、不安，迫切需要咨询指导。

3. 辅助检查

B 型超声可区分子宫肌瘤与其他盆腔肿块；MRI 可准确判断肌瘤大小、数目和位置；宫腔镜、腹腔镜等内镜检查以及子宫输卵管造影，可协助明确诊断。

八、常见护理诊断

1. 知识缺乏

缺乏子宫切除术后保健知识。

2. 应对无效

与选择子宫肌瘤治疗方案的无助感有关。

九、护理目标

（1）病人将能陈述子宫肌瘤的性质、出现症状的诱因。

（2）病人将能确认可利用的资源及支持系统。

十、护理措施

1. 提供信息，增强信心

通过连续性护理活动与病人建立良好的护患关系，讲解有关疾病知识，纠正其错误认识。使病人确信子宫肌瘤属于良性肿瘤，并非恶性肿瘤的先兆，消除其不必要的顾虑，增强康复信心。为病人提供表达内心顾虑、恐惊、感受和期望的机会与环境，帮助病人分析住院期间及出院后可被利用的资源及支持系统，减轻无助感。

2. 积极配合治疗，缓解病人不适

出血多需住院治疗者，应观察并记录其生命体征，评估出血量。按医嘱给予止血药和子宫收缩剂；必要时输血，纠正贫血状态。

巨大肌瘤病人出现局部压迫致尿、便不畅时应予导尿，或用缓泻剂软化粪便，或番泻叶 2～4 g 冲饮，以缓解尿潴留、便秘症状。若肌瘤脱出阴道内，应保持局部清洁，防止感染。

需接受手术治疗者，按腹部及阴道手术病人的护理常规进行护理。肌瘤切除术的病人术后常需要滴注缩宫素帮助子宫收缩。需保证正确滴速，并告知病人及其家属腹痛的原因是缩宫素所致，消除疑虑和紧张情绪。

3. 提供随访及出院指导

护士要努力使接受保守治疗的病人明确随访的时间、目的及联系方式，主动配合按时接受随访指导。

向接受药物治疗的病人讲明药物名称、用药目的、剂量、方法、可能出现的不良反应及应对措施。例如，选用雄激素治疗者，丙酸睾酮注射液 25 mg 肌注，每 5 d 1 次，每月总量不宜超过 300 mg，以免男性化。促性腺激素释放激素类似物，一般应用长效制剂，每月皮下注射 1 次，常用药物有亮丙瑞林每次 3.75 mg 或戈舍瑞林每次 3.6 mg，用药 6 个月以上可产生绝经综合征、骨质疏松等副作用，故长期用药受到限制。

应该使受术者了解术后 1 个月返院检查的内容、具体时间、地点及联系人等，病人的性生活、日常活动恢复均需通过术后复查、评估后确定。出现不适或异常症状需及时就诊。

4. 子宫肌瘤合并妊娠者的护理

子宫肌瘤合并妊娠占肌瘤病人的 0.5%～1%，占妊娠的 0.3%～0.5%，肌瘤小且无症状者常被忽略，因此实际发生率高于报道。黏膜下肌瘤可影响受精卵着床导致早期流产；较大的肌壁间肌瘤因宫腔变形或内膜供血不足等可引起流产；肌瘤也可影响胎先露正常下降，导致胎位异常、产道梗阻等情况。子宫肌瘤合并妊娠者应该及时就诊，主动接受并配合医疗指导。子宫肌瘤合并中晚期妊娠者需要定期接受孕期检查，多能自然分娩，不需急于干预；但要警惕妊娠期及产褥期肌瘤容易发生红色变性的临床表现，同时应积极预防产后出血；若肌瘤阻碍胎先露下降或致产程异常发生难产时，应按医嘱做好剖宫产术前准备及术后护理。

十一、结果评价

（1）病人在诊疗全过程表现出积极行为。
（2）病人能列举可利用的资源及支持系统。
（3）病人出院时生活完全自理。

第三节 子宫内膜癌

子宫内膜癌（endometrial carcinoma）是发生于子宫体内膜层的一组上皮性恶性肿瘤，以来源于子宫内膜腺体的腺癌最为常见，其前驱病变为子宫内膜增生过长和子宫内膜不典型性增生。该病占女性生殖道恶性肿瘤的 20%～30%，占女性全身恶性肿瘤的 7%，是女性生殖道常见三大恶性肿瘤之一，平均发病年龄为 60 岁。在发达国家和地区子宫内膜癌是最常见的女性生殖器官恶性肿瘤，近年来在我国该病的发生率也明显上升。

一、病因

1. 雌激素依赖型（estrogen-dependent）（Ⅰ型）

其发生的主要原因被认为是长期无孕激素拮抗的雌激素刺激导致子宫内膜增生症，继而癌变。该类型占子宫内膜癌的大多数，均为内膜样腺癌，肿瘤分化较好，雌、孕激素受体阳性率高，预后好。病人较年轻，常伴有肥胖、高血压、糖尿病、不孕或不育及绝经延迟。有 5% 的子宫内膜癌的发生与林奇综合征（Lynch syndrome）有关，也称遗传性非息肉结直肠癌综合征（hereditary non-polyposis colorectal cancer syndrome，HNPCC），是一种常染色体显性遗传病，由错配修复基因突变所引起。

2. 非雌激素依赖型（estrogen-iridependent）（Ⅱ型）

发病与雌激素无明确关系。该类子宫内膜癌的病理形态属于少见类型，如透明细胞癌、黏液腺癌、腺鳞癌等，病人多为老年体瘦妇女。在癌灶的周围可以是萎缩的子宫内膜，肿瘤恶性程度高、分化差，雌孕激素受体多呈阴性，预后不良。

二、病理

（一）巨检

不同组织类型的内膜癌肉眼表现无明显区别，大体分为以下两种：

1. 弥散型

子宫内膜大部或全部为癌组织侵犯并突向宫腔，常伴有出血、坏死，但较少浸润肌层。晚期癌灶可侵犯深肌层或宫颈，堵塞宫颈管时可导致宫腔积脓。

2. 局灶型

癌灶局限于宫腔的一小部分，多见于子宫底或宫角部，早期病灶很小，呈息肉或菜花状，易浸润肌层。

（二）镜检

1. 内膜样腺癌

内膜样腺癌占80%～90%，镜下见内膜腺体异常增生、上皮复层并形成筛孔状结构。癌细胞异型明显，核大、不规则、深染，核分裂活跃，分化差的癌则腺体少，腺结构消失，成为实性癌块。按腺癌分化程度分为三级：Ⅰ级为高度分化癌，Ⅱ级为中度分化癌，Ⅲ级为低度分化或未分化癌。分级愈高，恶性程度愈高。

2. 腺癌伴鳞状上皮分化

腺癌组织中含有鳞状上皮成分，伴化生鳞状上皮成分者称为棘腺癌（腺角化癌）；伴鳞癌者称为鳞腺癌；介于两者之间称腺癌伴鳞状上皮不典型增生。

3. 浆液性腺癌

浆液性腺癌又称子宫乳头状浆液性腺癌，占1%～9%。癌细胞异型性明显，多为不规则复层排列，呈乳头状或簇状生长。恶性程度高，易有深肌层浸润和腹腔、淋巴及远处转移，预后极差。无明显肌层浸润时也可能发生腹腔播散。

4. 黏液性癌

较少见，肿瘤半数以上由胞质内充满黏液的细胞组成，大多腺体结构分化良好，病理行为与内膜样癌相似，预后较好。

5. 透明细胞癌

癌细胞呈实性片状、腺管状或乳头状排列。癌细胞胞质丰富、透明，核呈异型性，或由靴钉状细胞组成，恶性程度较高，易早期转移。

三、转移途径

多数子宫内膜癌生长缓慢，病变局限于子宫内膜或在宫腔内时间较长。部分特殊病理类型（浆液性乳头状腺癌、鳞腺癌）和低分化癌发展很快，短期内出现转移。主要扩散途径有3种：

1. 直接蔓延

病灶沿子宫内膜生长扩散并向肌层浸润，经子宫浆肌层蔓延至输卵管、卵巢，并可广泛种植于盆腔腹膜、直肠子宫陷凹及大网膜，也可直接向下侵犯子宫颈及阴道。

2. 淋巴转移

是内膜癌的主要转移途径。当癌肿侵犯至深肌层或扩散到宫颈管，或癌组织分化不良时，易发生淋巴转移。淋巴转移途径与癌灶生长部位有关，按癌灶所在部位分别转移至腹股沟浅、深淋巴结，髂淋巴结及腹主淋巴结，有的可达卵巢，也可通过淋巴逆流至阴道及尿道周围淋巴结。

3. 血行转移

晚期病人经血行转移到全身各器官，常见部位为肺、肝、骨等。

四、临床分期

目前，临床广泛采用国际妇产科联盟（FIGO）2014年修订的手术－病理分期（表9-3）。

表 9-3　子宫内膜癌手术 - 病理分期（FIGO，2014 年）

期别	肿瘤范围
Ⅰ 期	肿瘤局限于子宫体
Ⅰ A	肿瘤浸润深度＜ 1/2，肌层
Ⅰ B	肿瘤浸润深度≥ 1/2，肌层
Ⅱ 期	肿瘤侵犯宫颈间质，但无宫体外蔓延
Ⅲ 期	肿瘤局部和 / 或区域扩散
Ⅲ A	肿瘤累及浆膜层和 / 或附件
Ⅲ B	阴道和 / 或宫旁受累
Ⅲ C	盆腔淋巴结和 / 或腹主动脉旁淋巴结转移
Ⅲ C$_1$	盆腔淋巴结转移
Ⅲ C$_2$	腹主动脉旁淋巴结转移伴（或不伴）盆腔淋巴结转移
Ⅳ 期	肿瘤累及膀胱和 / 或直肠黏膜；（或）远处转移
Ⅳ A	肿瘤累及膀胱和 / 或直肠黏膜
Ⅳ B	远处转移，包括腹腔内转移和 / 或腹股沟淋巴结转移

五、临床表现

1. 异常子宫出血

是子宫内膜增生过长和子宫内膜癌最常见的临床表现。绝经后阴道出血为绝经后子宫内膜癌病人的主要症状，90％以上的病人有阴道出血症状。尚未绝经者可表现为经量增多、经期延长或月经紊乱。

2. 阴道异常排液

多为血性或浆液性分泌物，合并感染有脓性或脓血性排液，有恶臭。

3. 下腹疼痛及其他症状

下腹疼痛可由宫腔积脓或积液引起，晚期则因癌肿扩散或压迫神经所致腰骶部疼痛；病人还可出现贫血、消瘦及恶病质等体征。

六、处理原则

目前子宫内膜癌的治疗方法为手术、放疗、化疗和孕激素治疗。根据肿瘤累及范围和组织学类型，结合病人年龄及全身情况制订适宜的治疗方案。早期病人以手术为主，术后根据高危因素选择辅助治疗；晚期病人则采用手术、放疗、药物等综合治疗方案。

1. 手术治疗

是首选的治疗方法，通过手术切除病灶，同时进行手术 - 病理分期。根据病情选择手术方案，如全子宫切除术及双侧附件切除术；或行广泛子宫切除术及双侧附件切除术，同时行盆腔及腹主动脉旁淋巴结清扫术；或肿瘤细胞减灭手术等。

2. 放射治疗

是治疗子宫内膜癌的有效疗法之一，适用于已有转移或可疑淋巴结转移及复发的内膜癌病人。根据病情需要于术前或术后加用放射治疗提高疗效。

3. 药物治疗

（1）孕激素：适用于晚期或癌症复发者，不能手术切除或年轻、早期、要求保留生育功能者，以高效、大剂量、长期应用为宜。

（2）抗雌激素制剂：他莫昔芬（tamoxifen，TMX）是一类非甾体类抗雌激素药物，亦有弱雌激素作用，适应证与孕激素相同，与孕激素配合使用可望增加疗效。

（3）化学药物：适用于晚期不能手术或治疗后复发者。常用的化疗药物有顺铂、阿霉素、紫杉醇等，多联合应用，还可与孕激素合并应用。

七、护理评估

子宫内膜癌的早期症状不明显，多数病人的病程较长、发生转移较晚，早期病例的疗效好，护士在全面评估的基础上，有责任加强对高危人群的指导管理，力争及早发现，增加病人的生存机会。

（一）健康史

收集病史时应高度重视病人的高危因素，如老年、肥胖、绝经期推迟、少育、不育以及停经后接受雌激素补充治疗等病史；询问近亲家属中是否有乳腺癌、子宫内膜癌、林奇综合征等病史；高度警惕育龄期妇女曾用激素治疗效果不佳的月经失调史。全面复习围绝经期月经紊乱者进一步检查的记录资料。对确诊为子宫内膜癌者，需详细询问并记录发病经过、有关检查治疗及出现症状后机体反应等情况。

（二）身心状况

多数病人在普查或因其他原因做检查时偶尔发现。不规则的阴道出血最为多见，也最能引起病人的警觉。绝经后阴道流血则是最典型的症状，通常出血量不多，绝经后病人可表现为持续或间歇性出血。约有25%的病人因阴道排液异常就诊。晚期癌病人常伴全身症状，表现为贫血、消瘦、恶病质、发热及全身衰竭等情况。

早期病人妇科检查时无明显异常。随病程进展，妇科检查可发现子宫大于其相应年龄应有大小，质稍软；晚期偶见癌组织自宫颈口脱出，质脆，触之易出血。合并宫腔积脓者，子宫明显增大，极软，触痛明显。癌灶向周围浸润时子宫固定，在宫旁或盆腔内可扪及不规则结节样物。

当病人出现症状并需要接受各种检查时，面对不熟悉的检查过程充满恐惧和焦虑，担心检查结果以及检查过程带来的不适。当得知患子宫内膜癌时，与宫颈癌病人一样，不同个案及其家庭会出现不同的心理反应。

（三）辅助检查

1. 分段诊断性刮宫

是目前早期诊断子宫内膜癌最常用且最有价值的诊断方法。分段诊断性刮宫的优点是能鉴别子宫内膜癌和子宫颈管腺癌；同时可以明确子宫内膜癌是否累及宫颈管，为制订治疗方案提供依据。该方法通常要求先环刮宫颈管后探宫腔，再行宫腔搔刮内膜，标本分瓶做好标记送病理检查。病理检查结果是确诊子宫内膜癌的依据。

2. 细胞学检查

采用特制的宫腔吸管或宫腔刷放入宫腔，吸取分泌物做细胞学检查，供筛选检查用。

3. 宫腔镜检查

可直接观察子宫腔及宫颈管内有无病灶存在，了解病灶的生长情况，并在直视下取可疑灶活组织送病理检查。可减少对早期病人的漏诊，但有促进癌组织扩散的可能。

4. B型超声检查

经阴道B型超声检查可了解子宫大小、宫腔形状、宫腔内有无赘生物、子宫内膜厚度、肌层有无浸润及深度等，为临床诊断及处理提供参考。

八、常见护理诊断

1. 焦虑

与住院、需接受的诊治方案有关。

2. 知识缺乏

缺乏术前常规、术后锻炼及活动方面的知识。

3. 睡眠型态紊乱

与环境（住院）变化有关。

九、护理目标

（1）住院期间，病人将能主动参与诊断性检查过程。

（2）手术前，病人将能示范手术后锻炼、呼吸控制等活动技巧。

（3）病人能叙述影响睡眠因素，并列举应对措施。

十、护理措施

1. 普及防癌知识

大力宣传定期进行防癌检查的重要性，中年妇女应每年接受一次妇科检查，注意子宫内膜癌的高危因素和人群。严格掌握雌激素的用药指征，加强用药期间的监护、随访措施。督促围绝经期、月经紊乱及绝经后出现不规则阴道流血者，进行必要检查以排除子宫内膜癌的可能，并接受正规治疗。对大多数女性，不建议进行子宫内膜癌的常规筛查。林奇综合征女性罹患子宫内膜癌的风险显著增加，应进行子宫内膜癌筛查以及最终行子宫切除术来降低风险。

2. 提供疾病知识，缓解焦虑

评估病人对疾病及有关诊治过程的认知程度，鼓励病人及其家属讨论有关疾病及治疗的疑虑，耐心解答增强治病信心。针对个案需求及学习能力，采用有效形式向护理对象介绍住院环境、诊断性检查、治疗过程、可能出现的不适及影响预后的有关因素，以求得主动配合。为病人提供安静、舒适的睡眠环境，减少夜间不必要的治疗程序；教会病人应用放松等技巧促进睡眠，必要时按医嘱使用镇静剂，保证病人夜间连续睡眠 7 ~ 8 h。

3. 协助病人配合治疗

（1）为需要接受手术治疗的病人提供腹部及阴道手术病人的护理活动；将手术切除标本及时送交进行常规病理学检查，癌组织还需要进行雌、孕激素受体检测，以作为术后进行辅助治疗的依据。病人术后 6 ~ 7 d 阴道残端羊肠线吸收或感染时可致残端出血，需严密观察并记录出向、情况；此期间病人应减少活动。

（2）使病人了解孕激素治疗的作用机制可能是直接作用于癌细胞并与孕激素受体结合形成复合物进入细胞核，延缓 DNA 复制和 RNA 转录过程，从而抑制癌细胞的生长。常用各种人工合成的孕激素制剂有醋酸甲羟孕酮、己酸孕酮等。孕激素以高效、大剂量、长期应用为宜，至少应用 12 周以上方能评定疗效，病人需要具备配合治疗的耐心和信心。用药的不良反应为水钠滞留、药物性肝炎等，但停药后即好转。

（3）注意观察孕激素药物的副作用。他莫昔芬（TMX）与雌激素竞争受体，抑制雌激素对内膜的增生作用，并可提高孕激素受体水平，大剂量可抑制癌细胞有丝分裂。用药后的不良反应有潮热、急躁等类似围绝经期综合征的表现；轻度的白细胞、血小板计数下降等骨髓抑制表现；还可有头晕、恶心、呕吐、不规则少量阴道流血、闭经等。需要注意的是 TMX 既有抗雌激素作用（乳腺组织）又有微弱的雌激素作用（子宫内膜组织及骨骼）；应用 TMX 后子宫内膜癌的发生风险将随着用药时间延长而增加，为此根据多年来临床的观察研究结果，国内外学者认为 TMX 联合孕激素对于治疗子宫内膜癌有效，但不主张单独使用。

（4）使接受放疗的病人理解术前放疗可缩小病灶为手术创造条件；术后放疗是子宫内膜癌病人最主要的术后辅助治疗方法，可以降低局部复发，提高生存率，取得病人配合。接受盆腔内放疗者，事先灌肠并留置导尿管，以保持直肠、膀胱空虚状态，避免放射性损伤。腔内置入放射源期间，保证病人绝对卧床，但应进行床上肢体运动，以免出现因长期卧床而出现的并发症。取出放射源后，鼓励病人渐进性下床活动并承担生活自理项目。

4. 出院指导

病人完成治疗后应定期随访，及时发现异常情况，确定处理方案；同时建议恢复性生活的时间及体力活动的程度。随访时间为：术后 2 ~ 3 年内每 3 个月 1 次，3 年后每 6 个月 1 次，5 年后每年

1次。随访内容包括详细病史（包括新的症状）、盆腔检查、阴道细胞学检查、胸部 X 线摄片、血清 CA125 检测等，必要时可做 CT 及 MRI 检查。子宫根治术后、服药或放射治疗后，病人可能出现阴道分泌物减少、性交痛等症状，需要为病人提供咨询指导服务，例如指导病人局部使用水溶性润滑剂等以增进性生活舒适度。

十一、结果评价

（1）住院期间，病人主动参与治疗过程并表现出积极配合的行为。

（2）出院时，病人如期恢复体能并承担生活自理。

第十章 新生儿疾病护理

第一节 新生儿产伤

一、疾病概述

1. 概念

新生儿产伤是指在分娩过程中发生的机械性或缺氧性损伤，多由于产科手术或分娩处理不当等原因造成。近年因围生期保健工作的不断加强，发生率已明显下降。

2. 病因

常见的有：胎位异常、头盆不称、产程延长等因素使胎头在分娩过程中受压过久；巨大儿胎肩娩出困难；胎头吸引术、产钳术或臀先露助产术时牵引不当。

3. 临床表现

在分娩过程中造成新生儿的损伤可发生在任何部位，临床以头颅血肿、锁骨与肱骨骨折、臂丛神经和面神经损伤常见。主要表现为局部出血、疼痛及功能障碍。

4. 处理原则

（1）头颅血肿：小血肿一般不需特殊处理，应保持患儿安静，避免揉擦血肿，表皮有擦伤者，可予以局部处理；较大的血肿应给予止血剂，如维生素 K_1 10 mg 肌内注射，1 次 / d，共 3 d；出血量多者应纠正贫血；一般情况下应避免血肿内抽血，以免感染的发生。

（2）锁骨骨折：多发生于锁骨中外 1/3 处，若为青枝骨折一般不需处理；完全骨折者，可在患侧腋下置一软垫用绷带将患肢固定于胸前，2 周后可愈合。

（3）肱骨骨折：可采用小夹板固定的方法；或在患侧腋下置一软垫，使肘关节处于直角位，用绷带将患肢固定于胸侧，约 3 周可愈合。

（4）臂丛神经麻痹：可用夹板将臂部固定于外展、外旋位，肘部屈曲，使臂丛神经呈松弛状态；1 周后可进行按摩疗法，并做适当的被动运动，有利于防止肌肉萎缩。如神经纤维仅有水肿或出血，数日内功能即可恢复；撕裂者可留下永久麻痹。

（5）面神经麻痹：可给予理疗及对症处理，眼睑不能闭合者，可局部滴眼药水或眼药软膏保护角膜，多在一个月内痊愈。

二、疾病护理

（一）护理评估

（1）健康史：了解有无胎位异常、头盆不称、产程延长等因素使胎头在分娩过程中受压过久；是否为巨大儿胎肩娩出困难；有无胎头吸引术、产钳术或臀先露助产术史。

（2）身体评估：

①头颅血肿：是胎头在分娩过程中颅骨和母体骨盆摩擦或受挤压致颅骨损伤导致颅骨骨膜下血管

破裂、血液积聚在骨膜下所致。血肿多位于顶部，常为一侧，亦可两侧同时发生，偶见于枕、额部。小血肿一般无全身症状，大血肿出血量多者可出现贫血和高胆红素血症，严重者可发生黄疸。头颅血肿应与胎头水肿鉴别，见图10-1和表10-1。

②锁骨骨折：是产伤骨折中最常见的，有青枝骨折和完全骨折两种。骨折多位于锁骨中外1/3交界处，常无明显症状，检查局部软组织肿胀、有压痛，有时可扪及骨痂硬块，患侧肩部活动受限，拥抱反射减弱或消失。

③肱骨骨折：多见于臀先露上肢娩出困难，助产者操作粗暴时。骨折多见于肱骨中段，常为横断骨折，移位明显，患侧上肢活动受限；抬举患侧上肢时，患儿可因疼痛而啼哭。

④臂丛神经麻痹：临床可表现为上臂外展内旋，下臂伸展内旋，不能弯曲，部分手指屈曲面向后方；有时整个患侧上肢松软，近、远端肌肉均无运动。

⑤面神经麻痹：多由产钳压迫所引起，常为周围性面瘫，患侧眼睑不能闭合，前额平滑无皱纹，鼻唇沟消失，口角向健侧歪斜，哺乳时乳汁从患侧口角流出。

（3）心理–社会评估：家长对患儿症状的出现往往感到恐慌、担忧，甚至可能表现出不理解，情绪波动。

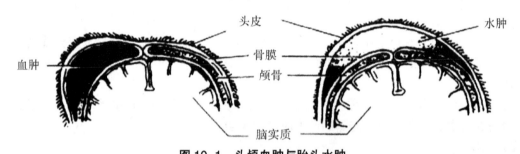

图10-1　头颅血肿与胎头水肿

表10-1　头颅血肿与胎头水肿的鉴别

鉴别内容	头颅血肿	胎头水肿
部位	骨膜下	先露部皮下组织
范围	不越过骨缝	不受骨缝限制
局部特点	波动感	凹陷性水肿
出现时间	产后2～3 d	娩出即出现
消失时间	出生后1～2个月	产后2～3 d

（二）护理诊断

（1）疼痛：与局部受伤有关。

（2）有感染的危险：与局部抵抗力下降有关。

（3）有废用综合征的危险：与神经麻痹致肢体不能活动有关。

（4）恐惧：与家长担心患儿预后不良有关。

（三）护理目标

（1）患儿疼痛减轻。

（2）患儿未发生感染。

（3）肢体恢复活动、肌肉不萎缩。

（4）家长情绪稳定。

（四）护理措施

（1）一般护理：

①保持患儿安静，避免压迫受伤处、揉擦血肿部位或牵动患肢，以免加重出血和引起疼痛。

②密切观察病情：除注意受伤局部表现外，应注意有无全身症状，如呼吸、心率、面色及黄疸等。

（2）治疗配合：

①为医生做好骨折复位固定的用物准备，如夹板、绷带及纱布等，并协助完成固定。

②协助患儿受伤部位功能的恢复，如正确的按摩及被动运动患肢，以防肌肉萎缩。

③遵医嘱使用药物，如止血剂、抗生素、纠正贫血的药物等。

（五）健康教育

（1）耐心向家长解释患儿的病情及其预后，减轻其焦虑、恐惧感。

（2）指导家长学会对产伤的护理以及促使患儿功能恢复的方法，促进患儿早日康复。

第二节 新生儿窒息

新生儿窒息是指生后 1 min 内无自主呼吸或未能建立规律呼吸而导致低氧血症和混合性酸中毒。其发病率国内为 5% ~ 10%，是目前新生儿死亡及小儿致残的主要疾病之一。

一、病因

凡能造成胎儿或新生儿缺氧的因素均可引起窒息。

1. 孕妇疾病

（1）缺氧：呼吸功能不全、严重贫血及 CO 中毒等。

（2）胎盘功能障碍：心力衰竭、血管收缩（如妊娠高血压综合征）、低血压等。

（3）年龄 ≥ 35 岁或 < 16 岁及多胎妊娠等窒息发生率较高。

2. 胎盘异常

其包括前置胎盘、胎盘早剥和胎盘老化等。

3. 脐带异常

其有脐带受压、脱垂、绕颈、打结、过短和牵拉等。

4. 胎儿因素

（1）早产儿、小于胎龄儿、巨大儿等。

（2）某些畸形，如后鼻孔闭锁、肺膨胀不全、先天性心脏病及宫内感染所致神经系统受损等。

（3）胎粪吸入致使呼吸道阻塞等。

5. 分娩因素

这有难产、高位产钳、胎头吸引、臀位；产程中麻醉药、镇痛药及催产药使用不当等。

二、病理生理

正常新生儿应于生后 2 s 开始呼吸，5 s 后啼哭，10 s 到 1 min 出现规律呼吸。新生儿窒息多为胎儿窒息（宫内窘迫）的延续，其本质为缺氧。

（一）缺氧后的细胞损伤

1. 可逆性细胞损伤

缺氧首先是线粒体内氧化磷酸化发生障碍，ATP 产生减少甚至停止，从而使葡萄糖无氧酵解增强、细胞毒性水肿及细胞内钙超载发生。若此阶段能恢复血流灌注和供氧，上述变化可完全恢复，一般不留后遗症。

2. 不可逆性细胞损伤

长时间或严重缺氧导致线粒体形态和功能异常、细胞膜损伤及溶酶体破裂。此阶段即使恢复血流灌注和供氧，上述变化亦不可完全恢复，存活者多遗留后遗症。

3. 血流再灌注损伤

复苏后，由于血流再灌注可导致细胞内钙超载和氧自由基增加，从而引起细胞的进一步损伤。

（二）窒息的发展过程

1. 原发性呼吸暂停

缺氧初期的呼吸停止，即原发性呼吸暂停。此时肌张力存在，心率先增快后减慢，血压升高，伴有发绀。若病因解除，经清理呼吸道和物理刺激即可恢复自主呼吸。

2. 继发性呼吸暂停

若低氧血症持续存在，在原发性呼吸暂停后出现几次喘息样呼吸，继而出现呼吸停止，即继发性呼吸暂停。此时肌张力消失，苍白，心率和血压持续下降，此阶段已对清理呼吸道和物理刺激无反应，需正压通气方可恢复自主呼吸。

临床上有时难以区分原发性和继发性呼吸暂停，为不延误抢救，均可按继发性呼吸暂停处理。

三、临床表现

（一）胎儿缺氧表现

早期有胎动增加，胎心率 ≥ 160 次 /min；晚期则胎动减少甚至消失，胎心率 < 100 次 /min；羊水混有胎粪。

（二）窒息程度判定

Apgar 评分是临床评价出生窒息程度的经典而简易方法。

1. 时间

分别于生后 1 min、5 min 和 10 min 进行常规评分。

2. 内容

包括皮肤颜色、心率、对刺激的反应、肌张力和呼吸。

3. 评估标准

表 10-2　新生儿 Apgar 评分标准

胎头水肿	0分	1分	2分
先露部皮下组织	青紫或苍白	躯干红四肢紫	全身红
不受骨缝限制	无	< 100	> 100
凹陷性水肿	无反应	有皱眉动作	哭，喷嚏
娩出即出现	松弛	四肢略屈曲	四肢活动
产后2 ~ 3 d	无	慢，不规则	正常，哭声响

每项 0 ~ 2 分，总共 10 分。1 min Apgar 评分 8 ~ 10 为正常，4 ~ 7 分为轻度窒息，0 ~ 3 分为重度窒息。

4. 评估的意义

1 min 评分反映窒息严重程度，5 min 及 10 min 评分除反映窒息严重程度外，还可反映抢救效果及帮助判断预后。

5. 注意事项

应客观、快速及准确进行评估；胎龄小的早产儿成熟度低，虽无窒息，但评分较低。

（三）并发症

由于窒息程度不同，发生器官损害的种类及严重程度各异。常见的并发症有以下几种。

1. 中枢神经系统

其包括缺氧缺血性脑病和颅内出血。

2. 呼吸系统

此类有胎粪吸入综合征、呼吸窘迫综合征及肺出血等。

3. 心血管系统

心血管系统并发症有缺氧缺血性心肌损害等。

4. 泌尿系统

这有肾功能不全及肾静脉血栓形成等。

5. 代谢方面

代谢方面有低血糖、低钙及低钠血症等。

6. 消化系统

消化系统并发症包括应激性溃疡和坏死性小肠结肠炎等。

四、辅助检查

对宫内缺氧胎儿，可通过羊膜镜了解羊水混胎便程度或胎头露出宫口时取头皮血进行血气分析，以估计宫内缺氧程度；生后应检测动脉血气、血糖、电解质、血尿素氮和肌酐等生化指标。

五、治疗

复苏必须分秒必争，由产、儿科医生合作进行。

（一）复苏方案

采用国际公认的 ABCDE 复苏方案。A（airway）——清理呼吸道。B（breathing）——建立呼吸。C（circulation）——恢复循环。D——（drugs）药物治疗。E（evaluation and environment）——评估和环境（保温）。其中评估和保温（E）贯穿于整个复苏过程中。

执行 ABCD 每一步骤的前后，应对评价指标，即呼吸、心率（计数 6 s 心率然后乘 10）和皮肤颜色进行评估。根据评估结果做出决定，执行下一步复苏措施。即应遵循：评估→决定→操作→再评估→再决定→再操作，如此循环往复，直到完成复苏。

严格按照 A→B→C→D 步骤进行复苏，其顺序不能颠倒。大多数经过 A 和 B 步骤即可复苏，少数则需要 A、B 及 C 步骤，仅极少数需要 A、B、C 及 D 步骤才可复苏。复苏过程中应用纯氧。

（二）复苏步骤

1. 清理呼吸道（A）

如羊水清或稍浑浊，应先吸口腔后吸鼻腔；如羊水混有胎粪，吸净口腔和鼻腔分泌物后心率低于 100 次 /min，无自主呼吸，肌张力低，应立即气管插管吸净气道内的胎粪。

2. 建立呼吸（B）

（1）触觉刺激：清理呼吸道后拍打或弹足底 1 ~ 2 次或沿长轴快速摩擦腰背皮肤 1 ~ 2 次，如出现正常呼吸，心率超过 100 次 /min，肤色红润可继续观察。

（2）正压通气：触觉刺激后无规律呼吸建立或心率低于 100 次 /min，应用面罩和复苏气囊进行面罩正压通气。若通气 30 s 后，无规律性呼吸或心率低于 100 次 /min，需进行气管插管正压通气。

3. 恢复循环（C）

C 即胸外心脏按压。如气管插管正压通气 30 s 后，心率低于 60 次 /min 或心率在 60 ~ 80 次 /min，应在继续正压通气的条件下，同时进行胸外心脏按压。

4. 药物治疗（D）

（1）肾上腺素：经过胸外心脏按压 30 s 后，心率仍然低于 80 次 /min 或为 0，应立即给予 1∶10 000 肾上腺素 0.1 ~ 0.3 mL/kg，静脉推注或气管内注入，5 min 后可重复一次。

（2）扩容剂：如有急性失血或伴有低有效血容量表现时，应给予扩容剂如全血、血浆、5% 清蛋白和生理盐水等。剂量为每次 10 mL/kg，于 5 ~ 10 min 内静脉输注。

（3）碳酸氢钠：如疑似或血气分析证实代谢性酸中毒存在时，在保证通气的条件下，给予 5% 碳酸氢钠 3 ~ 5 mL/kg，加等量 5% 葡萄糖液后缓慢静脉推注。

（4）多巴胺：应用上述药物后，仍有循环不良者可加用多巴胺，开始剂量为 2 ~ 5 μg/（kg·min）静脉点滴，以后根据病情可增加剂量。

（5）纳洛酮：如窒息儿的母亲产前 4 h 内用过吗啡类麻醉或镇痛药，应给予纳洛酮，每次 0.1 mg/kg，静脉或肌内注射，也可气管内注入。

六、护理目标

（1）新生儿呼吸道分泌物能清理干净，恢复自主呼吸，抢救成功。

（2）母亲恐惧消失，并配合医生、护理人员，护理好婴儿。

（3）新生儿出院时体温、血常规正常。

（4）母亲没有发生并发症。

七、护理措施

（1）凡估计胎儿出生后可能发生新生儿窒息者，分娩前做好抢救准备工作，氧气、保暖、急救药品及器械等。抢救必须及时、迅速、轻巧，避免发生损伤。

（2）胎头娩出后及时用吸引管或手挤压法清除鼻咽部分泌物、羊水等，胎儿娩出后，取头低位，在抢救台继续用吸痰管清理呼吸道的黏痰和羊水。如效果不佳，可配合医生采取气管内插管吸取。动作轻柔，避免负压过大损伤咽部黏膜不良反应。

（3）保暖，吸氧，必要时行人工呼吸。

（4）卧位姿势按具体情况而定，若无产伤，新生儿娩出后以右侧卧位为主。

（5）按医嘱纠正酸中毒，给5%碳酸氢钠3～5 mL/kg加25%葡萄糖10 mL脐静脉缓慢注入。必要时重复给药。

（6）体外心脏按压方法是新生儿仰卧，用示、中两指有节奏地按压胸骨中段，每分钟100次左右，每次按压后放松，使胸骨变位，心脏扩张，按压与放松时间大致相同。

（7）复苏注意保暖，保持呼吸道通畅，吸氧，注意患儿面色、呼吸、心率、体温、出入量变化。

（8）适当延迟哺乳，必要时遵医嘱给予静脉补液以维持营养及抗生素预防感染等。

（9）产妇做好心理护理，在适当的时间告诉产妇新生儿的情况，争取产妇合作。

第三节　新生儿缺血缺氧性脑病

新生儿缺氧、缺血性脑病（HIE）是由各种围生期因素引起的缺氧和脑血流减少或暂停而导致胎儿或新生儿的脑损伤，病情重，病死率高，并可产生永久性功能缺陷，常遗留神经系统后遗症。目前对缺氧、缺血性脑病缺乏有效的治疗手段，仍采取以支持治疗为主的综合治疗方法，而护理是综合治疗的关键环节。

一、病情评估

（1）患儿家属评估：对有关疾病知识的了解程度、心理状态。

（2）意识和精神状态。

①轻度表现为过度兴奋，易激惹，肢体可出现颤动，肌张力正常或增高，拥抱反射和吸吮反射稍活跃，一般无惊厥，呼吸规则，瞳孔无改变，1 d内症状好转，预后佳。

②中度表现为嗜睡，反应迟钝，肌张力降低，拥抱反射和吸吮反射减弱，常有惊厥，呼吸可能不规则，瞳孔可能缩小。症状在3 d内已很明显，约1周内消失。存活者可能留有后遗症。

③重度时患儿意识不清，肌张力松软，拥抱反射和吸吮反射消失，反复发生惊厥，呼吸不规则，瞳孔不对称，对光反射消失，病死率高。多在1周内死亡，存活者症状可持续数周，留有后遗症。另外，无论患儿躁动或安静，都应做到动态观察，及时发现意识的细微变化，以获得救治机会。如患儿烦躁不安、脑性尖叫伴有抽搐，结合有分娩窒息史或有脐绕颈、剖宫产者，往往提示有小脑幕上出血，应及时报告医师给予镇静和止血治疗，并对抽搐持续的时间、次数做详细记录，为诊治提供依据。

④囟门的观察：应经常观察患儿前囟门是否凸凹及紧张，前囟饱满紧张提示颅内压增高，可能有颅内出血情况，应及时报告医师应用脱水剂，以免引起脑疝。

⑤生命体征：小儿神经功能稳定性差，对外界干扰有较强的反应，易出现生命体征的变化。要特别注意及时给予心肺监护，观察呼吸节律、频率的变化及有无呼吸暂停等，呼吸不规则是本病恶化的主要表现，同时还应注意有无体温不升或体温过高。

⑥皮肤色泽：注意有无皮肤苍白、青紫、发花、黄染等。如皮肤苍白或青紫、黄染或发花，常伴有颅内出血情况，病情严重。

（3）有无潜在并发症的发生。

二、护理关键

（1）保持呼吸道通畅，根据缺氧情况选择给氧方式。

（2）协助患者绝对卧床休息。

（3）快速建立静脉通道，注意滴速及用药反应。

三、护理措施

（一）高压氧舱治疗的护理

（1）体位：患儿取右侧卧位，头部略高 20° ～ 30°，防止呕吐物吸入。

（2）进舱不宜输液，注意保暖。

（3）患儿入舱后先虚掩舱门洗舱，常压下向舱内输入氧气，用以置换舱内空气，当测氧仪显示氧浓度为 50% 以上时即达洗舱目的。轻轻关上舱门，缓慢匀速升压，速度为 0.004 ～ 0.003 MPa/min，检查氧气管线路有无漏气、曲折，以保持吸氧的有效性和安全性。每隔 10 min 换气一次，以保证舱内氧气浓度的恒定，稳压治疗时间为 30 min。首次治疗压力宜低，使患儿有一适应过程，新生儿压力一般为 0.03 ～ 0.04 MPa，升压时间持续 15 min。

（4）注意观察患儿有无呕吐、面肌抽搐、出冷汗等早期氧中毒症状，若有发生，应停止升压，并可适当排气减压至症状消失。

（5）压力升高后继续密切观察，稳压治疗时间为 40 min。

（6）在减压阶段，必须严格执行减压方案，缓慢等速减压，速度为 0.015 ～ 0.02 MPa/min，时间不得少于 15 min，否则体内溶解的大量氧气从组织中排出，游离成气态，以气泡形式在血管内外栓塞和压迫血管，使局部血液循环障碍，致组织缺氧、缺血产生损伤而发生减压病等并发症。

（二）亚低温治疗的护理

（1）在进行亚低温治疗过程中患儿应始终保持头颈部在冰帽内，避免上移或下滑，并随时更换浸湿衣物，保持干燥；同时使机温控制在 32.5 ～ 33.0℃，以维持鼻咽温度为（34.0±0.2）℃，并注意患儿的保暖，使腋温保持在正常范围内。

（2）观察患儿的面色、反应、末梢循环等情况，并总结 24 h 的出入液量，做好记录。在护理过程中应随时观察心率的变化，如出现心率过缓或心律失常，及时与医师联系是否停止亚低温治疗。

（3）在亚低温治疗期间低温时间不宜过长，否则易致呼吸道分泌物增多，发生肺炎或肺不张，因此要及时清除呼吸道分泌物，保持呼吸道通畅。

（4）不要搬动患儿，更不要将患儿突然抱起，以免发生直立性休克，危及生命。

（5）注意皮肤的血运情况，尤其是头部，由于低温期间皮肤血管收缩，血液黏稠度增高，血流缓慢，易发生皮肤破损或硬肿。

（6）输液患儿应防止静脉外渗，如有外渗应及时处理。

（7）亚低温治疗中患儿处于亚冬眠状态，一般不提倡喂奶，避免乳汁反流后窒息。但少数患儿有哭闹，可给予安慰奶嘴。如果热量不够，应给予静脉高营养摄入。

（三）心理护理

由于患儿病情危重，家长心理负担大，在康复期间做好心理护理是非常重要的，排除思想顾虑，安慰家属，使其配合治疗，增强治疗信心，保持乐观的情绪。

四、健康指导

（1）合理调整饮食，加强营养，增强免疫力。

（2）如有后遗症，鼓励坚持治疗和随访，康复期进行康复锻炼。

第四节 新生儿颅内出血

新生儿颅内出血（intracranial hemorrhage of the newborn，ICHN）是主要由缺氧或产伤引起的严重脑损伤性疾病，主要表现为神经系统的兴奋或抑制症状。早产儿多见，病死率高，存活者常留有神经系统后遗症。

一、概述

新生儿颅内出血主要由缺氧和产伤引起。

1. 缺氧

凡能引起缺氧的因素均可导致颅内出血，以早产儿多见。如宫内窘迫、产时及产后窒息缺氧，导致脑血管壁通透性增加，血液外渗，出现脑室管膜下、蛛网膜下隙、脑实质出血。

2. 产伤

产伤以足月儿、巨大儿多见。如胎头过大、头盆不称、急产、臀位产、高位产钳、负压吸引助产等，使胎儿头部受挤压、牵引导致大脑镰、小脑幕撕裂，引起硬脑膜下出血，脑表面静脉撕裂常伴有蛛网膜下隙出血。

3. 其他

快速输入高渗液体、机械通气不当、血压波动过大、颅内先天性血管畸形或全身出血性疾病等也可引起。

二、护理评估

1. 健康史

评估患儿有无窒息缺氧及产伤史；评估患儿惊厥发作的次数、部位、程度、持续时间及意识障碍、发绀、脑性尖叫等症状。

2. 身体状况

临床表现主要与出血部位和出血量有关，多于生后 1～2 d 内出现。

（1）意识改变：激惹、过度兴奋或表情淡漠、嗜睡、昏迷等。

（2）颅内压增高表现：脑性尖叫、惊厥、前囟隆起、颅缝增宽等。

（3）眼部症状：凝视、斜视、眼球固定、眼震颤，并发脑疝时可出现两侧瞳孔大小不等、对光反射迟钝或消失。

（4）呼吸改变：增快或减慢、不规则或暂停等。

（5）肌张力及原始反射改变：肌张力早期增高以后减低，原始反射减弱或消失。

（6）其他表现：黄疸和贫血。

（7）后遗症：脑积水、智力低下、癫痫、脑瘫等。

3. 心理－社会状况

多数家长对本病的严重性、预后缺乏认识；因担心孩子致残，家长可出现焦虑、恐惧、内疚、悲伤等反应。应重点评估家长对本病的认知态度及心理、经济承受能力。

4. 辅助检查

头颅 B 超、CT 检查可提供出血部位和范围，有助于确诊和判断预后；腰穿脑脊液检查为均匀血性，镜下有皱缩红细胞，有助于脑室内及蛛网膜下隙出血的诊断，但病情重者不宜行腰穿检查。

5. 治疗原则及主要措施

（1）镇静止惊：选用苯巴比妥钠、地西泮等。

（2）止血：选用维生素 K_1、酚磺乙胺（止血敏）、卡巴克络（安络血）、巴曲酶（立止血）等，必要时输新鲜血、血浆。

（3）降低颅内压：选用呋塞米静脉注射，并发脑疝时应用小剂量 20% 甘露醇静脉注射。

（4）给氧：呼吸困难、发绀者吸氧。

三、常见护理诊断／问题

（1）潜在并发症：颅内压增高。

（2）低效性呼吸型态：与呼吸中枢受损有关。

（3）有窒息的危险：与惊厥、昏迷有关。

（4）营养失调：低于机体需要量与摄入不足及呕吐有关。

（5）体温调节无效：与体温调节中枢受损有关。

（6）焦虑、恐惧（家长）：与患儿病情危重及预后差有关。

四、护理措施

1. 降低颅内压

（1）减少刺激，保持安静：所有护理操作与治疗尽量集中进行，动作要轻、稳、准，尽量减少移动和刺激患儿，静脉穿刺选用留置针，减少反复穿刺，以免加重颅内出血。

（2）护理体位：抬高头肩部 15° ～ 30°，侧卧位或头偏向一侧。

（3）严密观察病情：观察患儿生命体征、神志、瞳孔、囟门、神经反射及肌张力等变化，及时发现颅内高压。

（4）遵医嘱降颅压：有颅内压增高时选用呋塞米降颅压；当出现两侧瞳孔大小不等、对光反射迟钝或消失、呼吸节律不规则等应考虑并发脑疝，选用 20% 甘露醇降颅压。

2. 防止窒息，改善呼吸功能

及时清除呼吸道分泌物，保持呼吸道通畅，防止窒息；合理用氧，改善呼吸功能，呼吸衰竭或严重呼吸暂停者需气管插管、机械通气。

3. 保证营养和能量供给

不能进食者，应给予鼻饲，遵医嘱静脉输液，每日液体量为 60 ～ 80 mL/kg，速度宜慢，于 24 h 内均匀输入，以保证患儿营养和能量的供给。

4. 维持体温稳定

体温过高时给予物理降温，体温过低时采用远红外辐射保温床、暖箱或热水袋保暖。

第五节 新生儿溶血

新生儿溶血病是因母婴血型不合引起的同种免疫性溶血，治疗不及时将导致严重的贫血、心力衰竭，或留有神经系统后遗症，甚至危及患儿生命。新生儿溶血病以 ABO 溶血病和 Rh 溶血病最为常见。

一、护理关键

（1）观察患儿皮肤黄染的部位和范围，估计血清胆红素，判断其发展速度。

（2）协助患儿绝对卧床休息。

（3）做好家属心理护理，避免精神紧张，积极配合治疗。

（4）预防并发症。

二、一般护理

（1）频繁哺乳促进患儿康复：对溶血病患儿，应当坚持早期、足量母乳喂养，每日可哺乳 8 ~ 12 次。频繁有效的哺乳可减少患儿体内胆红素的肠肝循环。特别在患儿出生后的最初 3 ~ 4 d，做到频繁有效的吸吮，可有效干预高胆红素血症的发生。

（2）为患儿营造温暖、清洁的环境：患儿体温过低不利于血清胆红素的降低，因此，室温以 22 ~ 24℃为宜，相对湿度以 50% ~ 60%为宜。为患儿换衣服、换尿布、洗澡等操作应尽量集中进行，动作快速、轻柔，避免患儿受凉。要保持居室清洁，应用湿布擦灰，以防灰尘扬起。室内每日可用紫外线灯消毒 1 次，用消毒液拖地 1 次。室内严禁吸烟，尽量减少亲友探视，不要让宠物入内，以免患儿发生感染。此外，患儿的各类用品可用水煮、日晒、消毒液浸泡等方法消毒。

（3）患儿基础护理：

①脐部护理：观察脐部有无渗血渗液、红肿、脓性分泌物等现象，如感染可用络合碘不定时涂抹，并把尿裤敞开，避免摩擦。

②眼睛护理：观察双眼是否有分泌物增多、发炎等现象，如有感染，可涂红霉素眼膏。

③皮肤护理：做到四勤，勤翻身、勤换尿布、勤沐浴、勤换衣，保证患儿的皮肤清洁舒适。

（4）还应密切观察是否有潜在的并发症，有无惊厥及抽搐，如双眼凝视、上翻、四肢抽动等现象。

三、症状护理

1. 监测体温和箱温变化

光疗时应每 2 ~ 4 h 测体温 1 次或根据病情、体温情况随时测量，使体温保持在 36 ~ 37℃为宜，根据体温调节箱温。光疗最好在空调病室中进行。冬天要特别注意保暖，夏天则要防止过热，若光疗时体温上升超过 38.5℃，要暂停光疗，经处理体温恢复正常后再继续治疗。

2. 保证水分及营养供给

光疗过程中，应按医嘱静脉输液，按需喂奶，因光疗时患儿不显性失水比正常小儿高 2 ~ 3 倍，故应在奶间喂水，观察出入量。

3. 严密观察病情

光疗前后及期间要监测血清胆红素变化，以判断疗效。光疗过程中要观察患儿精神反应及生命体征；注意黄疸的部位、程度及其变化；大小便颜色与性状；皮肤有无发红、干燥、皮疹；有无呼吸暂停、烦躁、嗜睡、发热、腹胀、呕吐、惊厥等；注意吸吮能力、哭声变化。若有异常须及时与医师联系，以便检查原因，及时进行处理。

一般采用光照 12 ~ 24 h 才能使血清胆红素下降，光疗总时间按医嘱执行，一般情况下，血清胆红素低于 171 μmol/L 时可停止光疗。出箱时给患儿穿好衣服，除去眼罩，抱回病床，并做好各项记录。

四、并发症护理

1. 黄疸

做好病情观察，实施光照和换血疗法，并做好相应护理。

2. 胆红素脑病

做好病情观察及给药护理。

3. 溶血性贫血

做好病情观察及给药护理，加强营养。

五、心理护理

患儿患溶血病时，父母常表现出忧虑和恐慌，这种情绪会感染患儿，不利于患儿的康复。爸爸妈妈应消除紧张、焦虑的心理，用笑脸来面对患儿，和患儿一起积极地战胜疾病。

六、健康指导

（1）使家长了解病情，取得家长的配合。

（2）对于新生儿溶血症，做好产前咨询及孕妇预防性服药。

（3）发生胆红素脑病者，注意后遗症的出现，给予康复治疗和护理。

（4）若为母乳性黄疸，可继续母乳喂养，如吃母乳后仍出现黄疸，可改为隔次母乳喂养逐步过渡到正常母乳喂养。若黄疸严重，患儿一般情况差，可考虑暂停母乳喂养，黄疸消退后再恢复母乳喂养。

（5）若为红细胞 G-6-PD 缺陷者，需忌食蚕豆及其制品，患儿衣物保管时勿放樟脑丸，并注意药物的选用，以免诱发溶血。

第十一章　骨科疾病护理

第一节　现场急救的护理

一、现场急救的目的与原则

1. 现场急救的目的

用最简单而又有效的方法抢救生命、固定和保护患肢、迅速转运，以便尽快得到妥善处理。

2. 现场急救护理的原则

（1）医护人员到达现场后，立即采取抢救措施，紧张而镇定地分工合作，使患者迅速脱离现场。

（2）先救命后治病，应先解决直接威胁患者生命的问题，再做局部处理，如骨盆骨折合并尿道损伤和休克时，应先抗休克，再处理尿道损伤，骨盆锐器插入体内要原位固定，现场不可拔出；脱出的内脏不要还纳，用无菌敷料覆盖后一起送往救治医院。

（3）现场有多个患者时，应组织人力协助，边抢救边做好伤员的分类工作。绝不可忽视异常安静的患者，因为有可能其伤情更为严重。

（4）防止在现场急救中再次损伤，应就地取材，妥善固定，防止骨折端损伤原来未受伤的血管和神经。

（5）防止医源性损伤，如误输与 ABO 血型不相融的红细胞引起的溶血反应，输液过快、过多引起肺水肿等。

（6）保留标本，如呕吐物及断肢等，为进一步诊治提供条件。

（7）尽快将患者送往救治机构，加强途中监护并详细记录。

二、现场急救常用的处理方法

现场急救不仅要注意骨折的处理，更要注意全身情况的处理。必须掌握合理的急救方法，才能又快又安全地将患者送至医院。

1. 现场急救

（1）首先检查患者的全身情况，如有休克的征象，应注意保暖，尽量减少搬动，等待医务人员到达后进行救治。

（2）对于重伤的患者，必须注意维持其呼吸道的通畅，要观察伤者是否有呼吸、心跳的异常。如果有，需要清除呼吸道异物，进行人工呼吸和胸外心脏按压等。

2. 脱离致伤环境

（1）抢救人员到达现场后，应使伤员迅速安全地脱离致伤环境，禁忌将伤肢从重物下硬拉出来，以免造成继发性损伤。

（2）肢体被机器打伤者应关闭机器，切忌将轮子等辗压物反转以退出伤肢，以免伤肢再次遭受辗压，必要时要拆开机器。

3. 伤口处理

（1）一般创口出血，用无菌棉垫或洁净布类加压包扎伤口止血。

（2）大出血应用指压法，将拇指压住出血的血管上方（近心端）控制血流，再改用其他止血法。

（3）较大的创面可填塞纱布再加压包扎，但止血不彻底。止血带在其他方法不能奏效的情况下才可应用，但必须每隔 1 h 放松 1 ~ 2 min，同时应在缚扎处垫两层布，以防勒伤。止血带使用不当或被遗忘会造成永久性的血管和神经损伤。

（4）伤口包扎最好用无菌的急救包、三角巾、四头带等，如无无菌敷料，也可暂时用洁净的布类物品代替，包扎的范围应超出创面 5 ~ 10 cm。

（5）若伤口外露骨折端，并已污染，又未压迫重要血管、神经者，不应将其复位，以免将污物带到伤口深处，应送至医院清创处理后再复位。但若在包扎时，骨折端自行滑入伤口内，则应做好记录，以便在清创时做进一步的处理。

4. 骨折端固定

避免骨折端在搬运时移动而损伤周围血管、神经或内脏，导致患者疼痛及出血加重，甚至诱发全身性并发症。凡可疑骨折者，现场应予以妥善固定。

（1）关节损伤及大面积软组织损伤时，为避免创伤加重和减轻肿胀，也应尽可能临时固定。

（2）尽可能先牵引患肢矫正畸形，再将肢体固定于夹板上，也可用木板、长棍等代替。

（3）固定范围应包括骨折处的上、下两关节在内，也可将患肢与躯干固定（上肢）或与对侧肢体固定（下肢）。

（4）躯干骨的固定一般在搬运上担架后进行。

（5）颈椎骨折需平卧于担架上，固定头部。

（6）胸腰椎骨折亦需平卧，固定躯干。

（7）骨盆骨折除平卧外，可用布带对骨盆处进行捆绑包扎。

（8）四肢软组织通常使用胶布条固定。

5. 骨折患者的搬运

（1）应尽量减少对骨折患者的搬运，尤其是有脊椎损伤的患者，防止出现或加重脊髓损伤。

（2）注意清除患者身上可能妨碍搬运或导致挤压的物体，如手表、手机等。

（3）搬运人员动作要协调一致，协同采用平托法或滚动法，尽量保持患者的平稳，避免单纯追求速度而导致伤情加重。

三、现场急救的护理评估

进行现场急救时，根据患者的外伤史、生命体征变化和受伤部位，进行简单的初步检查，快速评估危重伤员的伤情，找出危及生命的创伤并给予对症处理，如积极纠正休克与缺氧，必要时行心肺复苏，及时运送至附近医院。

1. 呼吸道情况

（1）气道情况：若气道不畅，迅速查；明确病因并对症处理。

（2）呼吸情况观察：呼吸是否正常，有无气胸等存在。

2. 循环情况

观察血压和脉搏，评估出血量以判断是否有休克发生。

3. 中枢神经系统情况

观察瞳孔大小及对光反射情况及意识状态，评估有无偏瘫或截瘫现象。

4. 全身状况评估

进行紧急处理后，在生命体征稳定的情况下，及时进行全身检查，对病情做出全面评估。检查中，动作要轻柔并注意保暖。

四、现场急救的护理措施

1. 迅速解除致伤因素并脱离危险环境

尽量迅速排除造成继续损伤的原因，快速将患者安全脱离危险环境，如从倒塌的建筑物中将患者抢救出来，有重物压迫时应立即去除，但要避免过猛的动作，切忌将患者从重物下拖拉出来，以免加重伤害。

2. 积极处理危及生命的情况

（1）解除气道阻塞，保持呼吸道通畅：发生气道阻塞最常见的原因是异物阻塞和舌后坠。气道阻塞如纠正不及时，易导致窒息而引起患者死亡。

①呼吸道异物的处理：a. 手指清除异物：如流质或半流质的呕吐物可用手指包裹纱布擦除；如固体异物可将一只手的拇指压住舌体，其余四指握住下颌向上提起，另一只手的示指、中指和环指呈弯曲状，从口腔的一侧沿黏膜插入咽喉后方，在对侧挖出异物，切忌伸直手指挖异物，以免将异物推向深处而加重阻塞。b. 背击法：患者背对救护者俯卧，用手掌迅速在患者背部连续拍击，诱发其呼气时排出异物。对于婴幼儿宜用拍背法，即将患者的脸向下，用两手指托起下颌及颈，将患者胸部压在操作者的前臂上，另一只手击背。

②舌后坠的处理：舌根附于下颌，将下颌向前推移，舌根离开咽后壁，气道即可开放。a. 仰头抬颈法：操作者一手举患者的颈部，将颈部向上抬；另一手压前额，将其头部向后推，此方法禁用于头颈部外伤者。b. 仰头抬颏法：操作者一手放在患者的前额，向后压使头向后仰；另一手的示指、中指放颏部的下颌骨上，将颏部上抬，应避免手指不要压向颏下软组织深处，此方法对于解除舌后坠效果最佳。c. 抬颌法：操作者位于患者头部前方，双肘与患者在同一水平处，将双手的示指、中指环指放在下颌角的后方，向前抬起下颌，此方法适用于颈部或疑有颈部外伤者。

（2）心脏、呼吸停止的紧急处理：患者若呼吸心跳停止应就地抢救，进行人工呼吸和胸外心脏按压，切忌反复听心音、测血压、搬动患者而延误抢救时机。

（3）出血的处理：控制明显外出血最有效的急救方法是指压法、加压包扎法和止血带止血法。a. 压住出血伤口或肢体近端的主要血管，再迅速加压包扎，以能达到止血为宜，同时应抬高损伤部位的肢体以减轻出血量；b. 如四肢大血管破裂出血，加压包扎不能控制时，可采用充气或橡皮止血带止血，即在伤口的近端结扎止血带，止血带下放衬垫物，松紧以能止住出血为度，准确记录开始扎上止血带的时间，每隔 1 h 松开 1 ~ 2 min，使用时间一般不应超过 4 h，以防肢体缺血性坏死。

（4）开放性气胸的紧急处理：a. 当胸部有开放性创伤时，应迅速用无菌的凡士林纱布及棉垫，在患者用力呼气末封盖伤口，加压包扎固定，将开放性气胸变为闭合性气胸，切忌用敷料填塞胸腔伤口，以免敷料滑入胸腔内。若没有无菌敷料，可用清洁的布类或敷料覆盖。b. 如有张力性气胸，呼吸极度困难，气管明显向健侧移位时，应立即穿刺排气。方法：用一个 14 ~ 16 号的粗针头在患者患侧胸壁第 2 肋间锁骨中线处刺入胸膜腔，当有气体喷射时，即可收到排气减压的效果。

3. 抢救休克

现场抗休克的主要措施是迅速止血、补充血容量和应用抗休克裤，但应根据病情而定。

（1）如现场无血压计，可根据测量脉搏估计血压，如可触及桡动脉搏动，收缩压至少为 80 mmHg。

（2）如只可触及股动脉搏动，收缩压至少为 70 mmHg；触及颈动脉搏动，收缩压至少为 60 mmHg。

一般认为，在 20 min 内转运至医院者，则以快速转运为主或边转运边抗休克；如转运时间估计在 30 min 以上，则应在现场实施必要的抗休克救治。

4. 保存好离断的肢体

离断肢体的保存视运送距离的远近而定，如受伤地点离医院较近，应迅速用无菌敷料或清洁的布包好，减少污染，随同患者一起迅速送往医院。如受伤地点距医院较远，则应将包好的断肢放入清洁的塑料袋中，将口扎紧，再置入加盖的容器内，外周用冰块保存，再迅速转运患者：注意不可将冰块直接侵入断肢创面，以防造成肢体冻伤，切忌将离断的肢体浸泡在任何液体中。记录受伤和到达医院的时间。

5. 伤口处理

（1）除去患者的衣物：应先脱健侧肢体再脱患侧，必要时可剪开衣袖或裤管。

（2）有创面的伤口：应注意无论伤口大小都不宜用未经消毒的水冲洗或外敷药物，最好用无菌敷料或清洁的布类如衣服、毛巾等覆盖创面，外面用绷带或布类包扎。

（3）外露的骨、肌肉、内脏或脑组织等；禁忌回纳入伤口内，以免将污染物带入伤口深部。

（4）伤口内异物或血凝块：不要随意去除异物或血凝块，以免再度发生大出血。

（5）颅脑伤：应用敷料或其他布类物品要大于伤口周围，然后包扎，以免骨折片在包扎时陷于颅内。

（6）多处多根肋骨骨折的胸部伤：可用衣服、枕头或沙袋等加压包扎于伤侧，以避免胸壁浮动。

（7）有内脏脱出的腹部伤：可先用大块无菌纱布盖好内脏，再用绷带、三角巾包扎伤口，以防内脏继续脱出。

（8）骨折：先妥善包扎固定，不可在现场复位，以免盲目操作造成继发性损伤或在输送途中颠簸而使骨折端发生异常活动，加重损伤或休克。

6. 妥善固定

（1）急救固定的目的：避免骨折端在搬动过程中对周围重要组织，如血管、神经或内脏的损伤；减轻患者的疼痛，便于运送。

（2）急救固定的方法：将患肢临时固定起来，固定的范围要超过上下关节。固定材料应就地取材，树枝、木棍、木板、枪支等都适于作固定材料之用。在缺乏外固定材料时也可行临时性自体固定，如将受伤的上肢固定于胸部，将受伤的下肢同健侧肢体缚在一起固定，如肢体明显畸形，障碍固定时，可先手法牵引，之后再行固定。

7. 迅速转运

骨折患者经过妥善固定后，应迅速运往医院，运送途中应有医护人员密切观察和陪同。尤其是脊柱骨折的伤员，为防止脊髓进一步损伤，在搬运过程中应注意以下几点。

（1）胸椎、腰椎骨折患者的搬运：如急救现场没有担架，可使用平直的木板。具体方法是先使患者两下肢伸直，两上肢也伸直并放于身旁，木板放在患者一侧，由三人采用滚动法，使患者保持平直状态，成一整体滚动至木板或担架上，或者三人用手臂同时将患者的身体平托移至木板上。在搬运时，注意不得使患者的躯干扭转或屈曲，切忌使用搂抱，或一人抬头、一人抬足的方法，禁用凉椅、藤椅之类的工具运送患者。

（2）颈椎外伤患者的搬运：搬运时，由专人在头前用双手托住其下颌，沿纵轴方向略加牵引，并使头颈部随躯干一同缓慢搬移至木板上，严禁随意强行搬动头部，患者移上木板或担架后，应取仰卧位，在颈下垫一薄枕或衣物，保持头颈中立位，并用沙袋或折好的衣物放在其颈部的两侧加以固定，防止头部左右旋转活动。

（3）合并截瘫的患者搬运：运送截瘫患者时，木板上应铺一柔软的褥垫，患者衣物里的坚硬物件应及时取出以防压伤。禁用热水袋等进行保暖以免发生烫伤。

第二节 创伤性休克的急救护理

创伤性休克是指机体由于遭受严重创伤刺激，通过血管－神经反射引起的以微循环障碍为特征的急性循环功能不全以及由此导致的组织、器官血液灌注不足、缺氧和内在损害的综合征。创伤性休克均有较严重的创伤史，如高处坠落、重物击打、高速撞击、机器绞伤等。

一、临床表现

创伤性休克由于严重外伤，致重要脏器损伤大出血，使有效循环血容量锐减、微循环血液灌注不足，导致全身组织器官缺血、缺氧，而发生多器官功能紊乱、代谢障碍等病理生理改变的综合征。创伤性休克与失血和疼痛有关。

1. 休克代偿期（微循环缺血期）

创伤伴出血，当丧失血容量尚未超过20％时，由于机体的代偿作用，患者的中枢神经系统兴奋性提高，交感神经活动增加，表现为精神紧张或烦躁、面色苍白、手足湿冷、心率加速、过度换气等。血压正常或稍高，反映小动脉收缩情况的舒张压升高，故脉压缩小，尿量正常或减少。这时，如果处理得当，休克可以很快得到纠正。如处理不当，则病情发展，进入抑制期。

2. 休克抑制期（微血管淤血期）

患者神志淡漠、反应迟钝，甚至可出现神志不清或昏迷、口唇发绀、出冷汗、脉搏细速、血压下降、脉压缩小。严重时，全身皮肤黏膜明显发绀，四肢冰冷，脉搏扪不清，血压测不出，无尿，还可有代谢性酸中毒出现。皮肤、黏膜出现瘀斑或消化道出血，则表示病情已发展至弥散性血管内凝血（disseminated intravascular coagulation，DIC）阶段，出现进行性呼吸困难、脉速、烦躁、发绀或咳出粉红色痰，动脉血氧分压降至 8 kPa（60 mmHg）以下，虽给大量氧也不能改善症状和提高氧分压时，常提示呼吸困难综合征的存在。

3. 休克失代偿期

此期微血管对血管活性物质失去反应，呈麻痹性扩张，微循环血流更缓慢，黏稠的血液在酸性环境中处于高凝状态，大量微血栓形成，使微循环处于不灌不流的状态，同时可因 DIC 引起继发性纤溶而发生出血现象。临床上本期患者除血压进一步下降以外，还可因组织细胞严重缺血、缺氧，细胞内溶酶体破坏，释放出水解酶，造成细胞自溶、死亡，并引起各种器官发生不可逆的损伤和严重的出血倾向，引起多器官功能衰竭，以致休克不可逆转，故称为休克难治期或不可逆期。

二、辅助检查

1. 中心静脉压

静脉系统容纳全身血量的55％～60％。中心静脉压的变化一般比动脉压的变化早。中心静脉压的正常值为 0.49～0.98 kPa（5～10 cmH$_2$O）。在低血压情况下，中心静脉压低于 0.49 kPa（5 cmH$_2$O）时，表示血容量不足；高于 1.47 kPa（15 cmH$_2$O）时，则提示心功能不全、静脉血管床过度收缩或肺循环阻力增加；高于 1.96 kPa（20 cmH$_2$O）时，则表示有充血性心力衰竭。连续测定中心静脉压和观察其变化，要比单凭一次测定所得的结果可靠。

2. 肺动脉楔压

中心静脉压不能直接反映肺静脉、左心房和左心室的压力。肺动脉压的正常值为 1.3～2.9 kPa（10～22 mmHg）。肺动脉楔压的正常值为 0.8～2.0 kPa（6～15 mmHg），增高表示肺循环阻力增加。肺水肿时，肺动脉楔压超过 4.0 kPa（30 mmHg）。当肺动脉楔压已增高，中心静脉压虽无增高时，即应避免输液过多，以防引起肺水肿，并应考虑降低肺循环阻力。通过肺动脉插管可以采血进行混合静脉血气分析，了解肺内动静脉分流情况，也即是肺的通气/灌流之比的改变程度。导管的应用有一定的并发症。故仅在抢救严重的休克患者而又必需时才采用。导管留置在肺动脉内的时间不宜超过 72 h。

3. 心排出量和心脏指数

休克时，心排出量一般都有降低。但在感染性休克时，心排出量可较正常值高，故必要时，需行测定，以指导治疗。

4. 动脉血乳酸盐测定

正常值为 1～2 mmol/L。一般说来，休克持续时间越长，血液灌流障碍越严重，动脉血乳酸盐浓度也愈高。乳酸盐浓度持续升高，表示病情严重，预后不佳，乳酸盐浓度超过 8 mmol/L 者，死亡率可达100％。

5. 动脉血气分析

动脉血氧分压（PaO$_2$）正常值为 10～13.3 kPa（75～100 mmHg），动脉血二氧化碳分压（PaCO$_2$）正常值为 5.33 kPa（40 mmHg），动脉血 pH 正常为 7.35～7.45。休克时，如患者原无肺部疾病，由于常有过度换气，$PaCO_2$一般都较低或在正常范围内如超过 5.9 ~ 6.6 kPa（45 ~ 50 mmHg）而通气良好时，往往是严重的肺功能不全的征兆。PaO_2 低于 8.0 kPa（60 mmHg），吸入纯氧后仍无明显升高，常为呼吸窘迫综合征的信号。通过血气分析，还可了解休克时代谢性酸中毒的演变。

6. 弥散性血管内凝血的实验室检查

对疑有弥散性血管内凝血的患者，应进行有关血小板和凝血因子消耗程度的检查，以及反映纤维蛋白溶解性的检查，血小板计数低于 80×10^9/L，纤维蛋白原少于 1.5 g/L，凝血酶原时间较正常延长 3 s 以上，以及副凝固试验阳性，即可确诊为弥散性血管内凝血。

三、护理评估

1. 健康史

评估患者的一般资料、现病史，评估患者有无创伤史、既往病史、过敏史。

2. 身体状况

a. 评估患者循环情况（面、口唇、巩膜的颜色、皮肤温湿度、生命体征、心率、心律、中心静脉压等）、呼吸情况（呼吸方式、频率、节律、血氧饱和度、机械辅助呼吸及血气分析等）、神经功能情况（意识、瞳孔、生理反射等）、腹部情况（有无腹胀腹痛、腹膜刺激征）、胃肠道情况（有无恶心、呕吐，呕吐物的颜色、性状及量，肠鸣音，排泄物的颜色、性状及量）、肾功能情况（尿量、颜色、性状及尿比重等）、实验室指标（血常规、血生化、出凝血时间、肝功能等）；b. 评估患者有无冠心病、高血压病、糖尿病等全身疾病；c. 评估患者伤口的部位、渗血渗液情况；d. 评估患肢血循环情况：患肢皮肤颜色、温度、有无肿胀、肿胀的程度、毛细血管反应、动脉搏动情况等；e. 评估患肢的感觉、运动、反射情况；f. 评估患者疼痛部位、程度、性质，与腹压、活动、体位有无明显关系；g. 评估患者有无并发症：肺不张、肺炎、血胸、气胸、内出血、感染、切口裂开等，以及与手术相关的并发症，如脊髓损伤等。

3. 心理 – 社会状况

评估患者（家属）心理状态、家庭及社会支持情况、患者（家属）对该疾病的相关知识了解程度。

四、现场急救护理

1. 体位

患者平卧，仰卧中凹位，头胸抬高 10° ~ 20°，下肢抬高 20° ~ 30°。

2. 出血的处理

采取指压法、加压包扎法或止血带止血法对出血部位进行止血。

3. 解除气道阻塞

保持呼吸道通畅。

4. 心脏、呼吸停止的紧急处理

进行人工呼吸和胸外心脏按压。

5. 常规护理

注意保暖，尽量减少搬动，对骨折处采取临时固定方法，必要时应用镇痛剂。

五、护理诊断

1. 体液不足

体液不足与大量失血、失液有关。

2. 气体交换受损

气体交换受损与心排血量减少、受伤后疼痛、痰液黏稠、焦虑、组织缺氧、呼吸型态改变有关。

3. 组织灌注量的改变

组织灌注量的改变与体液不足引起的心、肺、脑、肾及外周组织血流减少有关。

4. 体温型态的改变

体温型态的改变与微循环障碍、细菌感染有关。

5. 心功能减退

与心肌损害、缺氧、低血容量有关。

6. 焦虑

焦虑与患者处于危重状态、担心疾病预后等有关。

7. 有发生意外性伤害的危险

有发生意外性伤害的危险与脑功能障碍、感觉反应迟钝、活动无耐力有关。

8. 有感染的危险

与创口、酸碱平衡紊乱、机体抵抗力降低、多种检查和留置管道有关。

9. 有皮肤完整性受损的危险

与微循环灌注不足致皮肤缺血缺氧、患者感觉及反应迟钝、长时间卧床导致局部受压、体温型态改变有关。

10. 自我照顾能力不足

与机体虚弱无力有关。

11. 活动无耐力

与心排血量减少、气体交换障碍有关。

12. 对死亡的恐惧

与脑部缺血缺氧、不适应监护室的环境、意识到自身有生命危险有关。

13. 家庭应对无效

与患者因急骤变化的病情而缺乏应对能力有关。

六、护理措施

1. 术前护理措施

（1）输液护理：建立两条以上静脉通道，选择粗大血管，选择9号以上穿刺针头输液；按"先盐后糖、先晶后胶、先快后慢、见尿补钾"的输液原则及时补充血容量。

（2）心理护理：建立良好的护患关系；说明手术的重要性，指导术前、术后配合知识；调整患者及家属对手术的期望值；耐心解答疑问，消除不良心理；在患者入院时向患者热情详细地介绍医疗环境及医护人员以取得患者的信任，同时向患者介绍相关的疾病知识，使其增加战胜疾病的信心。

（3）疼痛护理：观察患者疼痛部位、性质、程度和持续时间，进行疼痛评分；必要时遵医嘱予镇痛剂缓解疼痛，创伤早期禁止热敷局部镇痛；指导患者深呼吸、转移注意力等放松技巧。

（4）术前准备：解释手术的方式、麻醉方式、手术前后配合事项及目的，术后常见不适的预防及护理；告知所用各种药物的主要目的及不良反应；配血、备皮；术前禁食 8 ~ 12 h，禁水 4 ~ 6 h。

（5）生活护理：协助生活护理，满足患者日常生活需要。

2. 术日护理措施

（1）送手术：核对姓名、病历、物品；测量生命体征，更衣，取下佩戴饰品、活动义齿，留置尿管；确认患者已禁食、禁饮，女性患者有无月经来潮；检查各种检查、检验结果及手术同意书是否齐全；遵医嘱应用术前用药。

（2）接手术：了解术中情况、手术方式、麻醉方式；监测意识、生命体征、尿量及 SPO_2；低流量吸氧，指导患者深呼吸、有效咳嗽；观察伤口敷料有无渗血、渗液；妥善固定引流管，保持引流通畅；观察引流液量、颜色、性质；定时离心方向挤压引流管；观察患肢血循环情况：患肢皮肤颜色、温度、有无肿胀、肿胀的程度、毛细血管反应、动脉搏动情况等；观察患肢的感觉、运动、反射情况；观察患者疼痛部位、程度、性质，与腹压、活动、体位有无明显关系；去枕平卧 6 h，每 2 小时翻身拍背，脊髓损伤及骨盆骨折患者轴线翻身，翻身时保持肩部、背部、臀部在一条直线上。

3. 术后护理措施

（1）常规护理：a. 监测意识、生命体征、尿量及 SPO₂ 情况。b. 观察伤口敷料有无渗血、渗液，引流液的量、颜色、性质。定时离心方向挤压伤口引流管，保持引流管通畅。正常每天引流 50 ~ 200 mL；活动性出血：每天引流 400 mL 以上或 2 h 200 mL 以上。c. 饮食：无胃肠道损伤或手术的患者，禁食 6 h 后进食流质或半流质；术后第一天后予高热量、高维生素、粗纤维、易消化饮食。d. 遵医嘱补充血容量，按时、按量使用抗生素、镇痛药、神经营养药等。

（2）专科护理：a. 体位：每 2 小时翻身拍背，脊髓损伤及骨盆骨折患者轴线翻身，翻身时保持肩部、背部、臀部在一条直线上。b. 密切观察双下肢感觉、活动及会阴部神经功能恢复情况。

（3）并发症的观察及护理：

①肾衰竭。少尿期治疗与护理：a. 限制水分和电解质：严格记录 24 h 出入量；b. 预防高钾血症：除严格控制钾的摄入外，禁食含钾的食物及药物，清除坏死组织，不输库存血；c. 纠正酸中毒：应用碳酸氢盐治疗，严重酸中毒血液滤过治疗是最佳方法；d. 营养疗法：低蛋白、高热量、高维生素饮食或肠外营养；e. 控制感染；f. 严禁应用对肾脏有毒性的药物如氨基苷类及含钾药物；g. 血液净化：是救治急性肾衰竭有效的手段。

多尿期治疗与护理：a. 加强营养；b. 预防感染及并发症的发生，严密监测水、电解质平衡情况，预防缺水、低钾血症、低钠血症。

②急性呼吸衰竭：a. 保证呼吸道通畅。b. 加强血流动力学的监护，保证组织血液的有效灌注；严密观察血压、中心静脉压、心率、心排血量，并详细记录。c. 严格记录每 12 ~ 24 h 液体和电解质出入量，以防止肺水肿或全身水肿的形成。

③脑功能障碍：休克早期脑供血未明显改变，患者表现为烦躁不安；休克期因脑供血减少，患者出现神志淡漠；休克晚期可因 DIC 而导致昏迷或意识丧失。

④胃肠道和肝功能障碍：a. 胃肠功能障碍：消化功能明显障碍、应激性溃疡、全身炎症反应综合征；b. 肝功能障碍：肝功能障碍、酸中毒。

⑤心脏损害：冠脉灌注减少，心肌收缩力减弱。

⑥酸中毒：根据血气分析结果，按医嘱予以静脉输注 5% 碳酸氢钠。

（4）功能锻炼：根据创伤的部位、性质、手术方式进行功能锻炼指导，如呼吸训练、踝泵运动、直腿抬高、抬臀运动等。

七、健康教育

（1）指导患者摄取饮食的种类和数量，并详细地记录 24 h 出入水量，以维持酸碱平衡，预防水、电解质紊乱。

（2）解释药物使用的作用及副作用。

（3）按创伤的部位、性质、手术方式进行活动指导。伤口拆线 72 h 后可洗澡。

（4）在做好家属安慰工作的同时，也应教育引导家属学会照顾患者。同时鼓励并帮助患者进行自我护理，以增强其自信心。

（5）术后出现头晕、眼花、出冷汗等不适时，及时报告医护人员。

（6）术后疼痛症状加重或感觉丧失、大小便异常时，及时报告医护人员。

（7）术后 1 个月内返院复查或遵医嘱，若伤口出现红、肿、热、痛、渗液等不适随诊。

第三节　骨盆骨折

骨盆骨折是指骨盆壁的一处或多处连续性中断。骨盆骨折发生率在躯干骨中仅次于脊柱损伤，大多是直接暴力挤压骨盆所致。常见的原因有交通事故、砸伤及高处坠落伤。骨盆骨折可伴有直肠、膀胱、尿道损伤以及髂内外动静脉损伤，常造成大量内出血，出现创伤性失血性休克以及盆腔器官的合并伤。

在严重的骨盆创伤的救治中，防止危及生命的出血和及时诊断治疗合并伤，是降低病死率的关键。

一、病因

（1）侧方或前后方挤压伤，如髋臼骨折并中心性脱位以及骨盆翼骨折及骶髂关节骨折脱位。

（2）牵拉伤，由于附着于骨盆上的肌肉猛力收缩，引起撕脱骨折。如缝匠肌强烈收缩引起髂前上棘骨折，股直肌强烈收缩引起髂前下棘骨折，股后肌强烈收缩引起坐骨结节骨折等。

（3）直接暴力，如高处坠落臀部着地，引起骶尾骨骨折并脱位等。

二、临床表现

1. 症状

患者髋部肿胀、疼痛，不敢坐起或站立。有大出血或严重内脏损伤者可有面色苍白、出冷汗、脉搏细数、烦躁不安等低血压和休克早期表现。

2. 体征

（1）骨盆分离试验与挤压试验阳性：检查者双手交叉撑开两髂嵴，此时两骶髂关节的关节面更紧贴，而骨折的骨盆前环产生分离，如出现疼痛即为骨盆分离试验阳性。检查者用双手挤压患者的两髂嵴，伤处出现疼痛为骨盆挤压试验阳性。在做上两项检查时偶尔会感到骨擦音。

（2）肢体长度不对称：用皮尺测量胸骨剑突与两髂前上棘之间的距离，骨盆骨折向上移位的一侧长度较短。也可测量脐孔与两侧内踝尖端的距离。

（3）会阴部瘀斑：是耻骨和坐骨骨折的特有体征。

三、常见并发症

骨盆骨折常因合并腹膜后血肿、膀胱损伤、尿道损伤、直肠损伤等并发症，而危及生命。

1. 腹膜后血肿

骨盆骨折主要是松质骨骨折，盆腔内动静脉丛丰富，盆腔与后腹膜的间隙是由疏松结缔组织构成，有巨大空隙容纳出血，因而严重骨盆骨折常有广泛的出血，出血可达 1 000 mL 以上，能形成巨大腹膜后血肿，患者可出现失血性休克，并有腹痛、腹胀、肠鸣音减弱、腹肌紧张等症状。

2. 膀胱、后尿道损伤

出现血尿，不能自排小便及下腹部疼痛；导尿时，导尿管难以进入膀胱，并引出血尿；向尿管中注入生理盐水后回抽液体量显著减少。

3. 直肠损伤

较少见，如发生直肠破裂可引起弥漫性腹膜炎或直肠周围感染。表现为粪便带血、排便困难及腹膜刺激征阳性等。

4. 神经损伤

多发生于骶骨骨折，主要是腰骶神经丛和坐骨神经损伤。可出现臀肌、腘绳肌和腓肠肌的肌力减弱，小腿感觉减退。

5. 腹腔内脏损伤

分为实质性和空腔脏器损伤，表现为腹痛、腹膜刺激征阳性，腹腔穿刺可抽出不凝血等。实质性脏器损伤为肝肾与脾破裂，表现为腹痛与失血性休克；空腔脏器损伤可见肠爆破穿孔或断裂，表现为急性弥漫性腹膜炎。护士应注意观察，认真倾听患者的主诉，详细进行身体评估，以协助鉴别诊断是腹膜后血肿或腹腔内脏损伤。

四、辅助检查

1. X 线检查

X 线是诊断骨盆骨折的主要手段，可以明确骨折及脱位的部位、类型、移位程度。

2. CT 扫描

具有以下优点：能发现 X 线平片不能显示的骨折；能清楚立体地显示半侧骨盆移位情况；对髋臼骨折特别适用；对需行内固定的骨盆骨折，CT 能准确显示复位情况，内固定位置是否恰当及骨折愈合进展情况。

3. B 超检查

B 超以了解腹腔及盆腔内脏器及大血管的情况。

五、治疗原则

骨盆骨折的多发伤患者的治疗原则是：首先治疗危及生命的颅脑、胸、腹损伤，其次是设法保留损伤的肢体，而后及时有效地治疗骨盆骨折和骨与关节的损伤。

严重的骨盆骨折，应注意全身情况，优先处理危及生命的并发症，其次才是骨盆骨折本身的处理。

1. 骨盆环完整性无损害的骨盆骨折

对于单处骨折且骨盆环保持完整者，一般不需要特殊治疗，仅卧床 3 ~ 4 周即可下地活动。撕脱骨折需松弛牵拉骨折块的肌肉至临床愈合。

2. 骨盆环一处断裂的骨盆骨折

对骨折后无移位或移位不明显者，仰卧硬板床休息 4 ~ 6 周即可。骨折移位者，要根据损伤的解剖特点和骨折移位情况，采用骨盆兜或用骨盆夹固定。对于单纯耻骨联合分离者，因其愈合差，目前大都主张手术治疗，在耻骨弓上缘用钢板螺钉做内固定。

3. 骨盆环两处以上断裂的骨盆骨折

多数主张手术复位及内固定，再加上外固定支架。如果患者有低血压伴有腹腔内出血或有尿道损伤，需做开腹探查术，术后即刻行骨盆的复位内固定术。如果不需要行开腹探查，一般可延迟至 7 ~ 10 d 后再做切开复位内固定和外固定支架安装手术。

4. 髋臼骨折

对于髋臼破裂范围不大，股骨头移位不明显者，仅卧床休息，待疼痛缓解后开始逐渐锻炼髋关节功能。对于破裂较大，股骨头移位较多者，做股骨髁上骨牵引。对于未能复位的骨折应早期手术复位。

六、治疗方法

1. 非手术治疗

（1）卧床休息：骨盆边缘性骨折、骶尾骨骨折和骨盆环单处骨折时无移位，以卧床休息为主，卧床 3 ~ 4 周或至症状缓解即可，骨盆环单处骨折者用多头带做骨盆环形固定，可以减轻疼痛。

（2）牵引：单纯性耻骨联合分离且较轻者可用骨盆兜带悬吊固定。但由于治疗时间较长，目前大都主张手术治疗。

2. 手术治疗

对骨盆环双处骨折伴骨盆变形者，多主张手术复位及内固定，再加上外固定支架。应根据骨折部位采取相应的手术方式：骶骨骨折及骶髂关节脱位的后路内固定术；垂直剪切骨折的后路开放内固定术；骶髂关节前路稳定术；耻骨联合分离的钢板螺钉内固定术；骶骨骨折髂骨间棒固定术等。

七、护理评估

1. 健康史

（1）详细询问受伤的原因、时间、外力的方式、性质和轻重程度。

（2）询问伤后患者的病情发展及急救处理等情况。

（3）了解患者的既往健康情况及药物过敏史。

2. 身体状况

（1）全身表现：评估患者的意识、体温、脉搏、呼吸、血压等情况，观察有无休克及其他损伤。

（2）局部表现：局部疼痛、肿胀、畸形、瘀斑；髋关节活动受限，不能站立或翻身；骨盆挤压及分离试验阳性。

（3）观察患者有无内脏损伤、膀胱尿道损伤、直肠损伤、神经损伤等并发症。

3. 心理－社会状况

评估患者心理反应及对疾病知识的了解程度，评估患者的家庭及社会支持系统对患者的支持帮助能力等。

八、护理诊断

1. 体液不足

与骨盆骨折失血过多有关。

2. 疼痛

与骨盆骨折有关。

3. 躯体移动障碍

与神经肌肉损伤、骨盆悬吊牵引有关。

4. 有皮肤完整性受损的危险

与长期卧床、局部皮肤受压有关。

5. 有感染的危险

与长期卧床有关。

6. 潜在并发症

腹膜后血肿、膀胱及尿道损伤、直肠损伤、神经损伤等。

7. 尿潴留

与骨盆骨折有关。

8. 知识缺乏

缺乏康复功能锻炼知识。

九、护理措施

1. 非手术治疗及术前护理

（1）急救护理：a. 迅速建立两条静脉通路，按医嘱及时输血、输液，纠正血容量不足。b. 迅速有效的止血、镇痛是抢救的关键。由于骨盆骨折为骨松质骨折，其邻近有动脉和静脉丛，而盆壁静脉丛多无静脉瓣阻挡回流，所以骨盆骨折后患者常出现失血性休克。应及时对骨折部位进行复位固定，防止血管进一步损伤，减轻疼痛。

（2）心理护理：骨盆骨折多由较强大的暴力所致，常常引起严重的并发症，如休克，尿道、膀胱及直肠等损伤。患者伤势较重，易产生恐惧心理，应给予心理支持，并以娴熟的抢救技术控制病情发展，减少患者的恐惧。

（3）饮食护理：宜食用高蛋白、高维生素、高钙、高铁、粗纤维及果胶成分丰富的食物，以补充失血过多导致的营养失调。食物应易消化，且根据受伤程度决定膳食种类，若合并有直肠损伤，则应酌情禁食。

（4）休克护理：a. 尽量减少搬动，需搬动时，应由 3～4 个人将患者置于平板担架上移动，动作应协调一致、平缓，以免增加出血和加重休克。b. 保暖、给氧，两条静脉通道补液。c. 加强生命体征、中心静脉压及尿量的监测。d. 正确及时地采集标本，保证化验标本的准确性。

（5）压疮的护理：为防止骨折移位，切勿随意搬动或更换体位，但应避免局部皮肤长时间受压而导致压疮的发生，合理使用防压器具，以预防压疮的发生。

（6）密切观察病情变化，及时处理合并伤：

①生命体征及神志观察，积极纠正休克，及时改善缺氧状况：a. 应严密观察患者的意识、脉搏、

血压和尿量，及时发现和处理血容量不足；b. 骨盆骨折患者并发休克时，均会出现不同程度的低氧血症，因此，应及时给予面罩吸氧，改善缺氧症状。

②腹部情况观察和护理：观察患者有无腹痛、腹胀、呕吐、排尿障碍以及肠鸣音的变化和腹膜刺激征。若腹腔内出血可出现腹痛和腹肌紧张，腹腔穿刺可抽出不凝血。腹腔内出血与休克同时发生，故抢救时除抗休克治疗外，还要迅速查明出血原因，对症处理并做好术前准备。在病情稳定后，患者又出现腹胀、腹痛等症状，多为腹腔内血肿刺激而引起肠麻痹或神经紊乱所致，应给予禁食、胃肠减压、肛管排气等处理来缓解症状，同时还应密切观察病情变化。

③排尿情况观察和护理：观察患者有无血尿、排尿困难或少尿、无尿，以判断其膀胱、尿道损伤情况。如膀胱颈部或后壁破裂，尿液流入腹膜腔，会有明显的腹膜刺激征，导尿时无尿液流出；如发生尿道断裂情况，患者常表现有尿道出血、排尿障碍、疼痛等。

尿道损伤的护理：a. 尿道不完全撕裂时留置导尿管 2 周，应妥善固定导尿管，以防脱落。尿袋应低于耻骨联合处，每日更换尿袋，防止感染。b. 保持尿管引流通畅，每日用生理盐水 250 ~ 500 mL 进行膀胱冲洗 1 ~ 2 次，预防血块及分泌物堵塞尿管。c. 鼓励患者多饮水，以达到生理性冲洗的作用。

④会阴部护理：a. 保持会阴部的清洁卫生，每日用温水清洗会阴部，并用碘附棉球消毒尿道外口，每日 2 次；b. 对于会阴部软组织开放性损伤的患者，在分泌物多时，可用过氧化氢溶液（双氧水）冲洗擦干，及时更换敷料；c. 如肛门有疼痛、出血，可做肛门指检，以确定直肠损伤的部位。

（7）骨盆吊带及下肢牵引的护理：a. 为防止骨折移位，骨盆牵引至少持续 6 周以上。由于患者长期卧床，活动受限，所以要防止并发症发生。b. 患者床铺要保持平整、干燥、无碎屑，保护骨隆突处，合理使用防压器具，以防压疮的发生。c. 骨盆牵引的吊带宽度要适宜，牵引时必须双侧同时牵引，防止骨盆倾斜，肢体内收畸形。指导患者进行功能锻炼，逐渐恢复肢体的功能，早日康复。

2. 术后护理

（1）心理护理：骨盆骨折多发生在严重事故后，很多伴有家属或亲友的去世，患者心情沮丧，否认、怀疑自己的受伤及伤情。由于患者损伤重、出血多，容易对预后产生悲观情绪，担心手术效果差，害怕遗留后遗症。由于疼痛不能翻身及体位限制，患者很容易出现恐惧不安、焦虑担忧的情绪。因术后卧床时间长，易产生厌烦情绪，应多开导，并取得家属的支持，共同为患者制订比较周密的康复计划并督促实施，适时鼓励，提高患者治疗的积极性。a. 保持环境的清洁、安静，主动与患者沟通，鼓励患者讲出内心的感受，耐心讲解与本病有关的健康知识。b. 对于担心预后的患者，可以找同类疾病康复患者现身说法。c. 对于由疼痛引起的心理问题，首先采取联合镇痛方法减轻疼痛，每次在搬动或翻身前耐心做好开导与解释，讲解该项护理工作的重要性，从而消除患者的不良心理因素，增强患者的信心，积极配合治疗。d. 护士在与患者交谈过程中，要保持言语轻柔，耐心倾听患者的主诉，避免出现对患者"失人格化"的态度。

（2）体位护理：尽量减少大幅度搬动患者，防止内固定断裂、脱落，术后置于智能按摩气垫上，或给予骶尾部垫水垫，每 2 ~ 3 h 更换 1 次，平卧和健侧卧交替换位，以预防压疮。

（3）伤口护理：观察切口渗血情况，保持引流瓶适当负压，以便及时引流出伤口积血，防止伤口感染。

（4）引流管护理：妥善固定引流管，避免受压、扭曲，密切观察引流液的颜色、量、性质，并做好记录。

（5）功能锻炼：手术后 6 h，若患者疼痛不明显，可指导其行患肢的踝关节运动，并鼓励其即行健肢的主动活动；术后 5 d 内，可指导患者行股四头肌的等长收缩运动。

（6）疼痛护理：要了解引起疼痛的原因，早期不盲目使用镇痛药，以免掩盖病情；当除外其他损伤，明确疼痛与骨盆骨折有关后，可采用以下措施缓解疼痛：遵医嘱给予镇痛药，有效控制疼痛；保持周围环境安静、清洁，减少因其他刺激所产生的焦虑致疼痛加剧；用放松的方法，如听音乐、读书、谈话等分散患者的注意力，并使患者掌握一些减轻疼痛的方法；护理人员语言柔和；鼓励患者肢体保持在最佳活动水平，翻身时动作轻柔，以有效避免疼痛加剧。

（7）饮食指导：应注意饮食规律，少食刺激性食物，应以高热量、高纤维、高蛋白富含多种维生素的食物为主。每日多进食新鲜蔬菜、水果，多饮水，适当补钙。

（8）皮牵引者应注意胶布及绷带有无松散或脱落，如有及时处理。对于持续骨牵引的患者，要做好牵引钉道的护理，用75%的乙醇消毒钉道周围皮肤，每天2次。同时用无菌瓶保护牵引钉两端，既可以防止细菌入侵，又能防止划伤皮肤。

十、并发症的护理

1. 膀胱及后尿道损伤

膀胱及后尿道损伤是骨盆骨折较常见的并发症。女性骨盆骨折患者中，约6%合并膀胱或后尿道损伤，男性患者中的比例为11%。膀胱及后尿道损伤常需手术治疗。

（1）当患者出现小便困难、血尿、尿潴留等，应留置导尿管。如果导尿管插入困难，应考虑存在尿道挫伤或断裂，及时报告医生，必要时可请专科医生诊治。一旦尿道损伤诊断明确，应及时行尿道会师术或膀胱造口术。对于高度怀疑膀胱损伤者，可通过导尿管注入60 mL造影剂并行X线片检查，如果存在造影剂外溢，则膀胱损伤诊断明确，应手术修补。

（2）对于行耻骨上膀胱造口的患者，应注意保护造瘘口周围的皮肤，每日更换敷料，外涂氧化锌软膏。敷料有浸湿时应及时更换。造口管一般留置1～2周。对于因尿道损伤而行尿道会师术者，一般在术后4周左右拔除导尿管。

2. 腹腔内脏器损伤

骨盆骨折多由高能量损伤所致，容易并发腹腔内脏器的损伤。

（1）如果患者有腹痛、腹胀、腹肌紧张和肠鸣音减弱等腹膜刺激症状，应考虑腹腔内脏器损伤的可能。如同时出现呕血、便血，则更增加了该类损伤的可能性。出现上述症状后，应立即给予患者胃肠减压、禁食水，并及时报告医生。

（2）及时行腹腔超声检查，如果发现腹腔内游离气体，则提示存在空腔脏器损伤，发现腹腔内游离积液，应行超声引导下腹腔穿刺，穿刺液为血性或浑浊液体，提示腹腔实质或空腔脏器损伤。诊断明确后，应立即请专科医生处理。

3. 感染

（1）长期卧床及高龄患者应防止肺部感染，定时翻身拍背，指导患者有效咳嗽及深呼吸练习，必要时给予雾化吸入促进痰液排出。

（2）留置导尿管的患者应妥善固定尿管，并注意防止逆行感染的发生。密切观察导尿管的通畅情况及尿的颜色、量和性状；每天给予尿道口护理，清除局部分泌物；如果尿液浑浊或血块堵塞尿管，应遵医嘱给予膀胱冲洗；定时更换尿袋。

（3）密切观察体温变化，如升高应及时通知医师给予处理。

4. 压疮

（1）临床护理中应保持床铺平整干燥，无皱褶。铺气垫床，根据损伤及骨折部位，采取恰当的措施预防压疮。

（2）在骨突部位，如肩背部、骶尾部、双侧髂嵴、膝、踝关节、足后跟等处放置棉圈或减压贴保护，根据病情给予患者每2 h翻身（轴线翻身），不影响骨盆环完整的骨折，可取仰卧与侧卧交替，侧卧时健侧在下，严禁坐立。做到勤翻身，勤擦洗，勤整理，勤换洗。

（3）增加患者的营养摄入。

5. 下肢深静脉血栓

适当抬高患肢，鼓励和指导患者做患肢肌肉收缩训练，促进下肢静脉血液回流，预防下肢静脉血栓的形成。对下肢深静脉血栓高危患者，术后遵医嘱给予低分子肝素皮下注射，同时使用充气式下肢静脉泵治疗，每次30 min，每日2次。密切观察双下肢肿胀及血运情况，观察患者有无突发性呼吸困难、胸闷等异常情况，如出现异常情况，应立即通知医生。下肢静脉血栓一旦发生，患者需卧床休息10～14 d，抬高患肢。同时在医师的指导下应用抗血栓药物。同时密切观察患者的凝血指标。

十一、健康教育

1. 康复指导

（1）向患者及其家属介绍功能锻炼的意义与方法： 早期正确的功能锻炼可有效防治长期卧床引起的并发症，使手术达到预期效果。应根据患者情况由被动运动过渡到主动运动，范围由小到大，由浅到深，由单关节到多关节，先易后难，循序渐进，逐步适应。功能锻炼是改善局部血液循环、促进愈合、促进功能康复的重要措施。应耐心向患者讲解功能锻炼的重要性，以调动患者的主观能动性。术后功能锻炼越早越好。

（2）功能锻炼方法依骨折程度而异：

不影响骨盆环完整的骨折：a. 单纯一处骨折，无合并伤，又不需复位者，可卧床休息，仰卧与侧卧交替（健侧在下），早期可在床上做上肢伸展运动、下肢肌肉收缩运动以及足踝活动；b. 伤后 1 周后练习半卧及坐位，并做髋关节、膝关节的伸屈运动；c. 伤后 2～3 周，如全身情况尚佳，可下床站立并缓慢行走，逐日加大活动量；d. 伤后 3～4 周，不限制活动，练习正常行走及下蹲。

影响骨盆环完整的骨折：a. 伤后无并发症者，卧硬板床休息，并进行上肢活动；b. 伤后第 2 周开始半坐位，进行下肢肌肉收缩锻炼，如股四头肌收缩、踝关节背伸和跖屈、足趾伸屈等活动；c. 伤后 3 周床上进行髋关节、膝关节活动，从被动到主动；d. 伤后 6～8 周扶拐行走；e. 伤后 12 周弃拐负重步行。

在功能锻炼过程中，如出现肢体肿胀或疼痛加剧，可减少运动范围或维持原状，如症状加重则暂停。注意安全保护措施，防止疲劳，以主动活动为主，被动活动为辅。

2. 出院指导

（1）轻症无移位骨折回家疗养者，要告知患者卧床休息的重要性，禁止早期下床活动，防止骨折发生移位。

（2）对耻骨联合分离而要求回家休养患者，应告之禁止侧卧，并教会其家属如何正确使用骨盆兜，以及皮肤护理、会阴清洁的方法，预防压疮和泌尿系感染。

（3）对骨盆内固定术后出院患者，嘱患者出院后第 1 个月、3 个月定期复查，检查内固定有无移位及骨折愈合等情况。

（4）嘱患者按康复计划进行功能锻炼。

（5）生活规律，合理安排饮食；保持心情愉快和充足睡眠；提高体质，促进骨折愈合，

第四节　髋关节置换术

全髋关节置换术是关节重建手术中最为有效的手术，术后配合有计划的康复训练，能最大限度地改善关节功能，矫正畸形和缓解疼痛。把已经损坏的髋部的致痛部分用设计好的人工关节组件所取代，就称为髋关节置换，此关节代用品称为假体。

一、适应证与禁忌证

1. 适应证

（1）陈旧性股骨颈骨折不愈合或老年股骨颈骨折头下型愈合困难的。

（2）股骨头无菌性坏死晚期。

（3）类风湿关节炎及强直性脊柱炎。

（4）骨性关节炎或退行性关节炎的晚期。

（5）先天性髋关节脱位所致髋关节疼痛或腰痛。

（6）陈旧性的髋关节感染或结核所致髋关节畸形和融合。

（7）髋关节部位的骨肿瘤。

（8）其他非手术治疗失败后为挽救髋关节的功能。

2. 禁忌证

（1）脑瘫。

（2）局部或全身的活动性感染。

（3）严重骨质疏松。

（4）极度衰弱者。

（5）外展肌力丧失。

（6）肥胖。

二、护理评估

1. 术前评估

（1）健康史：评估患者年龄、职业、身高、体重、一般健康状况；有无吸烟或饮酒史；有无糖尿病、高血压、心脏病、脑血管疾病、肺脏疾病、肾脏疾病、皮肤病等伴发疾病；甾体类或非甾体类药物应用情况。

（2）身体状况：

①局部：了解行人工髋关节置换的原发疾病，如果是因股骨颈骨折，要了解受伤的部位及程度，骨折的时间；如果是髋关节骨病，要了解疾病的性质，髋关节疼痛程度，屈曲、内收、旋转情况，股四头肌肌力，畸形的程度，患肢有无肿胀。

②全身：生命体征是否稳定；患者的营养状况，有无骨质疏松；肢体活动受限程度；全身有无急慢性感染及心肺功能状况等。

（3）心理－社会状况：评估患者及家属对人工髋关节的了解程度，骨折或髋关节骨病给患者带来很大痛苦，严重时可导致生活能力下降，影响正常生活和学习工作，并由此产生一系列不良情绪，评估患者的心理状态，评估患者的家庭及社会支持系统对本病的了解程度及对患者的支持帮助能力等，正确引导和及时纠正不良的心理反应。

2. 术后评估

（1）手术情况：麻醉和手术方式（手术入路）；人工髋关节的类型（骨水泥型髋关节或非骨水泥型髋关节）；假体位置，术中出血量、补液、输血的情况；心肺功能及血压波动情况，引流液的量及性状。

（2）身体状况：动态评估患者生命体征，引流液的性状、量，伤口情况，饮食及睡眠情况，患肢摆放的体位，是否能按康复计划进行功能康复锻炼，有无并发症发生的现象。关节局部情况：主要包括关节活动度、股四头肌肌力。术后关节功能评分和运动评分组织平衡情况、假体位置、关节对合情况、关节的稳定性等。

（3）心理和认知状况：评估患者及家属对术后康复治疗的配合，对术后并发症预防的认知和心理状态，对康复锻炼相关知识的了解程度等。

三、护理诊断

1. 焦虑/恐惧

与担心人工全髋关节置换后功能恢复程度和经费有关。

2. 自理能力缺陷

与骨折牵引后活动受限或人工髋关节置换后卧床有关。

3. 体液不足

与人工髋关节置换伤口出血、渗液有关。

4. 疼痛

与骨折、髋关节骨病及术后创伤有关。

5. 有皮肤完整性受损的危险

与长期卧床有关。

6. 便秘

与长期卧床、活动受限、饮食不当有关。

7. 知识缺乏

缺乏人工关节置换和康复锻炼的相关知识。

8. 潜在并发症

术后出血、深静脉血栓形成，感染、假体松动、假体脱落。

四、护理措施

1. 术前护理措施

（1）健康教育：使患者充分认识康复锻炼的重要性并教会患者康复锻炼的方法。掌握拐杖的正确使用方法及注意事项。

（2）心理护理：行人工全髋关节置换的患者很多因髋关节骨病的病程长，或因骨折突然发生，无应急心理准备，手术创伤较大又会使患者产生心理负性刺激，均存在不同程度的紧张、恐惧心理，应根据患者的不同年龄、文化程度、职业，有针对性地耐心与患者交谈，用适当的语言向患者及家属介绍手术的必要性及术后康复程序，术前应做的准备、注意事项，让患者理解手术的目的、过程及并发症，术中配合和术后注意要点，对有吸烟或饮酒史的患者，应立即劝其在术前一周之内停止吸烟或饮酒，因为这会导致血红蛋白降低，从而使组织修复所需的供养减少，还会使血液黏滞性提高，增加血栓形成的概率，并介绍典型病例，经常与患者交流和沟通，打消其思想顾虑，使其积极配合治疗，树立战胜疾病、早日康复的信心。

（3）饮食护理：髋关节置换出血量为 1 000 ～ 1 500 mL，营养不良者对休克、失血的耐受较差。髋关节骨病及创伤者由于疼痛或卧床不起，导致情绪低落、食欲下降、饮食难进，影响预后，应调整患者心态，给予合理的饮食指导，根据患者的习惯，与患者及家属一起制订饮食计划，注意饮食的色、香、味及食物的多样性，给予并鼓励患者每日进食高蛋白、高钙质、高热量、易消化、富含维生素的食物，以提高患者对手术的耐受力，减少并发症的发生。

（4）大小便护理：一方面肠道、骨盆的软组织邻近髋关节，手术牵拉会影响肠道及泌尿道功能；另一方面，创伤及术后患者卧床不动，肠蠕动减慢，由于排尿排便不方便，患者有时拒绝饮水，这就会造成便秘，形成恶性循环，同时给术后的护理及伤口愈合带来负面影响。为促进肠蠕动，每天指导患者或家属对腹部行顺时针按摩数次，每天饮水量不少于 2 000 mL，还应多吃蔬菜水果，有条件的每天早晚喝一杯蜂蜜水，以利于滋润肠道。告诉患者大小便器使用方法，排便时患者思想尽量放松，减少病房内活动人员，有便秘者可用开塞露润滑肠道或口服肠道缓泻剂，都可使排便顺利。

（5）术前准备：

①术前一日行皮肤准备，注意防止损伤皮肤，这对预防伤口感染有重要意义。还应洗头、理发、剪指（趾）甲、沐浴。

②备血，完善各项检查。

③为预防感染，术前 1 ～ 2 h 或对双侧同时行髋关节置换手术前加用一次抗生素。

④呼吸及胃肠道准备：进行深呼吸及有效排痰法的锻炼。术前一日晚用 0.1% ～ 0.2% 肥皂水灌肠，排空肠腔内粪便，术前 12 h 起禁食，4 h 起禁水。

⑤适应性锻炼：由于置换术后的患者，必须卧床一段时间，因此术前应指导患者练习床上排尿排便，使用便器，以免术后出现排便、排尿困难，避免大小便污染引起皮肤破溃或伤口感染；教会患者使用牵引床上的辅助工具，进行床上功能锻炼；教会患者正确卧床体位及上、下床姿势，教会患者助行器及拐杖的使用方法，防止因体位不当引起人工关节脱位。

2. 术后护理措施

（1）体位护理：术后给予平卧位，患肢保持外展15° ～ 30°，中立位，穿"丁"字鞋，以防患肢外旋、内收，防止髋关节脱位。人工髋关节由下肢位置放置不当引起的脱位最容易发生在手术室回病房的搬运过程中、全身麻醉过程的躁动状态下或卧床翻身操作中。因此，准确地保持患肢外展位，是防止脱位的关键，无论是搬运患者还是护理操作、协助排尿排便，都要保持外展中立位。可在双腿间放置梯形枕，翻身时患侧始终保持外展中立位。

（2）饮食护理：术后饮食因人而异，应少食高糖、高胆固醇饮食，多食高热量、高蛋白、高维生素食物。尤其老年患者，因胃肠功能低，饮食上应遵循高钙饮食、易消化吸收饮食、少食多餐原则，多食膳食纤维，以防便秘。

（3）疼痛护理：

手术后的伤口疼痛可影响患者生命体征的平稳、饮食、睡眠和休息，从而影响伤口愈合，同时也可影响患者功能康复锻炼。故应重视术后的疼痛控制，积极采取镇痛措施。护士首先要评估患者疼痛的性质、时间和程度，观察患者的面部表情、活动、睡眠，听取患者主诉，分散患者注意力，适当应用镇痛剂或术后使用镇痛泵。

（4）病情观察：

①生命体征观察：由于手术创伤大，出血量多，应重视心血管功能变化。有条件时应使用心电监护仪，随时观察血压、脉搏、呼吸变化，持续14～16 h。如有血压异常变化、心律失常等情况，应及时告之医生给予处理。

②输液观察：由于多为老年患者，术后敏感性差，为防止急性心力衰竭和肺水肿发生，根据患者血压、心率、引流量、尿量变化，控制输液速度。

③尿量观察：密切观察并记录24 h尿量以及尿的颜色变化，必要时记录每小时尿量。

④患肢血运观察：术后48 h内应密切观察患肢末梢血运。若患肢皮肤发绀、皮温低、足背动脉搏动减弱或消失，应及时处理。术后3～5 d行X线摄片，以了解人工关节置换的情况。

⑤患肢感觉运动观察：全髋关节置换术能引起坐骨神经、股神经、闭孔和腓神经损伤，其中以坐骨神经受损最常见。

⑥伤口和引流的观察：由于手术创口大，术后应充分引流，以免局部血液淤滞。观察引流液的量、色，正常量为50～250 mL，色淡红。如伤口敷料有渗血或被污染应及时更换，保持切口的干燥和清洁。

（5）并发症的预防护理：

①预防下肢静脉血栓形成及肺栓塞：深静脉血栓是术后最常见的并发症，在血栓形成和演变过程中，有一部分处于浮游状态，未与血管壁粘连，有可能脱落形成肺栓塞。术后麻醉作用消失后立即鼓励患者做踝关节、膝关节的被动屈伸活动，深呼吸及咳嗽动作，尽可能早离床活动，可穿加压弹力袜。

②预防局部感染：观察切口有无红、肿、热、痛等局部感染症状和功能障碍表现，更换引流瓶时注意无菌操作，伤口血肿形成时通知医生及时处理。如术后体温持续升高，3天后切口疼痛加剧，血常规中白细胞升高，血沉加快，胸部X线示正常时，可考虑切口感染，在渗出液涂片检查及培养中，使用敏感抗生素的同时，加强切口换药工作，必要时行关节穿刺或局部组织培养。

③预防髋关节脱位：应及早向患者宣教预防髋关节脱位的重要性，使之从思想上提高认识并告之具体注意事项，如患肢不能过度地屈曲、内收和内旋，患肢在伸直位时不能过度地内收和外旋，加强防范意识。

④人工髋关节松动：假体松动是造成人工髋关节置换术失败的重要原因之一。松动多在术后2年发生，发生后主要表现为疼痛，且进行性加重。术后应进行及时的健康宣教，患肢不可过早负重，活动量也不可过大，根据患者情况适当控制体重。

⑤肺部并发症：全髋关节置换术后常见的肺部并发症包括肺不张、肺水肿和肺炎。肥胖和有吸烟史的患者术后发生肺部并发症的危险性高。术后鼓励患者进行有效的咳嗽排痰，如出现呼吸急促、发热、咳嗽等症状，应及时通知医师给予相应处理。

⑥压疮：患者多为老年人，全身循环差，术后因疼痛不适不配合翻身，骶尾部皮肤及骨隆突部皮肤易受压发生压疮。因此应保持床单整洁、干燥、无渣屑；及时处理好大小便，减少刺激；鼓励并协助患者翻身，至少2 h翻身1次，缓解皮肤压力。必要时使用防压疮垫和减压贴保护皮肤。

（6）特殊用具的护理：

①拐杖：使用时患者直立，双手下垂，拐杖位于腋下，上端距离腋窝 5 cm 左右，扶手正对腕横纹。行走时由患者上肢将拐杖撑起，抬头挺胸，利用上肢的力量辅助患肢负重行走。由于腋下神经血管丰富，因此不能将身体架在拐杖上，拐杖对腋窝的长时间压迫可造成神经血管损伤（图 11-1）。

②助行器（图 11-2）：多用于老年人，因为老年人力量不够，容易发生意外。助行器有四个支点，相对稳定且使用安全，可供使用拐杖困难的人群选择。

③血液循环促进仪：其原理主要是通过微电脑控制进行充气和放气。可促进双下肢血液循环，减轻肿胀，防止静脉血栓的发生。已确诊下肢静脉血栓的患者禁止使用，以防栓子脱落而引起更严重的并发症（图 11-3）。

④医用弹力袜：医用弹力袜的使用能有效预防下肢深静脉血栓的发生。注意正确选择适合患者的型号，穿着时要保持平整，避免折叠对局部皮肤、血管、神经形成压迫造成患者不必要的损伤。每隔 12 h 应检查下肢血液循环及肿胀情况。

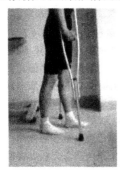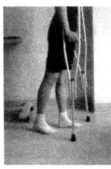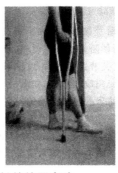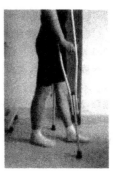

图 11-1　拐杖的使用方法

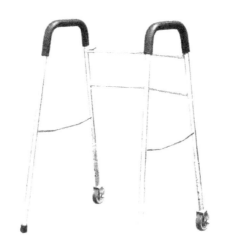

图 11-2　助行器

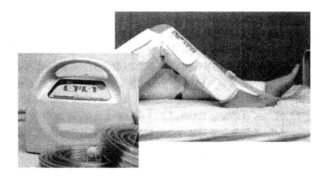

图 11-3　血液循环促进仪

（7）常用药物的治疗护理：

①术后应用抗生素预防感染：一般术后应用抗生素48 h。护士应根据不同抗生素的不良反应及注意事项采取相应的护理措施。

②术后预防性抗凝治疗：在人工髋关节置换术后，一般采用预防性抗凝治疗，多采用口服（如阿司匹林、拜瑞妥等）或皮下注射抗凝药物（如低分子肝素注射液等），注意观察患者凝血功能异常征象，如皮肤瘀点、瘀斑、紫癜，血尿、血便，咯血、呕血及牙龈出血等。

③术后镇痛治疗：术后24 h采用哌替啶50 ~ 100 mg，每6 h肌肉注射1次给予镇痛，24 h后改用口服镇痛药物镇痛。可针对可能出现的恶心、呕吐、便秘等不良反应给予相应的预防措施。

五、康复指导

髋关节术后早期，肌力练习应以肌肉的等长收缩为主；后期，应逐渐增加肌力练习的次数和强度。早期进行康复锻炼可以达到改善和增加局部血液循环、增加肌肉力量、预防肌腱及关节囊粘连和挛缩、软化瘢痕、恢复关节活动等作用。护士在患者康复过程中应根据不同情况正确指导进行康复锻炼，促进患者恢复日常生活自理能力，提高生活质量。

1. 手术当天

（1）应保持患肢的特殊体位：平卧位双膝间垫枕，保持髋关节外展中立位。侧卧时双腿间夹枕，防止髋关节内收、内旋造成脱位（图11-4），也可用特制的外展支架或夹板将髋关节固定在适当位置。

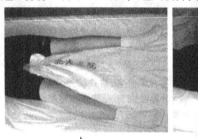
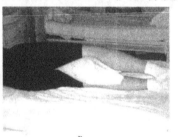

A   B

图11-4　髋关节置换手术当日的体位

A. 平卧位；B. 侧卧位

（2）踝泵练习：指导患者主动进行踝关节跖屈和背伸练习（图11-5）。需全范围，缓慢，尽可能用力反复屈伸踝关节。术后麻醉恢复后即可开始锻炼，每小时至少进行5 min的练习。

（3）股四头肌等长收缩练习：为股四头肌的等长性收缩，锻炼时反复收缩股四头肌肌肉，麻醉恢复后即可开始锻炼。

2. 术后第1天

（1）继续加强以上练习。

（2）直抬腿练习：目的是练习股四头肌力量。锻炼时膝关节尽量伸直，抬高至足跟距离床面10 ~ 20 cm处，坚持无力后休息5 s后开始下一次练习。每组5 ~ 10次，每天1 ~ 2组。锻炼强度应根据患者的体力和身体体质而定，应在患者能够忍受的疼痛范围内进行，如因疼痛难以忍受可酌情推迟进行，但是在术后3 d内应尽可能让患者做到可主动直抬腿（图11-6）。

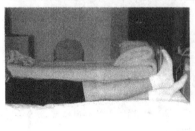
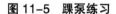
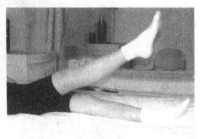

图11-5　踝泵练习　　　　　　　**图11-6　直抬腿练习**

（3）髋关节屈伸练习：应在患者能够忍受的疼痛范围内进行，可在锻炼前遵医嘱给予口服镇痛药物，如因疼痛难以忍受可酌情减少锻炼次数，应注意膝关节位置不应超过髋关节。

（4）呼吸功能练习：术后鼓励患者进行呼吸功能练习，用力咳痰将痰液排出，防止呼吸道分泌物聚积引起坠积性肺炎。如果痰液黏稠不易咳出，可采取雾化吸入、拍背咳痰等方法使痰液易于咳出。

（5）上肢肌肉力量练习：目的是恢复患者上肢力量，为患者术后使用拐杖做准备。

3. 术后第 2 天

（1）继续加强以上练习。

（2）拔除引流管后，可在医务人员的指导下进行床旁坐、站及挂拐行走练习，应循序渐进。患者坐位、站立或平卧时均应避免交叉腿和膝（跷二郎腿），避免跪姿。坐位时双足应分开 15 cm 左右，双膝的位置最好在髋关节以下水平，避免坐太矮的椅子或太软的沙发。如厕时应使用坐便器。

4. 术后第 3 ~ 7 天

（1）继续加强以上练习。

（2）在康复师指导下进行双手抱患侧膝关节动作，使髋关节膝关节保持屈曲位，同时用力伸展向下压床，使患侧髋关节充分伸展以防止关节囊的挛缩。关节活动后，如髋关节热、痛、肿胀可进行冰敷，每次 15 ~ 20 min。

（3）加强练习，正确用拐行走，行走时注意姿势正确，避免跌倒。

5. 术后 1 ~ 2 周

（1）床上可翻身并俯卧，有利于被动地伸展髋关节。

（2）在医务人员指导下加强髋关节屈曲的角度，屈曲可达 70° ~ 90°，外展可达 15°，外旋 10°。屈伸练习：后伸术侧下肢，使前关节囊及屈髋肌群伸展；前屈术侧下肢，使髋关节屈曲。外展练习：髋关节的内收肌群较外展肌群强大，多数患者存在内收畸形，因此，术后应有计划逐渐增加髋关节外展角度。臀中肌练习：臀中肌为髋外展的主要肌肉，臀中肌的无力将导致行走摇摆，应加强练习（图 11-7）。

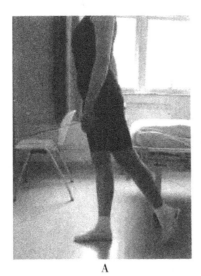
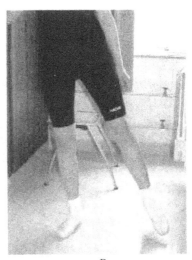

图 11-7　髋关节练习

A. 髋关节后伸　B. 髋关节外展

6. 术后 2 ~ 6 周

（1）继续加强关节活动度练习。

（2）踏车练习，可调整固定自行车座椅高度，并逐渐降低高度。

（3）继续加强股四头肌肌肉力量，同时还可做外展的力量练习。

（4）步行时可使用单拐。

（5）上下楼梯练习，开始时可遵循健侧上、患侧下的原则。

7. 术后 6 周～3 个月

（1）出院后复查若假体位置稳定，无特殊情况患者可弃拐行走。

（2）可进行平衡功能练习：左右交替移动重心，直至重心完全放于患腿上。

（3）继续上、下楼梯练习。

（4）自行车练习可进行抗阻练习。

（5）3 个月后可增加抗阻肌力练习。

8. 髋关节置换术 3 个月以后

患者可逐渐恢复体育运动，可根据自身情况进行游泳、跳舞等运动，但是应注意避免跑步、爬山等剧烈的体育运动。

六、健康教育

1. 术前的宣教

由于患者患病时间长，行动不便，生活质量下降，希望通过手术来恢复关节的活动功能，但是他们对人工髋关节置换术的有关知识知之甚少，对手术和康复感到焦虑是正常的。所以，我们应注重用通俗、简明的语言向患者和家属讲解手术的目的、原理、方法和效果等，并介绍手术成功病例，认真听取患者倾诉，用细心周到的服务解除患者焦虑情绪。

2. 术后功能锻炼宣教

（1）反复强调术后功能锻炼的重要性，尤其是老年患者，更应使其认识到进行功能锻炼是加强手术效果的必要手段，并指导其锻炼的正确方法。

（2）培训日常生活能力：教会患者在床上进行洗脸、刷牙、梳头、进食等活动，在离床后，要锻炼站立时的自理活动能力，从而达到增加代谢、促进食欲、增强自信、早日康复、提高生活质量的目的。

3. 出院宣教

（1）体位指导：取平卧或半卧位，术后 3 周内屈髋小于 45°。以后根据病情逐渐增加屈髋度，但不可大于 90°，遵循"三不"原则，即不要交叉双腿，不要坐矮椅或沙发，不要屈膝而坐。

（2）功能活动指导：术后 3 周内可用助行器、拐杖行走，3 个月后，患肢可逐渐负重，但拐杖的使用应坚持双拐－单拐－弃拐原则。之后可进行简单的活动，如散步等，下午可适当抬高患肢，以减轻上午散步导致的水肿。6 个月内避免患肢内收和内旋，站立时患肢应尽量外展。完全康复后可进行散步、骑车、打保龄球、打乒乓球、游泳、跳舞等活动，并保持适当的体重，避免做对人工髋关节产生过度压力造成磨损的活动，如跳跃、快跑、滑冰、打网球等。

（3）日常活动指导：不要弯腰拾东西，不要穿需要系带的鞋，在穿裤和穿袜时应在伸髋屈膝位；厕所坐便不宜过低；加强营养，戒烟酒；避免体重过度增加而加重对假体的负担；使用拐杖至无疼痛跛行时，方可弃拐。注意预防并及时控制感染，防止细菌血运传播造成关节感染。在进行一切活动时，均应减少对患髋的负重。

（4）复诊时间：术后 3 个月内，每月复诊一次；术后 6 个月内，每 3 个月复诊一次；以后每 6 个月复诊一次。若有髋部疼痛或活动后严重不适，应随时就诊。

第十二章　中医疾病护理

第一节　慢性阻塞性肺病

一、概述

慢性阻塞性肺疾病（chronic obstructive pulmonary disease，COPD）是一种重要的慢性呼吸系疾病，患病人数多，病死率高，是世界上第四位的主要死亡原因。COPD严重影响患者的劳动能力和生活质量，目前已成为一个重要的公共卫生问题，COPD与慢性支气管炎和肺气肿有密切相关性，是老年人的常见病、多发病，随着社会进入老年化，可以预测在未来数年内其患病率及死亡率将会进一步上升。

根据慢性阻塞性肺疾病的临床表现，属中医"喘证""咳喘""肺胀"等病症的范畴。

二、定义

COPD是一种具有气流受限特征的可以预防和治疗的疾病，气流受限不完全可逆，成进行性发展，与肺部对香烟烟雾等有害气体或有害颗粒的异常炎症反应有关。COPD主要累及肺，但也可以引起全身（或称肺外）的不良反应。

三、病因和病机

（一）病因

引起COPD的危险因素包括个体易感因素以及环境因素两个方面，二者相互影响。

1. 个体因素

（1）基因：某些遗传因素可增加COPD发病的危险性。已知的遗传因素为 α_1- 抗胰蛋白酶缺乏症。重度 α_1- 抗胰蛋白酶缺乏与非吸烟者的肺气肿形成有关。

（2）气道高反应性：支气管哮喘和气道高反应性是COPD的危险因素，气道高反应性可能在接触吸烟或某些环境的损伤因素后产生。

（3）肺的发育：肺的发育与妊娠过程中的发育进程、出生时体重和儿童期接触的环境因素有关，儿时肺功能值明显减低者，其发展为COPD的危险性增高。

2. 环境因素

（1）吸烟：吸烟为COPD重要发病因素，吸烟开始的年龄越早，吸烟时间越长，每日吸烟量越多，患病率越高。

（2）职业粉尘和化学物质：当职业性粉尘及化学物质（过敏源、刺激雾和烟雾、工业废气及室内空气污染等），接触足够强度和时间时，可单独引起COPD。如接触某些特殊物质、刺激性物质、有机粉尘及过敏源可引起气道的高反应性。

（3）空气污染：空气中污染物质，可对支气管黏膜造成损伤，纤毛清除功能下降，导致呼吸道防御功能减弱，易引发感染。

（4）感染：呼吸道感染是 COPD 发生、发展的一个重要因素，肺炎链球菌和流血嗜血杆菌可能是 COPD 急性发作的主要病原菌。病毒（如鼻病毒、腺病毒和呼吸道合胞病毒）也对 COPD 的发生和发展起重要作用。

（5）社会经济地位：COPD 的发病与患者社会经济地位呈负相关。这也许与室内外空气污染的程度不同、营养状态及社会经济地位差异等有一定的相关性。

（二）病机

慢性阻塞性肺病多继发于慢性肺系疾病，病位在肺，与脾肾功能失调密切相关，晚期可涉及于心。多因慢性肺系疾患反复发作，以致肺、脾、肾亏虚，津液运化失调，为痰为饮，血行涩滞而瘀。气道滞塞是其基本病机，痰凝是气道滞塞的关键。本病为本虚标实之证，本虚为肺、脾、肾三脏之虚，标实为痰浊瘀血停留；痰瘀阻肺，肺气壅滞，肺失通降为病理基础。

四、临床表现

（1）慢性咳嗽：通常是 COPD 的首发症状，初起咳嗽呈间歇性，晨起加重，以后早晚或整日均有咳嗽，但夜间咳嗽并不显著。有少数病人可无咳嗽症状而出现明显的气流受限。

（2）咳痰：黏液性痰，合并感染时有脓痰，痰量增多，任何形式的慢性咳痰均可提示 COPD。

（3）气短或呼吸困难：这是 COPD 的标志性症状，也是大多数病人就医的原因，也是引起生活自理能力下降及对疾病产生焦虑心理的主要原因，逐渐加重，随着时间的增加而呈持续性，以致日常活动甚至休息时也感到气短，病人诉"呼吸费力""沉重""缺乏空气"或"憋气"。运动及呼吸道感染时症状加重。

（4）喘息和胸闷：不是 COPD 的特异性症状。部分患者特别是重度患者有喘息、胸部紧闷感，通常劳力后发生，与呼吸费力、肋间肌等容易收缩有关。

（5）全身性症状：晚期患者常体重下降、食欲减退、营养不良、外周肌肉萎缩和功能障碍、精神抑郁和 / 或焦虑等，合并感染时可咯血痰或咯血。

五、中医辨证常见证候要点

（1）外寒内饮证：咳逆喘满不得卧，气短气急，咯痰白稀，呈泡沫状，胸部膨满，口干不欲饮，往往经久不愈，天冷受寒加重，甚至引起面浮肢肿，常伴周身酸楚，恶寒，面色青黯；舌体胖大，舌质暗淡，舌苔白滑或白腻，脉浮紧。

（2）痰热郁肺证：咳逆喘息气粗，胸闷烦躁，目睛涨突，痰黄或白，黏稠难咯，常伴发热微恶寒，溲黄便干，口渴欲饮；舌质暗红，苔黄或黄腻，脉滑数。

（3）痰瘀阻肺证：咳嗽痰多，色白或呈泡沫，喉间痰鸣，喘息不能平卧，胸部膨满，憋闷如塞，面色灰暗，唇甲发绀；舌质暗或紫暗，舌下青筋增粗，苔腻或浊腻，脉弦滑。

（4）痰蒙神窍证：意识蒙眬，谵妄，烦躁不安，撮空理线，表情淡漠，嗜睡，昏迷，或肢体抽搐，咳逆喘促，或伴痰鸣；舌质暗红或淡紫，或紫绛，苔白腻或黄腻，脉细滑数。

（5）肺肾气虚证：呼吸浅短难续，咳声低怯，胸满短气，甚则张口抬肩，倚息不能平卧，咳嗽，痰白如沫，咯吐不利，心慌，形寒汗出，面色晦暗；舌淡或黯紫，苔白润，脉沉细无力，或有结代。

（6）阳虚水泛证：颜面浮肿，下肢肿，甚则一身悉肿，腹部胀满有水，心悸，喘咳不能平卧，脘痞，食欲缺乏，咯痰清稀，尿少，怕冷，面唇青紫；舌胖质黯，苔白滑，脉沉虚数或结代。

六、诊断

COPD 的诊断应根据病史、危险因素接触史、体征及实验室检查综合分析，是很容易确定的，存在不完全可逆性气流受限是诊断 COPD 的必备条件。肺功能检查是诊断 COPD 的金标准。如患者只有"慢性支气管炎"和"肺气肿"而无气流受限，则不能诊断为 COPD，可将具有咳嗽、咳痰症状的慢性支气管炎视为 COPD 的高危期。

七、鉴别诊断

（1）哮喘：哮喘同 COPD 鉴别有时存在困难；哮喘常在儿童期发病，每天的症状变化大，夜间或凌晨症状明显，常伴有过敏体质、过敏性鼻炎和 / 或湿疹。部分有哮喘家族史，主要为可逆性气流受限。而 COPD 多于中年后起病，症状缓慢进行，逐渐加重，多有长期吸烟史或有害气体、颗粒等接触史，活动后气促明显，主要为不可逆性气流受限。必要时做支气管激发试验、支气管舒张试验和 / 或 PEF 昼夜变异率来进行鉴别，在少部分患者中，两种疾病可重叠存在。

（2）支气管扩张症：本症具有反复发作咳嗽、咳痰的特点，合并感染时有大量脓痰，或有反复和多少不等的咯血史，肺部以湿啰音为主，多固定在一侧的下肺，可有杵状指（趾），X 线肺纹理粗乱，支气管造影或肺 CT 可以鉴别。

（3）肺结核：各种年龄均可发病，多有局部症状或结核中毒症状，如发热、乏力、盗汗、消瘦、咯血等，胸部 X 线表现为肺部浸润或结节样病灶，部分痰结核菌阳性可确诊。

（4）闭塞性毛细支气管炎：年青起病，多为非吸烟患者，可能有风湿性关节炎病史或是烟雾接触史，主要是小气管腔内肉芽组织阻塞造成的疾病，肺功能多为限制性改变。肺 CT 及肺活检病理有助于确诊。

（5）弥漫性泛细支气管炎：肺功能有阻塞性损害，发病率为 11.1/10 万，男女之比为 1.4 ∶ 1，各年龄组均可发病，同吸烟无密切关系，几乎均有慢性鼻窦炎，X 线胸部片和高分辨 CT 显示弥漫性小叶中心性的小结节影和肺过度充气。

（6）充血性心力衰竭：有高血压病、冠心病等心脏病史，双肺底可闻及湿性啰音，胸部 X 线显示心脏扩大、肺水肿、肺功能检查，提示容量受限，无气流受限。

八、常见并发症

COPD 可并发慢性呼吸衰竭、自发性气胸、慢性肺源性心脏病等。

九、治疗要点

（一）西医治疗

1. 稳定期治疗

主要目的是减轻症状，阻止 COPD 病情发展，缓解或阻止肺功能下降，改善 COPD 病人的活动能力，提高其生活质量，降低死亡率。

（1）教育与管理：劝导吸烟的病人戒烟是减慢肺功能损害最有效的措施。

（2）支气管扩张药：短期按需应用以缓解症状，长期规律应用以减轻症状。

（3）祛痰药：可选用盐酸氨溴索、N- 乙酰半胱氨酸等。

（4）糖皮质激素：目前认为 FEV_1 < 50% 预计值并有并发症或反复加重的 COPD 病人可规律性吸入糖皮质激素治疗，有助于减少急性发作频率，提高生活质量。

（5）长期家庭氧疗：对伴有慢性呼吸衰竭的 COPD 病人的血流动力学、运动能力、肺生理和精神状态产生有益影响。

2. 急性加重期治疗

首先确定导致急性加重期的原因，最常见的是细菌或病毒感染，使气道炎症和气流受限加重，严重时并发呼吸衰竭和右心衰竭。应根据病情严重程度决定门诊或住院治疗。

（二）中医治疗

痰浊、淤血、气滞为本病病理因素，故化痰、祛瘀、降气平喘是其基本治疗方法。缓解期以补虚为要，补虚之法有益肺、健脾、温阳、阴阳双补等；发作期以祛邪为急，应注意表邪的宣散。

十、护理评估

（1）呼吸频率、节律、深度、发绀状态及体温、脉搏、血压情况。

（2）痰的颜色、性质、气味、量。

（3）日常活动的耐受水平。

（4）皮肤的色泽及温度，皮肤完整性。

（5）出入量是否平衡。

（6）观察感染的症状和体征。

（7）中医临床辨证、舌象、脉象及情志状态。

十一、一般护理

（1）按内科及本系统疾病的一般护理常规执行。

（2）室内保持合适的温湿度，冬季注意保暖，避免直接吸入冷空气。

（3）采取半卧位或坐位，适当卧床休息，避免劳累。

（4）合理膳食，提高机体抗病能力。平时应节饮食，少食甜黏肥腻之品，以免助湿生痰。戒烟酒，忌辛辣刺激类食品。

（5）观察咳嗽、咳痰及呼吸困难的程度，监测动脉血气分析和水电解质、酸碱平衡情况。

（6）遵医嘱应用抗生素、支气管舒张药和祛痰药，注意观察疗效及不良反应。

（7）病人易产生悲观厌世、急躁或恐惧心理。与病人多交流，建立良好的护患关系，使病人树立起战胜疾病的信心。

十二、常见症状／证候施护

1. 咳嗽、咳痰

（1）观察咳嗽、咳痰的颜色、性质、气味、量。

（2）饮食清淡，避免辛辣刺激性食物。

（3）鼓励患者有效咳嗽、咳痰。可先漱口或饮少量水湿润咽部，先深吸一口气，屏气 1～2 s，再用力咳嗽，将深部的痰咳出。

（4）痰黏难咳时，协助患者取半卧位，定时翻身；或用空心掌自下而上、由外向内轻叩患者背部；或遵医嘱用金银花、桔梗、远志各 30 g 煎剂，行超声雾化吸入，每次 10～15 min，或予竹沥水口服，以清热化痰；亦可遵医嘱指压肺俞、脾俞、太渊、尺泽、曲池、丰隆等穴，以宣肺化痰。

（5）痰多、呼吸有浊气者，加强口腔护理，可用温水或 20% 黄花液或银花甘草液漱口，每日 3～4 次。

（6）年老痰多无力者，可给予胸部叩击、体位引流。

（7）咳嗽剧烈，痰白清稀者，可取列缺、肺俞、天突等穴，用闪火法拔罐，以宣肺散寒止咳。

2. 气喘

（1）气喘发作期宜卧床休息，保持病室环境安静，室内温湿度适宜。

（2）合理用氧，给予持续低流量、低浓度吸氧。观察用氧的疗效及副作用。

（3）遵医嘱艾灸肺俞、天突、膻中、气海、定喘等穴位，以温肺散寒、祛痰利气平喘，每日 3～5 次，并加拔大口径火罐。缓解期可采用指压疗法。

（4）穴位贴敷：可用白芥子、延胡索各 20 g，甘遂、细辛各 10 g 加麝香 0.6 g，和匀，在夏季三伏中，分 3 次用姜汁调敷肺俞、天突、膻中、气海、膏肓、定喘等穴，1～2 h 后去之，每 10 d 敷 1 次。保持皮肤清洁干燥，避开皮损处。敷贴期间饮食宜清淡，戒烟酒、不贪凉。局部不搔抓，不用肥皂清洗，保证充足睡眠。

十三、健康教育

（1）起居有常，增强体质，防外感。a. 加强气功锻炼，以固根本，活动量根据个人体质强弱而定，不宜过度疲劳。b. 保证充足的睡眠。居室环境要简洁，避免杂乱、油烟和灰尘等刺激，睡眠时衣被要轻松，不宜太热。c. 合理膳食，提高机体抗病能力。平时应节饮食，少食甜黏肥腻之品，以免助湿生痰，戒烟酒，忌辛辣刺激类食品。d. 注意四时气候变化，气候变化时尤需慎风寒，随时增减衣服，外出时戴口罩和围巾，以免感受外邪而诱发。

（2）加强呼吸肌功能锻炼。平时指导患者进行腹式呼吸、缩唇呼吸等，加强胸、膈呼吸肌力和耐力，缓解胸闷气喘症状，改善呼吸功能。

①腹式呼吸法（膈式呼吸锻炼）：指导患者取立位、坐位或平卧位。两手分别放于前胸部和上腹部，用鼻缓慢吸气时，膈肌最大限度下降，腹肌松弛，腹部手感向上抬起，呼气时用口呼出，腹肌收缩（腹部手感下降）帮助膈肌松弛，膈肌随腹腔内压增加而上抬，增加呼气潮气量。每天训练 3 ~ 4 次，每次重复 8 ~ 10 次，逐渐习惯腹式呼吸法。由于腹式呼吸需要增加能量消耗，患者适合在疾病恢复期如出院前进行训练。

②缩唇呼吸法：指导患者闭口经鼻吸气，然后通过缩唇（吹口哨样）缓慢呼气，同时收缩腹部，缩唇大小程度与呼气流量，以能距口唇 15 ~ 20 cm 处，与口唇等高点水平的蜡烛火焰随气流倾斜而不熄灭为宜，吸气与呼气时间之比为 1：2 或 1：3，每天训练 3 ~ 4 次，每次重复 8 ~ 10 次。

（3）喘证发作时，遵医嘱使用急救气雾剂，并教会患者正确使用。

（4）恢复期指导患者进行呼吸肌功能锻炼，改善肺功能。如果有慢性严重缺氧状况的，嘱患者坚持长期氧疗，提高生活质量。

十四、药膳食疗方

食疗：平时宜多吃新鲜蔬菜水果，慎食辛辣、酒类等有刺激性的食物，以清而富有营养的素食为主，可少量服用蜂蜜以保持大便通畅。此外，还可选用下列食疗验方：

（1）八仙膏（《万病回春》）：生藕汁、生姜汁、梨汁、萝卜汁、甘蔗汁、白果汁、竹沥水、蜂蜜各 150 mL。同盛一处，饭甑蒸熟，任意食之，具有生津养液，清热化痰作用。主治肺热津伤之咳喘者。

（2）款冬花茶（《种福堂公选良方》）：款冬花 10 g，冰糖 15 g，同入茶壶内，滚开水冲泡 15 min，即可饮用，每日 2 ~ 3 次，每次 1 杯，温热饮用，具有润肺、化痰、止咳作用。主治慢阻肺痰热郁肺者。

第二节　慢性肺源性心脏病

一、概述

慢性肺源性心脏病（chronic pulmonary heart disease）是由肺组织结构和功能异常，使肺血管阻力增加，肺动脉压力增高，致右心室扩张、肥大，伴或不伴右心衰竭的心脏病。老年肺心病大多是从慢性阻塞性肺疾病发展而来。我国肺心病平均患病率 0.48%，占 15 岁以上人群的 7%，老年人患病率约 1.6%，占肺心病总体患者的 48.65%，男性多于女性，仅次于冠心病，占老年人心脏病的第二位。

二、定义

慢性肺源性心脏病简称肺心病，是由支气管－肺组织、胸廓或肺血管病变致肺血管阻力增加，产生肺动脉高压，继而右心室结构或（和）功能改变的疾病。

据其临床症状，大致相当于中医的"肺胀""喘证""厥脱"等病症的范畴。

三、病因和病机

（一）病因

正常肺循环特点是低压、低阻力、高容量，发病的中心环节是肺动脉高压。

（1）支气管、肺部疾病以 COPD 最常见，占肺心病的 80%～90%，是老年肺心病最主要的病因，其次为支气管哮喘（4.43%）和支气管扩张（2.81%）。缺氧致肺动脉平滑肌收缩、增生肥厚和变性，导致肺动脉高压。

（2）导致纤维化的肺部疾病如肺结核（5.90%）、肺尘埃沉积病（1.21%）、慢性肺部感染、肺部放射治疗等。

（3）胸廓运动障碍性疾病较少见，如严重的胸廓畸形（脊柱后、侧弯、强直性脊柱炎）、胸廓成形术、严重胸膜肥厚等引起严重通气功能障碍，因缺氧导致肺高压。

（4）肺血管疾病如肺栓塞、原发性肺动脉高压、肺动脉炎，直接导致肺高压。

（二）病机

慢性肺心病多继发于慢性阻塞性肺疾病，其病位在肺、心，累及脾、肾、肝。因久病肺虚，卫外不固，六淫反复成袭，诱使病情发作，终至病变由肺及脾，伤肾损心，造成肺、脾、肾三脏功能失调，阳虚阴盛，气不化津，痰浊潴留，水饮内生；病久由气及血，则心营失畅，心脉瘀阻，发为肺心病。

四、临床表现

老年肺心病从基础病到肺心病形成，病程漫长。患者有各自基础疾病的临床表现，老年人又往往有多种疾病，使其临床症状不典型而易误诊、漏诊。

1. 肺功能代偿期

本阶段只有肺动脉高压和有心室肥厚，无有心衰竭临床症状，主要是慢阻肺的临床表现。咳嗽、咳痰、气促、活动后心悸、呼吸困难、乏力等，有肺气肿的体征，呼吸音减弱，干湿性啰音，肺动脉瓣区第二心音亢进，心尖搏动移至剑下，心浊音界缩小或消失，心音减弱。老年人合并感染时发热不明显而咳嗽加剧，痰量增加。

2. 肺功能失代偿期

本阶段主要表现为呼吸衰竭和右心衰竭，且以呼吸衰竭为最多见。单独心力衰竭相对较少，严重时常发生多器官功能衰竭，这也是老年肺心病的特点。

五、中医辨证常见证候要点

1. 发作期

（1）风寒外束，痰湿阻肺证：咳喘气短，咯痰色白清稀或呈泡沫状，或恶寒发热，鼻塞流涕，肢体酸楚；苔薄白，脉浮紧。

（2）痰热壅肺，热瘀水停证：咳喘气短，痰多黄稠，胸憋闷不能平卧，面部及下肢浮肿，尿少，口唇发绀；舌质紫绛，苔黄，脉数。

（3）心肾阳虚，血脉瘀阻证：咳而气短，动则喘甚，喘不能卧，心悸心慌；或见颈静脉怒张，胁下痞块，浮肿，下肢尤甚，按之凹陷，尿少肢冷，颜面晦暗，口唇发绀；舌质淡胖或紫暗，苔白或白滑腻，脉沉涩无力。

（4）痰浊上犯，心脑受邪证：嗜睡昏迷，喉中痰鸣，腹胀便秘，口唇指甲青紫；舌质紫暗，苔腻，脉滑。

（5）气阴两虚，阴阳欲绝证：面色晦暗，自汗肢冷，烦躁不安，大小便自遗；舌卷囊缩，舌质淡胖，脉微欲绝。

2. 缓解期

（1）气虚痰浊证：平素即有轻度咳嗽，咯少量白色泡沫痰，食少神疲乏力，气短懒言；舌质淡，苔薄白，脉细滑。

（2）气虚血瘀证：平素即有咳嗽气短，自汗，易感冒，口唇轻度发绀；舌质淡，有瘀点瘀斑，脉细涩。

六、诊断

（1）患者有慢性支气管炎、肺气肿、其他肺胸疾病或肺血管病等原发性基础疾病的诊断。

（2）有肺动脉高压、右心室肥大的诊断。

（3）有呼吸衰竭或右心功能不全的诊断。

七、鉴别诊断

（1）冠心病：冠心病有其易患因素，如高血压、血脂异常、糖尿病、吸烟、早发家族史等。实验室检查多呈左心室肥大的征象。肺心病合并冠心病的临床诊断率不高，冠状动脉造影是确诊的唯一选择。

（2）风湿性心瓣膜病：根据临床表现、心脏体征、实验室检查，不难做出鉴别诊断，超声心动图有特异性诊断价值。

八、常见并发症

（1）肺性脑病。

（2）酸碱失衡及电解质紊乱。

（3）心律失常。

（4）休克。

（5）消化道出血。

（6）弥散性血管内凝血。

（7）深静脉血栓形成。

九、治疗要点

1. 西医治疗

急性加重期积极控制感染，保持呼吸道通畅，改善呼吸功能，纠正缺氧和二氧化碳潴留，控制呼吸衰竭和心力衰竭，积极处理并发症。

缓解期原则上采用中西医结合的综合治疗措施，目的是增强免疫功能，去除诱发因素，减少或避免急性加重的发生，使肺、心功能得到部分或全部恢复。如长期家庭氧疗、调节免疫功能和营养疗法等。

2. 中医治疗

应当以扶阳固脱，震慑肾气，同时保持呼吸道通畅，予以氧气吸入，注意保暖。

十、护理评估

（1）呼吸频率、节律、深度，发绀状态及体温、脉搏、血压情况。

（2）痰的颜色、性质、气味、量。

（3）日常活动的耐受水平。

（4）皮肤的色泽及温度，皮肤完整性。

（5）出入量是否平衡。

（6）观察感染的症状和体征。

（7）中医临床辨证、舌象、脉象及情志状态。

十一、一般护理

（1）按内科及本系统疾病的一般护理常规执行。

（2）采取半卧位或坐位，适当卧床休息，避免劳累。

（3）不宜饱餐，限制钠盐摄入。

（4）按病情做好各种护理记录。观察神志、水肿、尿量等变化，发现异常及时报告医生。病情加重出现肺性脑病者可气管插管行人工呼吸机通气。

（5）保持呼吸道通畅，对清醒病人应鼓励咳嗽排痰，痰液黏稠者可行雾化吸入后排痰。意识障碍应予吸痰，必要时行气管插管或切开。

（6）合理用氧，给予持续低流量低浓度吸氧。

（7）正确记录和计算静脉输液量和滴速，以免加重心脏负担诱发心衰。

（8）劝病人戒烟，以控制慢性支气管炎的加重。

（9）应用抗生素应注意二重感染。慎用镇静、安眠药，以免诱发或加重肺性脑病。慎用地高辛以免引起洋地黄中毒。

（10）病人易产生悲观厌世、急躁或恐惧心理。与病人多交流，建立良好的护患关系，使病人树立起战胜疾病的信心。

十二、常见症状／证候施护

1. 心悸气短

（1）观察心悸发作是否与情志、进食、体力活动等变化有关。

（2）心悸发作时卧床休息，观察患者心率、心律、血压、呼吸、神色、汗出等变化。

（3）心悸发作有恐惧感者，应有专人陪伴，并给予心理安慰。必要时遵医嘱给予镇静安神类药物。

（4）遵医嘱耳穴贴压（耳穴埋豆），可选择心、交感、神门、枕等穴位。

（5）遵医嘱穴位按摩：可选择内关、通里，配穴取大陵、心俞、膻中、劳宫、照海等穴位。

2. 气喘

（1）气喘发作期宜卧床休息，取半卧位或端坐卧位，保持病室环境安静，室内温湿度适宜。

（2）以清淡、富营养为原则，宜食化痰之品，如冬瓜、生姜、陈皮、梨、枇杷、百合等。多饮水及新鲜果汁。忌食辛辣、肥甘之品。忌食发物。

（3）合理用氧，给予持续低流量、低浓度吸氧。观察用氧的疗效及副作用。做呼吸操、练太极拳，以调节呼吸功能。

（4）加强用药管理，用药期间应密切监测呼吸情况、伴随症状及体征，以判断疗效，注意药物不良反应，掌握药物配伍禁忌。

（5）遵医嘱艾灸肺俞、天突、膻中、气海、定喘等穴位，以温肺散寒、祛痰利气平喘，每日3～5次，并加拔大口径火罐。缓解期可采用指压疗法。

十三、健康教育

（1）向病人及家属讲解疾病的相关知识。

（2）保暖防寒，加强锻炼，增强体质，防止交叉感染，预防感冒。

（3）戒烟，避免尘埃、有害气体和过敏物质的吸入。

（4）家庭应备氧气供给设备，持续低流量、低浓度吸氧。

（5）学会正确使用支气管扩张剂、祛痰剂，禁止滥用抗生素，防止二重感染。

（6）指导患者做腹式呼吸锻炼。方法是口唇缩拢，徐徐呼出，呼气时腹壁向内收缩；吸气时，腹壁向外鼓出。

十四、药膳食疗方

柚子1个（隔年越冬者佳），去皮留肉，雄鸡1只（约500 g）。先将鸡去毛和洗净内脏，再将柚子肉放入鸡肚加清水隔水炖熟，一次量，每2周1次，连服3次。

第三节　呼吸衰竭

一、定义

呼吸衰竭（respiratory failure）简称呼衰，是指各种原因引起的肺通气和／或换气功能严重障碍，以致不能进行有效的气体交换，导致缺氧或伴二氧化碳潴留，从而引起一系列生理功能和代谢紊乱的临床综合征。在海平面大气压、静息状态下，呼吸空气时，动脉血氧分压（PaO_2）低于 8 kPa（60 mmHg），或伴有二氧化碳分压（$PaCO_2$）高于 6.7 kPa（50 mmHg），并排除心内解剖分流和原发性心排血量降低等因素，即为呼吸衰竭。老年人随着年龄的增长，肺脏的生理功能逐渐减退，机体的免疫功能及对刺激的反应能力均下降，又常有多种慢性疾病，极易发生呼衰，如不及时处理，常危及患者生命。

本病按临床有无二氧化碳潴留分为 I 型呼吸衰竭（PaO_2 < 8.0 kPa，$PaCO_2$ 降低或正常）和 II 型呼吸衰竭（PaO_2 < 8.0 kPa，$PaCO_2$ > 6.65 kPa）。根据病程可分为急性和慢性呼吸衰竭。

中医学从发病及临床特征来看，当属"喘证""喘脱"之范畴。

二、病因和病机

（一）病因

呼衰的病因繁多，常见的有如下几方面。

（1）呼吸道病变：气管支气管炎症、痉挛、分泌物、肿瘤、异物等引起气道阻塞，以致通气不足，或伴气体分布不匀导致通气／血流（V/Q）比例失调，发生缺氧和二氧化碳潴留。

（2）肺组织病变：肺炎、重度肺结核、肺气肿、肺水肿、弥漫性肺纤维化、急性呼吸窘迫综合征、矽肺等，可引起肺容量及有效弥散面积减少、肺顺应性减低，肺内右至左分流增加，V/Q 比例失调，导致缺 O_2 或伴 CO_2 潴留。

（3）肺血管病变：肺栓塞、肺血管炎、肺毛细血管瘤、多发性微血栓形成等，使 V/Q 比例失调和部分静动脉分流，引起低氧血症。

（4）胸廓胸膜病变：如胸廓外伤、畸形、手术创伤、大量气胸或胸腔积液等，影响胸廓活动和肺脏扩张，导致通气减少，吸入气体分布不匀，影响换气功能。

（5）神经中枢及其传导系统和呼吸肌疾患：脑血管病变、脑炎、脑外伤、电击、药物中毒等直接或间接抑制呼吸中枢，脊髓灰质炎、多发性神经炎以及重症肌无力等导致呼吸肌疲劳无力均可引通气不足。

（6）其他：糖尿病酮症酸中毒和高渗性昏迷，严重黏液性水肿，碱血症，严重低钠、低钾血症及低渗血症，电击、溺水、蛇咬伤、过量吸毒、过量麻药、农药中毒等，均可引起呼衰或使其进一步恶化。

（二）病机

中医学认为急性呼吸衰竭邪热壅肺，则肺气郁闭，宣降失常；热传阳明，则热结胃肠，腑气不通，浊气上逆；热入营阴，则肾阴受伤，元气耗损；肾不纳气，呼多吸少。

慢性呼吸衰竭最初多为肺脏自病而生，久之则影响其他脏腑，其病虽在肺脏，但与心、肝、脾、肾密切相关，以肺、脾、肾虚损为本，以热毒、淤血和痰浊为标，系本虚标实、虚实相兼的病症。

三、临床表现

（1）呼吸困难：急性呼吸衰竭早期表现为呼吸频率增加，病情严重时出现呼吸困难，辅助呼吸肌活动增加，可出现三凹征。慢性呼衰表现为呼吸费力伴呼气延长，严重时呼吸浅快，并发 CO_2 麻醉时，出现浅慢呼吸或潮式呼吸。

（2）发绀：为缺 O_2 的典型表现。当动脉血氧饱和度（SaO_2）低于 90％时，出现口唇、指甲和舌发绀。

（3）精神神经症状：急性呼衰可迅速出现精神紊乱、躁狂、昏迷、抽搐等症状；慢性呼衰随着 $PaCO_2$ 升高，出现先兴奋后抑制症状。

（4）循环系统症状：多数病人出现心动过速，严重缺氧和酸中毒时，可引起周围循环衰竭、血压下降、心肌损害、心律失常甚至心脏骤停。CO_2 潴留者出现体表静脉充盈、皮肤潮红、温暖多汗、血压升高；慢性呼衰并发肺心病时可出现体循环淤血等右心衰竭表现。

（5）消化和泌尿系统症状：严重呼衰除对肝、肾功能有影响外，还可导致胃肠道黏膜充血水肿、糜烂渗血或应激性溃疡，引起上消化道出血。

四、中医辨证常见证候要点

（一）急性呼吸衰竭

（1）痰热壅盛证：喘促气急，喉间痰鸣，痰稠且黄，发热口渴，烦躁不安，时有抽风，口干；舌质红苔黄厚，脉滑数。

（2）热犯心包证：喘促气急，高热夜甚，谵语神昏，心烦不眠，口不甚渴；舌质红绛，脉细数。

（3）阳明腑实证：发热不恶寒，喘促气憋，腹胀满痛，大便秘结，小便短赤；舌苔黄燥，脉洪数。

（4）气阴两竭证：呼吸微弱，间断不续，或叹气样呼吸，时时抽搐，神志昏沉，精神萎靡，汗出如油；舌质红无苔，脉虚细数。

（二）慢性呼吸衰竭

1. 缓解期

（1）肺气虚弱，痰热内阻证：咳喘短气，少气不足以息，动则加甚，痰白清稀，声低气怯，乏力，自汗，面色萎黄；舌质黯淡，苔薄白，脉濡软无力。

（2）气阴两虚，兼见痰热、瘀血证：咳喘气促，痰稠厚，色黄或见血痰，咳吐不易，神疲乏力，潮热盗汗，口咽干燥；唇舌青紫，苔少，脉虚数无力。

（3）脾肾阳虚，兼夹痰饮瘀滞证：咳喘气促，动则尤甚，纳呆便溏，痰多而稀，畏寒，四肢不温，小便清长或四肢浮肿，小便不利，面色晦暗；苔薄白，脉沉细或结代。

2. 急性期

（1）痰浊蒙闭证：咳喘痰鸣，痰多稀白，精神恍惚或见嗜睡，甚则昏迷；舌质紫黯，苔腻，脉弦滑或弦数。

（2）痰火扰心证：气促咳喘，痰厚色黄，烦躁，面赤，或见发热，谵语甚则神昏，便秘，小便短赤；舌紫绛，苔黄厚，脉滑数。

（3）痰热动风证：咳喘气促、鼻翼翕动，甚则张口抬肩，不能平卧，颤抖或四肢抽搐，烦躁不安甚则神志不清；舌紫红，苔黄，脉弦滑数。

五、诊断

有导致呼吸衰竭的病因或诱因；有低氧血症或伴高碳酸血症的临床表现；在海平面大气压下，静息状态呼吸空气时，$PaO_2 < 60$ mmHg 或伴 $PaCO_2 > 50$ mmHg，在排除心内解剖分流或原发性心排血量降低后，呼吸衰竭的诊断即可成立。

六、鉴别诊断

（1）心源性肺水肿：心源性肺水肿时的呼吸困难与体位有关，咯泡沫样血痰，对强心利尿剂等治疗效果较好，肺水肿的啰音多在肺底部。呼吸衰竭引起的呼吸困难多与体位关系不大，血气分析有低氧和二氧化碳潴留的表现。

（2）重症自发性气胸：重症自发性气胸如张力性气胸出现呼吸困难症状常突然发作，伴一侧胸痛，病人紧张、胸闷，甚至心率快、心律失常，强迫坐位，发绀，大汗，意识不清等。患侧胸部隆起，呼吸运动和语颤减弱，叩诊鼓音，听诊呼吸音减弱或消失。X 线显示气胸征为确诊依据。

（3）急性呼吸衰竭和慢性呼吸衰竭：急性呼吸衰竭常因脑外伤、脑炎、电击、化学中毒等引起，呈突然发作症状，慢性呼吸衰竭常因支气管 - 肺疾患加重引起，临床当有原发病史与体征；故二者亦不难鉴别。

七、常见并发症

肺性脑病是呼衰的主要并发症和死亡的主要原因。慢性呼衰常合并慢性肺源性心脏病、右心功能不全，急性加重时可合并消化道出血、休克和多器官功能衰竭等。

八、治疗要点

呼吸衰竭的治疗原则是保持呼吸道通畅，迅速纠正缺氧，改善通气，积极治疗原发病，消除诱因，加强一般支持治疗和对其他重要脏器功能的监测与支持，预防和治疗并发症。

中医护治应以扶阳固脱，震慑肾气，同时保持呼吸道通畅，予以氧气吸入，注意保暖。

九、护理评估

（1）呼吸衰竭的程度、类型。

（2）神志、血压、呼吸、脉搏、尿量等。

（3）中医临床辨证、舌象、脉象及情志变化。

十、一般护理

（1）按内科系统及本系统疾病的一般护理常规执行。

（2）提供安静、整洁、舒适的环境。

（3）急性发作时，护理人员应保持镇静，减少病人焦虑。缓解期病人应进行呼吸运动和活动，协作他们适应生活，根据身体情况，做到自我照顾和正常的社会活动。

（4）给予高蛋白、高热量、多维生素、易消化的饮食。少量多餐。

（5）密切观察呼衰程度及血压、脉搏、尿量和神志变化。

（6）严格限制探视，防止交叉感染。

十一、常见症状／证候施护

（一）呼吸困难

（1）保持环境安静，避免噪音，保持空气流通、清新，保证休息，减少活动量。

（2）根据病情，可采取半坐卧位或坐位身体前倾的体位，并维持患者舒适。

（3）进易消化、不易发酵的食物，控制体重，避免便秘、腹部胀气及肥胖，禁烟酒，避免接触可能的过敏源，减少呼吸困难的诱因。

（4）氧疗护理，Ⅰ型呼吸衰竭应给予较高浓度吸氧，Ⅱ型呼衰应低浓度持续给氧，注意观察氧疗效果。

（5）维持患者呼吸道通畅，对意识清醒、能自行咳嗽、咳痰者，应协助其翻身、叩背，指导其有效咳嗽、排痰的动作；痰多且黏稠时，可服祛痰药或行雾化吸入，必要时给予吸痰。

（6）严密观察病情并记录，观察呼吸频率、节律、形态的改变及伴随症状的严重程度等；及时分析血气结果，判断呼吸困难的程度。

（7）掌握各种药物的正确使用方法，注意药物不良反应，掌握药物配伍禁忌。

（8）保持心情愉快，适当休息，避免劳累，减少谈话。

（二）发绀

（1）建立安全、舒适的良好环境，避免不适当的探视。

（2）严重呼吸困难出现发绀时宜取半卧位，减少回心血量，减轻肺淤血。

（3）给予高维生素、高蛋白、易消化、不发酵的营养饮食。

（4）正确合理掌握吸氧的浓度和流量，高浓度吸氧时间不宜过长，可与低浓度氧交替吸入，以免引起肺损害和氧中毒。

（5）观察用药情况，观察用药后的疗效及毒副作用。

（6）注意保暖，忌用热水袋直接给患者取暖，以免烫伤。

（7）加强心理护理，树立正确的观念，让患者保持稳定乐观的情绪。

十二、健康教育

（1）疾病知识指导：向病人及家属讲解疾病的发生、发展和转归。可借助简易图片进行讲解，使病人理解康复保健的意义与目的。与病人一起回顾日常生活中所从事的各项活动，根据病人的具体情况指导病人制订合理的活动与休息计划，教会病人避免氧耗量较大的活动，并在活动过程中增加休息。指导病人合理安排膳食，加强营养，改善体质，避免劳累、情绪激动等不良因素刺激。

（2）康复指导：教会病人有效呼吸和咳嗽咳痰技术，如缩唇呼吸、腹式呼吸、体位引流、拍背等方法，提高病人的自我护理能力，延缓肺功能恶化。指导并教会病人及家属合理的家庭氧疗方法及注意事项。鼓励病人进行耐寒锻炼和呼吸功能锻炼、如用冷水洗脸等，以提高呼吸道抗感染的能力。避免吸入刺激性气体，劝告吸烟病人戒烟。告诉病人尽量少去人群拥挤的地方，避免与呼吸道感染者接触，减少感染的机会。

（3）用药指导与病情监测：出院时应将病人使用的药物、剂量、用法和注意事项告诉病人，并写在纸上交给病人以便需要时使用。若有气急、发绀加重等变化，应尽早就医。

十三、药膳食疗方

（1）猪肺汤：猪肺1只，洗净，加水适量，煮七成熟，放入适量生姜、葱、食盐，文火煨熬至熟。可经常食用。

（2）银杏2个（打碎），蜂蜜30 g。每日临睡前用水煎好，去渣服下，连服5 d；胡桃肉50 g，冰糖100 g，一起捣烂，分5次用开水冲服，每天1次。

第四节　慢性支气管炎

一、定义

慢性支气管炎（chronic bronchitis）简称慢支，是气管、支气管黏膜及其周围组织的慢性非特异性炎症。临床上以咳嗽、咳痰为主要症状，每年发病持续3个月，连续2年或2年以上。排除具有咳嗽、咳痰、喘息症状的其他疾病，如肺结核、肺尘埃沉着症、肺脓肿、心脏病、心功能不全、支气管扩张症、支气管哮喘、慢性鼻咽炎、胃食管反流病等。

根据本病的临床表现，可将其归属于中医"咳嗽"等病症的范畴。

二、病因和病机

（一）病因

本病的病因尚不完全清楚，可能是多种环境因素与机体自身因素长期相互作用的结果。

（1）吸烟：吸烟为最重要的环境发病因素，吸烟者慢性支气管炎的患病率比不吸烟者高2～8倍。烟草中的焦油、尼古丁和氢氰酸等化学物质具有多种损伤效应，如损伤气道上皮细胞和纤毛运动，使气道净化能力下降；促使支气管黏液腺和杯状细胞增生肥大，黏液分泌增多；刺激副交感神经而使支气管平滑肌收缩，气道阻力增加；使氧自由基产生增多，诱导中性粒细胞释放蛋白酶，破坏肺弹力纤维，诱发肺气肿形成等。

（2）职业粉尘和化学物质：接触职业粉尘及化学物质，如烟雾、变应原、工业废气及室内空气污染等，浓度过高或时间过长时，均可能促进慢性支气管炎发病。

（3）空气污染：大气中的有害气体如二氧化硫、二氧化氮、氯气等可损伤气道黏膜上皮，使纤毛清除功能下降，黏液分泌增加，为细菌感染增加条件。

（4）感染因素：病毒、支原体、细菌等感染是慢性支气管炎发生发展的重要原因之一。病毒感染以流感病毒、鼻病毒、腺病毒和呼吸道合胞病毒为常见。细菌感染常继发于病毒感染，常见病原体为肺炎链球菌、流感嗜血杆菌、卡他莫拉菌和葡萄球菌等。这些感染因素同样造成气管、支气管黏膜的损伤和慢性炎症。

（5）其他因素：免疫功能紊乱、气道高反应性、年龄增大等机体因素和气候等环境因素均与慢性支气管炎的发生和发展有关。如老年人肾上腺皮质功能减退，细胞免疫功能下降，溶菌酶活性降低，从而容易造成呼吸道的反复感染。寒冷空气可以刺激腺体增加黏液分泌，纤毛运动减弱，黏膜血管收缩，局部血循环障碍，有利于继发感染。

（二）病机

咳嗽为脏腑功能失调，内邪干肺。不论邪从外入，或自内而发，均可引起肺失宣肃，肺气上逆作咳。

三、临床表现

缓慢起病，病程长，反复急性发作而病情加重。主要症状为咳嗽、咳痰，或伴有喘息。急性加重是指咳嗽、咳痰、喘息等症状突然加重。急性加重的主要原因是呼吸道感染，病原体可以是病毒、细菌、支原体和衣原体等。

（1）咳嗽：一般晨间咳嗽为主，睡眠时有阵咳或排痰。

（2）咳痰：一般为白色黏液和浆液泡沫性，偶可带血。清晨排痰较多，起床后或体位变动可刺激排痰。

（3）喘息或气急：喘息明显者常称为喘息性支气管炎，部分可能伴发支气管哮喘。若伴肺气肿时可表现为劳动或活动后气急。

四、中医辨证常见证候要点

（1）痰湿蕴肺：咳嗽反复发作，咳声重浊，痰多易咳，黏腻或稠厚成块或稀薄，色白或带灰色，晨间或食后咳痰甚，进肥甘食物加重，因痰而嗽，痰出咳平，伴胸闷，脘痞，呕恶，食欲缺乏，腹胀，乏力，大便时溏，舌苔白腻，脉濡滑。

（2）痰热郁肺：咳嗽气粗，或喉中有痰声，痰多质黏或稠黄，咯吐不爽，或有热腥味，或咯血痰，伴胸胁胀满，咳时引痛，面赤，或有身热，口干而黏欲饮，舌质红，苔薄黄腻，脉滑数。

（3）肝火犯肺：气逆咳嗽阵作，咳时面红目赤，烦热咽干，咳引胸痛，可随情绪波动增减，常感痰滞咽喉，量少质黏难咳，或痰如絮条，口干口苦，胸胁胀痛，舌红或舌边红，苔薄黄少津，脉弦数。

（4）肺阴亏耗：干咳，咳声短促，痰少黏白，或痰中夹血丝，或声音逐渐嘶哑，伴口干咽燥，或午后潮热，颧红，手足心热，夜寐盗汗，神疲乏力，日渐消瘦，舌红少苔，脉细数。

五、诊断

依据咳嗽、咳痰，或伴有喘息，每年发病持续3个月，连续2年或2年以上，并排除其他可引起类似症状的慢性疾病。

六、鉴别诊断

（1）支气管哮喘：部分哮喘患者以刺激性咳嗽为特征，灰尘、油烟、冷空气等容易诱发咳嗽，常有家庭或个人过敏史。对抗生素治疗无效，支气管激发试验阳性。

（2）嗜酸粒细胞性支气管炎：临床症状类似，X线检查无明显改变或肺纹理增加，支气管激发试验多阴性，临床上容易误诊。诱导痰检查嗜酸粒细胞比例增加（≥3%）可以诊断。

（3）肺结核：常有发热、乏力、盗汗及消瘦等症状。痰液查找抗酸杆菌及胸部 X 线检查可鉴别。

（4）支气管肺癌：多数有数年吸烟史，顽固性刺激性咳嗽或过去有咳嗽史，近期咳嗽性质发生改变，常有痰中带血。有时表现为反复同一部位的阻塞性肺炎，经抗生素治疗未能完全消退。痰脱落细胞学、胸部 CT 及纤维支气管镜等检查可明确诊断。

（5）特发性肺纤维化：临床经过多缓慢，开始仅有咳嗽、咳痰，偶有气短。仔细听诊在胸部下后侧可闻爆裂音（Velcro 啰音）。血气分析示动脉血氧分压降低，而二氧化碳分压可不升高。高分辨螺旋 CT 检查有助诊断。

（6）支气管扩张：典型者表现为反复大量咯脓痰或反复咯血。X 线胸部拍片常见肺野纹理粗乱或呈卷发状。高分辨螺旋 CT 检查可确定诊断。

七、常见并发症

阻塞性肺气肿、支气管肺炎、支气管扩张症等。

八、治疗要点

（一）西医治疗

1. 急性加重期的治疗

（1）控制感染：抗菌药物治疗可选用喹诺酮类、大环内酯类、α-内酰胺类或磺胺类口服。

（2）祛痰镇咳：可用复方甘草合剂；或复方氯化铵合剂；也可用祛痰药溴己新、盐酸氨溴索、桃金娘油；干咳为主者可用镇咳药，如右美沙芬、那可丁或其合剂等。

（3）平喘：有气喘者可加用解痉平喘药，如氨茶碱；或用茶碱控释剂；或长效 α_2 受体激动剂加糖皮质激素吸入。

2. 缓解期治疗

（1）戒烟，避免有害气体和其他有害颗粒的吸入。

（2）免疫调节剂或中医中药如细菌溶解产物、卡介菌多糖核酸、胸腺素等。

（二）中医治疗

咳嗽主脏在肺，除直接护治肺脏外，应注意肝、脾、肾等整体调节，忌见咳止咳。

九、护理评估

（1）咳嗽、咳痰情况并观察痰的量、性质、颜色和气味。

（2）中医临床辨证、舌象、脉象及情志状态。

十、一般护理

（1）按内科及本系统疾病的一般护理常规执行。

（2）保持室内空气清新及温、湿度适宜，减少刺激性气体或物质的接触，如烟味、特殊香味的花草、香粉，以除去呼吸道刺激性因子。

（3）指导并协助病人采取舒适而符合治疗原理的体位，如侧卧屈膝位、半坐卧位或坐位，注意休息，避免劳累。

（4）饮食以清淡、易消化、富营养为原则，避免摄取刺激性食物。忌肥甘厚味、辛辣刺激之品，戒烟酒。多食新鲜果蔬。鼓励患者多饮水。

（5）观察咳嗽的时间、节律、性质、声音以及加重因素，痰液的色、质、量、味及咳痰情况等。有无发热、呼吸困难等症状。

（6）遵医嘱给予祛痰止咳口服药，宜空腹服，并观察服药后咳嗽、咳痰情况。

（7）病情较长者，予以安慰和鼓励，增强康复信心。保持心情舒畅，避免情绪激动。

十一、常见症状／证候施护

咳嗽、咳痰：

（1）观察咳嗽的时间、节律、性质及加重因素。

（2）鼓励患者有效咳嗽，先漱口或饮少量水湿润咽部，先深吸一口气，屏气 1～2 s，再用力咳嗽，将深部的痰咳出。

（3）痰黏难咳时，协助患者取半卧位，定时翻身，轻叩背部；或遵医嘱用金银花、桔梗、远志各30 g 煎剂，行超声雾化吸入。

（4）痰多、呼吸有浊气者，加强口腔护理，可用温水或 20％一支黄花液或银花甘草液漱口，每日 3～4 次。

（5）遵医嘱指压肺俞、脾俞、太渊、尺泽、曲池、丰隆等穴，以宣肺化痰。

（6）痰湿蕴肺者，可取中脘、丰隆、肺俞穴，用闪火法拔罐，以健脾利湿。

十二、健康教育

（1）平时注意气候变化，防寒保暖，防外感。

（2）发病期间，保持室内洁净、空气新鲜。注意口腔清洁，被褥轻软，衣服宽大合身。饮食有节，富营养，忌辛辣香燥肥甘之品，戒烟限酒。

（3）缓解期加强锻炼，如散步、呼吸操、太极拳、游泳等。对于虚寒体质、慢性支气管炎等患者，提倡冬病夏治与扶正固本。

十三、药膳食疗方

（1）北杏炖雪梨：北杏 10 个、雪梨 1 个、白砂糖 50 g，将北杏、雪梨、白砂糖同放炖盅内，加清水半碗，急火隔水炖 1 h。每日 2 次，食雪梨饮汤。

（2）海带粥：海带 10～15 g，粳米 100 g，猪瘦肉适量，同煮粥，用适量食盐（或白糖）调味食用。有降压、利尿作用，适用于高血压、动脉硬化及慢性支气管炎咳喘等症。

（3）莲子百合猪肉汤：莲子、百合、北沙参各 50 g，猪瘦肉 250 g，同煮汤，加适量食盐调味食用。有润肺益脾、除虚热、养心神作用。适用于病后体虚、失眠心慌、肺结核、低烧干咳、慢性支气管炎等症。

第五节　肺炎

一、定义

肺炎（pneumonia）指终末气道、肺泡和肺间质的炎症，可由病原微生物、理化因素、免疫损伤、过敏及药物所致。细菌性肺炎是最常见的肺炎，也是最常见的感染性疾病之一。在抗生素应用以前，细菌性肺炎对老年人的健康威胁极大，抗生素的出现及发展曾一度使肺炎病死率明显下降。但近年来，尽管应用强力的抗生素和有效的疫苗，肺炎的病死率没有降低，甚至有所上升。

根据本病的临床表现，可将其归属于中医"风温""肺热证""咳嗽"等病症的范畴。

二、病因和病机

（一）病因

以感染为最常见病因，如细菌、病毒、真菌、寄生虫等，还有理化因素、免疫损伤、过敏及药物等因素。

（1）细菌性肺炎：是最常见的肺炎，病原菌为肺炎链球菌、金黄色葡萄球菌。

（2）甲型溶血性链球菌等需氧革兰阳性球菌；肺炎克雷白杆菌、流感嗜血杆菌、铜绿假包菌等需氧革兰阴性杆菌；棒状杆菌、梭形杆菌等厌氧杆菌。

（3）非典型病原体所致肺炎：常由支原体、军团菌和衣原体等引起。

（4）病毒性肺炎：由冠状病毒、腺病毒、呼吸道合胞病毒、流感病毒等引起。

（5）真菌性肺炎：由白念珠菌、曲菌、放线菌等引起。

（6）其他病原体所致肺炎：由立克次体、弓形虫、原虫（如卡氏肺囊虫）、寄生虫（如肺包虫、肺吸虫）等引起。

（7）理化因素所致肺炎：放射性损伤可引起放射性肺炎；胃酸吸入可引起化学性肺炎，吸入刺激性气体、液体等化学物质亦可引起化学性肺炎。

（二）病机

老年之体，正气渐衰，藩篱不固，易外感六淫邪气；邪犯肺卫，卫气闭郁，肺失宣降；热壅于肺，炼液为痰，痰热郁蒸，或热毒内陷心包，甚至出现阴竭阳脱的危证。关键为痰热郁肺，肺失宣肃。

三、临床表现

细菌性肺炎的症状可轻可重，决定于病原体和宿主的状态。常见症状为咳嗽、咳痰，或原有呼吸道症状加重，并出现脓性痰或血痰，伴或不伴胸痛。病变范围大者可有呼吸困难、呼吸窘迫。大多数患者有发热。

四、中医辨证常见证候要点

（1）风邪犯肺症：咳嗽气促，因于风寒者，咯痰色白清稀，恶寒重，发热轻，无汗，周身酸楚，苔薄白，脉浮紧；因于风热者，咯痰色黄、黏稠，恶寒轻，发热重，咽痛，口渴欲饮，舌红苔黄，脉浮数。

（2）痰热壅肺证：身热，烦渴，咳嗽气息粗促，咯痰黄稠，量多，或不易咯出，或有热腥味，或痰中带血，咳引胸痛，尿黄便秘；舌红苔黄腻，脉弦滑或滑数。

（3）热毒内陷证：高热夜甚，咳喘鼻煽，口渴引饮，烦躁不安，或伴神昏谵语，痰中带血，唇甲发绀；舌红绛无苔或苔黄而干，脉弦数或洪数。

（4）阴竭阳脱证：高热骤降，面色苍白，大汗淋漓，四肢不温，呼吸浅促，唇甲发绀，神志不清；舌青暗，脉细微欲绝。

（5）阴虚肺热证：低热缠绵，面色潮红，干咳少痰或无痰，口干，多汗；舌质红而干，苔光剥，脉细数。

五、诊断

老年肺炎的诊断主要根据病史、症状、体征、血常规及胸部X线等检查确诊。胸部X线检查对老年肺炎的诊断极为重要，肺内出现新的浸润灶即可做出诊断。痰细菌学以及血清免疫学检查，则能做出病原学的诊断。

六、鉴别诊断

（1）肺结核：多有全身中毒症状，如午后低热、盗汗、疲乏无力、体重减轻、失眠、心悸，女性患者可有月经失调或闭经等。X线胸片见病变多在肺尖或锁骨上下，密度不匀，消散缓慢，且可形成空洞或肺内播散。痰中可找到结核分枝杆菌。一般抗菌治疗无效。

（2）肺癌：多无急性感染中毒症状，有时痰中带血丝，白细胞计数不高。但肺癌可伴发阻塞性肺炎，经抗生素治疗炎症消退后肿瘤阴影渐趋明显，或可见肺门淋巴结肿大，有时出现肺不张。若抗生素治疗后肺部炎症不见消散，或消散后于同一部位再次出现肺炎，应密切随访。对有吸烟史及年龄较大的患者，必要时做CT、MRI、纤维支气管镜和痰液脱落细胞等检查，以免贻误诊断。

（3）肺血栓栓塞症：多有静脉血栓的危险因素，如血栓性静脉炎、心肺疾病、创伤、手术和肿瘤等病史，可发生咯血、晕厥，呼吸困难较明显。X线胸片示区域性肺血管纹理减少，有时可见尖端指向肺门的楔形阴影。动脉血气分析常见低氧血症及低碳酸血症。D-二聚体、CT肺动脉造影、放射性核素肺通气/灌注扫描和 MRI 等检查可帮助鉴别。

（4）非感染性肺部浸润：需排除非感染性肺部疾病，如间质性肺炎、肺水肿、肺不张和肺血管炎等。

七、常见并发症

老年人肺炎易发生中毒性休克、呼吸衰竭、心力衰竭等。

八、治疗要点

（一）西医治疗

（1）抗感染治疗：是肺炎治疗的最主要环节。

治疗原则：初始采用经验治疗，初始治疗后根据临床反应、细菌培养和药物敏感试验，给予特异性的抗生素治疗。抗生素治疗后 48 ~ 72 h 应对病情进行评价。

（2）对症和支持治疗：包括祛痰、降温、吸氧、维持水电解质平衡、改善营养及加强机体免疫功能等治疗。

（3）预防并及时处理并发症：出现严重败血症或毒血症可并发感染性休克，应及时给予抗休克治疗。并发肺脓肿、呼吸衰竭等应给予相应治疗。

（二）中医治疗

中医治疗以清热宣肺化痰为主要原则，但需根据病情发展不同阶段进行护理。初期忌辛散太过，劫夺阴津，亦不可过用寒凉之品。后期宜清养肺胃之阴，兼顾祛邪。

九、护理评估

（1）神志、体温、脉搏、呼吸及血压的变化。

（2）咳嗽、咳痰的程度和性质。

（3）有无其他伴随症状，如胸痛、呼吸困难、全身酸痛、恶心、呕吐及食欲下降。

（4）中医临床辨证、舌象、脉象及情志变化。

十、一般护理

（1）按内科系统及本系统疾病的一般护理常规执行。

（2）病室应尽可能保持安静并维持适宜的温、湿度。

（3）高热病人应卧床休息，减少氧耗量，缓解头痛、肌肉酸痛等症状。注意保暖，忌用热水袋。

（4）给予高蛋白、高热量、高维生素、易消化的饮食，高热时给以清淡半流质。鼓励病人多饮水，有利于毒素排出。

（5）监测并记录生命体征，有无心率加快、脉搏细速、血压下降、脉压变小、体温不升或高热、呼吸困难等。

（6）遵医嘱给予抗生素，并观察疗效及有无不良反应。

（7）做好心理护理，消除病人烦躁、焦虑、恐惧的情绪。

十一、常见症状／证候施护

（1）病室保持安静、整洁、空气新鲜。定时开窗通风。

（2）卧床休息，气息喘促者取半卧位，给予吸氧。

（3）宜食清热生津、化痰之品，如菊花、薄荷、绿豆汤、西瓜汁、梨汁等。

（4）严密观察体温变化，注意发热的时间、程度及热型，及时测量体温。

（5）观察咳嗽性质，痰液的色、质、量，指导患者正确留取痰标本。

（6）中药汤剂多宜凉服，药后多饮水，并注意观察体温变化及出汗情况。

（7）可配合针灸大椎、曲池、尺泽、合谷等穴以退热。

十二、健康教育

（1）向病人及家属讲解疾病相关知识。

（2）平时注意气候变化，防寒保暖，防外感。

（3）发病期间，保持室内洁净、空气新鲜。注意口腔清洁，被褥轻软，衣服宽大合身。

（4）饮食有节，富营养，忌辛辣香燥肥甘之品，戒烟限酒。

（5）缓解期加强锻炼，如散步、体操等，以提高老年人的通气储备。

十三、药膳食疗

方沙参粥：沙参 30 g，粳米 100 g，加水煮为粥，每日 2 ～ 3 次服用。

第六节　老年人高血压

一、概述

高血压（hypertension）是最常见的心血管疾病，是全球范围内的重大公共卫生问题，据世界卫生组织预测，至 2020 年，非传染性疾病将占我国死亡原因的 79%，其中心血管疾病将占首位，而高血压作为一个重要的危险因素参与心血管病的发生。

高血压是一个随年龄增加而升高的疾病，近年来其发病率逐年上升，在 60 岁以上的老年人中，高血压包括老年人单纯收缩期高血压的患者超过半数，是老年人最常见疾病和致残致死的原因之一。

根据高血压病的临床表现，属中医"眩晕""头痛"等病症的范畴。

二、血压分类和定义

人群中血压呈连续性正态分布，正常血压和高血压的划分未明确界线。目前，我国采用的血压分类和标准见表 12-1。高血压定义为未使用降压药物的情况下诊断收缩压 ≥ 140 mmHg 和 / 或舒张压 ≥ 90 mmHg。根据血压升高水平，进一步将高血压分为 1 ～ 3 级。

表 12-1　血压水平分类和定义　　　　　　　　　　　　（单位：mmHg）

分类	收缩压		舒张压
正常血压	< 120	和	< 80
正常高值血压	120 ～ 139	和 / 或	80 ～ 89
高血压	≥ 140	和 / 或	≥ 90
1 级高血压（轻度）	140 ～ 159	和 / 或	90 ～ 99
2 级高血压（中度）	160 ～ 179	和 / 或	100 ～ 109
1 级高血压（重度）	≥ 180	和 / 或	≥ 110
单纯收缩期高血压	≥ 140	和	< 90

注：当收缩压和舒张压分属于不同分级时，以较高的级别作为标准。以上标准适用于任何年龄的成年男性。

三、病因和病机

（一）病因

1. 外周血管阻力显著升高

研究表明，20 ～ 40 岁人群外周血管阻力为（132.3 ± 6.2）kPa，而 60 ～ 70 岁为（207.5 ± 12.2）kPa 提示老年人外周血管阻力明显高于成年人，随年龄增长，小动脉粥样硬化的程度加重，管腔缩小甚至闭塞；以上均导致血管阻力增加。因此，在老年人高血压的发生与发展过程中，外周血管阻力的显著升高起重要作用。

2. 内分泌激素的变化

（1）肾素－血管紧张索系统（RAS）是调节钠、钾平衡，血容量和血压的重要环节。随年龄老化，RAS 反应减低，血浆肾素活性和血管紧张素 Ⅱ 水平及醛固酮水平均降低。

（2）β 受体反应性随年龄增加和血压的升高而减弱。而 α 受体数目不变或相对增多，结果导致 α 受体功能亢进。

（3）老年灭活和清除去甲肾上腺素的能力减弱，血浆去甲肾上腺素浓度上升。

（4）近代还发现血脂代谢异常、肥胖与高血压并存，且血胰岛素水平增高，被称为代谢性"X 综合征"，易发生动脉粥样硬化，在老年高血压发病控制中起重要作用。

3. 压力感受器敏感性

在老年人中，位于颈动脉窦和主动脉弓的压力感受器敏感性降低，对血压的突然升高或降低反应减弱，使人体对于血压波动的缓冲能力降低。压力感受器敏感性降低导致老年人体位性低血压。

（二）病机

本病由于年老体虚、劳欲过度、情志内伤、饮食不节等诸多因素导致脏腑阴阳失调、气血逆乱、痰瘀交阻而发生。病位主要在肝肾，又与心、脾、脑密切相关。老年高血压病有虚实之分，但多属虚中夹实，本虚标实。本虚多为肝肾阴虚，标实多为肝阳上亢，阳亢则易化火、生风、动痰、致瘀。

（1）肝阳上亢：素体肝阳偏旺之人，长期忧郁恼怒致肝阳上亢；或因年老肝肾阴精亏虚，水不涵木致阴亏于下，阳亢于上而发病。

（2）肝火上炎：情志不遂，肝郁气滞，气郁化火；或肝火化风，肝风内动则病。

（3）痰湿壅盛：因过食肥甘厚腻，嗜酒过度，损伤脾胃，脾失健运，聚湿生痰，痰湿壅盛而病。

（4）瘀血阻络：老年人气血渐衰，血运滞涩成瘀而病。

（5）肝肾阴虚：年老肝肾之阴渐衰，加之劳倦虚损更伤肾阴，水不涵木而发病。

（6）阴阳两虚：年迈体虚，久病不愈，阴损及阳而出现阴阳两虚。

四、临床表现

（1）单纯收缩期高血压（ISH）较多见：ISH 是大动脉粥样硬化的结果，而由此导致的脉压增大，是老年单纯收缩期高血压的另一个重要特征，反映大动脉顺应性下降，是反映动脉损害程度的重要标志。它比收缩压或舒张压更能预测心血管事件的发生。

（2）老年高血压的波动性大：老年人存在不同程度的器官退行性病变，血压调节功能减退，致使老年高血压患者的血压波动范围明显大于成年人，尤其是收缩压，老年高血压患者一天内血压忽高忽低，波动可在 40/20 mmHg 以上，且血压的昼夜节律常消失（尤其在 80 以上的高龄患者中），一年内收缩压可波动（61＋36）mmHg，约 1/3 老年高血压患者表现为夏季血压低而冬季血压高。

（3）体位性低血压：体位性低血压在老年人高血压中较多见，尤其常见于降压治疗过程中。发生机制可能与压力感受器调节血压的功能减退有关，发生频率随年龄升高及神经代谢紊乱而增加。故应避免短时间内大幅度降压，对老年人测血压时必须强调测量立位血压。

（4）并发症多且多种疾病共存：老年人高血压的发病基础是动脉硬化，而收缩压的增加又会加重和加速动脉硬化。冠心病、脑卒中为常见且严重的并发症，其发生与血压密切相关。收缩压升高 10～12 mmHg 或舒张压升高 5～6 mmHg，脑卒中的危险就增加 35%～40%，冠心病意外增加 20%～25%。同时，老年人高血压常与糖尿病、高脂血症、动脉粥样硬化、前列腺增生、肾功能不全等疾病共存。这些疾病相互影响，使老年高血压的治疗变得复杂。

（5）假性高血压：由于老年人动脉硬化，因此，间接法测量血压时，测量值比直接法偏高。如患者有持续性血压偏高，但无靶器官损害，且周围动脉触诊缺乏弹性，上臂 X 线或超声检查有血管钙化影，则应高度怀疑"假性高血压"。

五、中医辨证常见证候要点

（1）肾气亏虚证：腰脊疼痛（外伤性除外），胫疼膝软和足跟痛，耳鸣或耳聋，心悸或气短，发脱或齿摇，夜尿频、尿后有余沥或失禁。舌淡苔白、脉沉细弱。

（2）痰瘀互结证：头如裹，胸闷，呕吐痰涎，胸痛（刺痛、痛有定处或拒按），脉络瘀血，皮下瘀斑，肢体麻木或偏瘫，口淡食少。舌胖苔腻脉滑，或舌质紫暗有瘀斑瘀点，脉涩。

（3）肝火亢盛证：眩晕，头痛，急躁易怒，面红，目赤，口干，口苦，便秘，溲赤。舌红苔黄，脉弦数。

（4）阴虚阳亢证：腰酸，膝软，五心烦热，心悸，失眠，耳鸣，健忘。舌红少苔，脉弦细而数。

六、诊断

对老年人测量血压的方法与年轻人相同。但由于血压变异随年龄的增高而增强，因此在确定老年高血压的诊断前，需多次在不同时间测量血压。诊断步骤：a. 确定血压水平；b. 识别高血压的继发病因；c. 寻找其他危险因素，靶器官损害情况（TOD）及并发症，或伴随临床情况来评价总心血管危险性。

七、鉴别诊断

当血压增高时应注意与以下继发性疾病相鉴别。

（1）肾实质病变：如急、慢性肾小球肾炎，糖尿病肾病等，可根据病史、症状出现的先后、临床表现、理化检查加以鉴别。

（2）肾动脉狭窄：多表现为恶性高血压，起病急，药物治疗少效或无效。

（3）原发性醛固酮增多症：常伴乏力、顽固性低钾，通过理化检查可鉴别。

（4）皮质醇增多症：常伴有满月脸、水牛背和向心性肥胖等症状。

八、常见并发症

（1）脑血管病，包括脑出血，脑血栓形成，腔隙性脑梗死，短暂性脑缺血发作。

（2）心力衰竭和冠心病。

（3）慢性肾衰竭。

（4）主动脉夹层。

九、治疗要点

（一）西医治疗

1. 治疗目标

老年高血压治疗的主要目的是将血压调整至适宜水平，最大限度地防止和降低心脑血管病的发病率、病残率和病死率，延长患者生命，提高生活质量。

目前认为老年人高血压的降压目标与年轻人相同，应降至140/90 mmHg以下，如果合并心力衰竭、肾功能不全和糖尿病，应将血压降至130/85 mmHg以下。对于老年单纯收缩期高血压患者，中国高血压防治指南建议老年人收缩压的目标是150 mmHg。鉴于舒张压（DBP）过低有害，DBP应保持在60～65 mmHg以上。对80岁以上的老年高血压的治疗策略还需经大量临床循证医学提供有力的证据。目前对＞200/110 mmHg的老年病人，由于发生心血管事件（CVD）的危险性很高，仍需谨慎降压是合理的。

2. 治疗策略

对任何年龄的高血压患者，特别是老年高血压患者，都应在临床评价和危险性分层后，根据患者不同的危险性层次确定治疗计划。

3. 非药物治疗

（二）中医治疗

老年高血压的治疗和年轻人一样，首先应从改变生活方式入手，包括减重，采用合理膳食，适当增加体力活动和运动，保持心理平衡，以及戒烟。各种非药物措施于预试验的结果提示，减轻体重和钠盐对降低血压是最有效的措施。

祖国医学认为本病应以肝肾阴虚、肝阳上亢为主，故滋养肝肾、平肝潜阳为其主要治法。

十、护理评估

（1）血压、脉搏、呼吸、瞳孔、意识、脑疝的前驱症状。

（2）对疾病及治疗方法的了解，对饮食和限盐的反映。

（3）观察尿量及外周血管灌注情况，评估出入量是否平衡。

（4）用药效果及副作用。

（5）有无并发症发生，血压升高时的症状、靶器官受损情况。

（6）中医临床辨证，舌象、脉象、二便及情志状态。

十一、一般护理

（1）按内科系统及本系统疾病一般护理常规执行。

（2）病室环境宜安静，避免噪音干扰，室内光线宜柔和、稍暗，温湿度适宜。

（3）保证充分休息与睡眠。重症者卧床休息，轻症者闭目养神。改变体位时动作要缓慢，切忌急、猛，一旦出现头昏等症状要迅速躺下，头部稍放低，使脑缺血状态得到改善。病人头晕严重时，应在床上排大、小便，护士给予帮助。

（4）给予低盐、低脂、低胆固醇、易消化清淡饮食。每日摄盐量＜6 g。忌辛辣、肥腻、生冷之品，戒烟、限制饮酒，切勿暴饮暴食。保持大便通畅。

（5）定期监测病人血压，当血压有增高趋势时，应及时通知医生。

（6）指导病人遵医嘱服药，降压药的剂量应不可随意加减，且长期坚持服药。

（7）观察眩晕发作的时间、程度、诱发因素、伴随症状及血压、舌脉象等变化，做好记录。若出现头痛剧烈、呕吐、视物模糊、语言謇涩、肢体麻木或行动不便、血压持续上升，应立即报告医生。

（8）做好情志护理，保持心情舒畅、气血调和，避免不良刺激。

十二、常见症状／证候施护

（一）眩晕

（1）眩晕发作时应卧床休息，改变体位时应动作缓慢，防止跌倒，避免深低头、旋转等动作。环境宜清净，避免声光刺激。

（2）观察眩晕发作的次数、持续时间、伴随症状及血压等变化。

（3）进行血压监测并做好记录。若出现血压持续上升或伴有眩晕加重、头痛剧烈、呕吐、视物模糊、语言謇涩、肢体麻木或行动不便，要立即报告医师，并做好抢救准备。

（4）遵医嘱耳穴贴压（耳穴埋豆），可选择神门、肝、脾、肾、降压沟、心、交感等穴位。

（5）遵医嘱穴位按摩，可选择百会、风池、上星、头维、太阳、印堂等穴位，每次20 min，每晚睡前1次。

（6）中药泡足，根据不同证型，选用相应中药制剂，每日1次。

（7）遵医嘱穴位贴敷疗法：可选择双足涌泉穴，每日1次。

（二）头痛

（1）观察头痛的性质、持续时间、发作次数及伴随症状。

（2）进行血压监测并做好记录，血压异常及时报告医师并遵医嘱给予处理。

（3）头痛时嘱患者卧床休息，抬高床头，改变体位时如起、坐、下床动作要缓慢，必要时有人扶持。

（4）避免劳累、情绪激动、精神紧张、环境嘈杂等不良因素。

（5）遵医嘱穴位按摩，常用穴位有太阳、印堂、风池、百会等穴。

（6）遵医嘱耳穴贴压（耳穴埋豆），可选择内分泌、神门、皮质下、交感、降压沟等穴位。隔日更换1次，双耳交替。

（7）遵医嘱穴位贴敷：贴敷两侧太阳穴。

（8）目赤心烦、头痛者，可用菊花泡水代茶饮。

（三）心悸气短

（1）观察心悸发作是否与情志、进食、体力活动等变化有关。

（2）心悸发作时卧床休息，观察患者心率、心律、血压、呼吸、神色、汗出等变化。

（3）心悸发作有恐惧感者，应有专人陪伴，并给予心理安慰。必要时遵医嘱给予镇静安神类药物。

（4）遵医嘱耳穴贴压（耳穴埋豆），可选择心、交感、神门、枕等穴位。

（5）遵医嘱穴位按摩：可选择内关、通里，配穴取大陵、心俞、膻中、劳宫、照海等穴位。

（四）呕吐痰涎

（1）急性发作呕吐剧烈者暂禁食，呕吐停止后可给予流质或半流质易消化饮食。

（2）出现恶心呕吐者及时清理呕吐物，指导患者采取正确体位，以防止发生窒息，可按揉双侧内关、合谷、足三里等穴，以降血压止吐。

（3）呕吐甚者，中药宜少量多次频服，并可在服药前口含鲜生姜片，或服少量姜汁。

（4）呕吐停止后协助患者用温开水或淡盐水漱口以保持口腔清洁。

（5）饮食宜细软温热素食，如生姜枇杷叶粥或生姜陈皮饮，忌食生冷、肥甘、甜腻生痰之品。

十三、健康教育

（1）生活起居：a. 病室保持安静、舒适，空气新鲜，光线不宜过强。b. 眩晕轻者可适当休息，不宜过度疲劳。眩晕急性发作时，应卧床休息，闭目养神，减少头部晃动，切勿摇动床架，症状缓解后方可下床活动，动作宜缓慢，防止跌倒。c. 为避免强光刺激，外出时佩戴变色眼镜，不宜从事高空作业。d. 指导患者自我监测血压，并做好记录，以供临床治疗参考。e. 指导患者戒烟酒。

（2）饮食指导：a. 指导患者正确选择清淡、高维生素、高钙、低脂肪、低胆固醇、低盐饮食。b. 肾气亏虚证：饮食宜富营养，如甲鱼、淡菜、银耳等，忌食煎炸炙烤及辛辣烟酒。日常可以黑芝麻、核桃肉捣烂加适当蜂蜜调服。c. 痰瘀互结证：少食肥甘厚腻、生冷荤腥。素体肥胖者适当控制饮食，高血压患者饮食不宜过饱，急性发作呕吐剧烈者暂时禁食，呕吐停止后可给予半流质饮食。可配合食疗，如荷叶粥。d. 肝火亢盛证：饮食以清淡为主，宜食山楂、淡菜、紫菜、芹菜等，禁食辛辣、油腻及过咸之品。e. 阴虚阳亢证：饮食宜清淡和富于营养、低盐，多吃新鲜蔬菜水果，如芹菜、萝卜、海带、雪梨等，禁食辛辣烟酒、动物内脏等。可配合菊花泡茶代饮。

（3）情志调理：a. 多与患者沟通，了解其心理状态，进行有效针对指导。b. 肝火亢盛情绪易激动者，讲明情绪激动对疾病的不良影响，指导患者学会自我情绪控制。c. 眩晕较重，心烦焦虑者，减少探视人群，给患者提供安静的修养空间，鼓励患者听舒缓音乐，分散心烦焦虑感。d. 多与患者介绍有关疾病知识及治疗成功经验，增强患者信心，鼓励患者积极面对疾病。e. 功能锻炼护理：根据患者病情，在医师指导下可适当选择降压操等进行功能锻炼，在眩晕缓解期，可在医师指导下进行眩晕康复操行功能锻炼。

十四、药膳食疗方

（1）甘菊粳米粥：取甘菊新鲜嫩芽或者幼苗 15 ~ 30 g，洗净，与粳米 60 g、冰糖适量煮粥，早晚餐服用，每日 1 次，连服 7 日。适用于高血压、肝火亢盛之头晕。

（2）芹菜苦瓜汤：芹菜 500 g、苦瓜 60 g，同煮汤饮用；或用芹菜 250 g、苦瓜 30 g，用沸水烫 2 min，切碎绞汁，加砂糖适量，开水冲服，每日 1 剂，连服数日。适用于高血压、阴虚阳亢之头晕。

（3）葛根粳米粥：鲜葛根适量洗净切片，沙参、麦冬各 20 g，经水磨后澄取淀粉，晒干，每次用葛根沙参麦冬粉 30 g 与粳米 60 g 煮粥吃，每日一剂，可以常食。适用于高血压阴阳两虚之头晕。

（4）车前粳米粥：车前子 15 g（布包）煎水去渣，入粳米 60 g 煮粥，玉米粉适量用冷水融合，调入粥内煮熟吃，每日 1 剂，常吃。适用高血压痰湿壅盛之头晕。

参 考 文 献

［1］王静. 护理学基础［M］. 北京：人民军医出版社. 2015.

［2］刘静茹，刘晓亭，毛智慧. 护理学基础辅助教程［M］. 沈阳：辽宁科学技术出版社，2015.

［3］杨巧菊. 护理学基础［M］. 北京：中国中医药出版社，2016.

［4］李冬华，宁惠娟，张继丹. 护理学基础实用指导［M］. 北京：原子能出版社，2016.

［5］施龙华，石龙富，何江平. 护理学基础实训教程［M］. 南京：东南大学出版社，2016.

［6］陈双春. 护理学基础［M］. 西安：第四军医大学出版社，2015.

［7］叶萌. 新编护理学基础实训指导［M］. 上海：复旦大学出版社，2015.

［8］绳宇. 护理学基础［M］. 北京：中国协和医科大学出版社，2015.

［9］张群. 社区护理学［M］. 成都：四川大学出版社，2016.

［10］姜安丽. 护理学导论［M］. 上海：复旦大学出版社，2015.

［11］徐燕，周兰姝. 现代护理学［M］. 北京：人民军医出版社，2015.

［12］白厚军. 儿科护理学［M］. 济南：山东科学技术出版社，2015.

［13］孙玉凤. 儿科护理学［M］. 郑州：郑州大学出版社，2014.

［14］王红红，陈嘉. 护理学导论［M］. 长沙：中南大学出版社，2014.

［15］李秋萍. 护患沟通技巧［M］. 北京：人民军医出版社，2014.

［16］刘德芬. 妇产科护理学［M］. 济南：山东科学技术出版社，2015.

［17］陈洪进. 外科护理学［M］. 济南：山东科学技术出版社，2015.

［18］张吉生，李希科. 护理伦理学［M］. 郑州：郑州大学出版社，2014.

［19］闫瑞霞. 妇产科护理学护考及实训指导［M］. 济南：山东人民出版社，2014.

［20］胡晓玲，高焕云. 妇产科护理学［M］. 上海：上海科学技术出版社，2014.

［21］刘允建. 内科护理学［M］. 济南：山东科学技术出版社，2015.

［22］史云菊，王琰. 护理学导论［M］. 郑州：郑州大学出版社，2015.

［23］郑一瑾，左慧敏. 护理心理学［M］. 武汉：华中科技大学出版社，2016.

［24］于远望. 生理学基础［M］. 北京：中国中医药出版社，2016.

［25］郭丽. 基础护理学［M］. 济南：山东科学技术出版社，2015.